Gerhild Drüe

ADHS kontrovers

Betroffene Familien im Blickfeld
von Fachwelt und Öffentlichkeit

Verlag W. Kohlhammer

1. Auflage 2007

Umschlag: Gestaltungskonzept Peter Horlacher
Gesamtherstellung:
W. Kohlhammer Druckerei GmbH + Co. KG, Stuttgart
Printed in Germany

ISBN 978-3-17-019086-3

Inhalt

Geleitwort

Das mutige Buch von Frau Drüe setzt sich aus Elternsicht und aus der Erfahrung in der langjährigen Hilfearbeit mit dem gerade in jüngster Zeit eskalierenden Dilemma auseinander, dass zwar in der seriösen internationalen wissenschaftlichen Forschung immer besser belegbar wird, dass ADHS eben mehr ist als ein „deskriptives klinisches Konstrukt“, eine „Modediagnose“ o. Ä., die Akzeptanz des Störungsbildes jedoch vielerorts noch immer nicht gegeben ist.

„Kompetenznetzwerke“ und „Qualitätszirkel“ sind angedacht und werden von Fachleuten regional mit z. T. qualitativ sehr großen Unterschieden durchgeführt. Nach wie vor und leider derzeit sogar vermehrt müssen Eltern betroffener Kinder und Jugendlicher aber auch heute noch qualvolle ärztliche und psychotherapeutische diagnostisch-abschließende Gespräche, „runde Tische“, „Hilfeplangespräche“, „Beratungsstunden“ sowie Unterredungen mit Lehrern aushalten. Mit „klinischen (Schnell-)Diagnosen“, manchmal mit Einschätzung nur durch den „klinischen Blick“, wissen „Fachleute“ immer wieder, dass die markanten Symptome aus „unsicheren Bindungen“, „frühen Traumatisierungen“ und natürlich vor allem aus Erziehungsfehlern (gar „Vernachlässigung“ durch elterliches Desinteresse) resultieren.

In der eigenen täglichen Praxiserfahrung im Umgang mit solchen Familien seit 25 Jahren und im Gespräch mit ärztlichen und psychotherapeutischen Kollegen/innen, die denselben Behandlungsschwerpunkt haben, muss immer wieder erschüttert festgestellt werden, welche Odysseen Betroffene mit ADHS auch heute noch durchlaufen müssen.

In den Selbsthilfegruppen wird die Besorgnis groß, dass zunehmend die Versicherungsgesellschaften (u. a. private Kranken-, Lebens-, aber auch Berufsunfähigkeitsversicherungen) ADHS als Ausschlusskriterium betrachten. Alarmierend wirkt jedoch vor allem, dass mancherorts Eltern von schwierigen Kindern von der Schule oder vom Jugendamt sofort eine vollstationäre Behandlung in einer Klinik für Kinder- und Jugendpsychiatrie empfohlen wird, wo dann nach Wochen oder Monaten die beste Fortsetzung in einer ebenfalls stationären Jugendhilfeeinrichtung als indiziert erscheint.

Durch ein Modernisierungsgesetz der Jugendhilfe wird der Zugang zu effektiven, wesentlich weniger belastenden und viel kostengünstigeren ambulanten Maßnahmen seit Sommer 2005 indes erschwert oder z. T. verhindert.

Es ist kein unrealistisches Horrorszenario, das Gerhild Drüe in ihrem kritischen Werk engagiert darlegt, sondern schlicht Alltagsrealität: In noch viel zu vielen Beratungsstellen wird interpretiert, bewertet, aber zielführende Hilfestellung bleibt aus. Sozialarbeiter, Familienhelfer, aber auch viele Psychotherapeuten lassen ADHS „außen vor" oder sind empört, dass erfahrene Diagnostiker oder Behandler nicht „eine andere Sichtweise" akzeptieren können.

Leider erfahren Kinder und Jugendliche mit ADHS nach wie vor nicht nur häufig regelrecht traumatisierende Bloßstellung und Bestrafung im Kindergarten, der Schule und im sozialen Umfeld, sondern auch Ausgrenzung mit dann oft nicht nur wenig nutzbringender, sondern z. T. auch schädlicher Fehlbehandlung.

Für die Offenlegung solcher Abläufe, das Benennen der Missstände erhält man ganz sicher nicht von allen breite Anerkennung – wie dies u. a. die Reaktionen auf Judith Harris hervorragend analysierendes und gut mit Datenmaterial belegtes Buch „Ist Erziehung sinnlos? Die Ohnmacht der Eltern" 2000 zeigten.

Dem Werk von Gerhild Drüe wünsche ich weite Verbreitung in der großen Hoffnung, dass vielleicht der eine oder andere „Skeptiker" nachdenklich wird, der eine oder andere Berater angeregt wird, mehr „zuzuhören", sich eingehender mit ADHS zu beschäftigen, und nicht zuletzt Eltern den Mut finden, auch bei Fachleuten kritisch zu hinterfragen und/oder sich bei z. T. überraschend schnellen Bewertungen oder gar „Schuldzuweisungen" abzugrenzen.

Esslingen, im Herbst 2006 *Cordula Neuhaus*

Vorwort und ein Bekenntnis

„Könnten Sie das einmal aufschreiben?“, entfuhr es mir spontan, als eine Mutter mit ihren Erzählungen aus ihrem Familienleben fertig war. Das Treffen der Selbsthilfegruppe hatte länger gedauert als geplant, weil auch die anderen Frauen und der einzige Mann in der Runde den Grund für ihre Teilnahme darlegen wollten. Doch die Erzählung dieser Mutter erschien wohl allen, obwohl selber von zu Hause allerhand gewohnt, wie purer Horror. Am Morgen danach fasste ich den Entschluss zur Veröffentlichung der vielfältigen Erfahrungen aus der Perspektive von Müttern bzw. Eltern.

„Mir glaubt keiner, was ich mit unserem Kind durchmache. Ich kann nicht mehr!“ – Diesen Satz höre ich von Müttern in ähnlich lautender Form immer wieder. In den Anrufen vieler verzweifelter, mir unbekannter Mütter, denen manchmal die Stimme versagt, weil sie ihre Tränen kaum mehr zurückhalten können, in den freimütigen Schilderungen von Eltern, die erstmals den Weg in die Selbsthilfegruppe gefunden haben, treten jahrelange schmerzliche Erfahrungen mit Problemen zu Tage, die wohl nur mit elterlicher Liebe und täglich neu erfundener Hoffnung zu ertragen sind.

„Die Auswirkungen einer Aufmerksamkeits-Defizit-Hyperaktivitäts-Störung (ADHS) kann man sich nicht *vorstellen* – man muss sie *erleben*!“ (Aussage einer Ärztin und betroffenen Mutter)

Wenn man ein allem Anschein nach gesundes Kind mit viel Zuwendung und Geduld „richtig“ erzieht und fördert, nicht verwöhnt oder vernachlässigt, ihm Grenzen setzt und so weiter, dann müsste dieses Kind sich ähnlich wie seine Altersgenossen entwickeln, so dachte auch ich. Meine Arbeit in der Hauptschule hatte dieser Weltsicht zwar einige Trübungen verpasst, jedoch waren ja im Zweifel meist eine ungünstige Sozialisation, mangelnde Erziehung oder Belastungen wie Scheidung, Geschäftshaushalt, Fernsehkonsum, Konsum überhaupt oder Schulfrust als Ursache für Verhaltensauffälligkeiten auszumachen.

Ob wir professionell mit Kindern und Jugendlichen arbeiten, ob wir mit oder ohne Kinder leben – wir glauben zu wissen, wie man Kinder zu erziehen hat. Wir fühlen uns deshalb auch berechtigt, wenn wir ein auffälliges Verhalten bei Kindern beobachten, daraus Rückschlüsse auf die Erziehungsfähigkeit der Eltern zu ziehen: Wir erlauben uns ein Urteil – ein Vorurteil. Doch wohl erst das hautnahe Erleben, das persönliche Betroffensein durch die ständige und intensive Beziehung zu einem jungen oder erwachsenen Kind mit ADHS, nur das Durchleben aller möglichen und unmöglichen Situationen lässt uns begreifen, dass es auch ganz anders sein kann als wir vorher gedacht haben.

ADHS zerrüttet Familien, lässt Schulversagen, Süchte, manchmal sogar Verwahrlosung, Kindesverwahrlosung, Kriminalität und sogar Selbsttötung folgen. ADHS wirkt in alle Bereiche der Gesellschaft hinein, angefangen von der Privatheit der Familie bis in die höchsten Gefilde von Politik, Wirtschaft und Kultur. ADHS ist keine Modediagnose, keine Kinderkrankheit, keine Fernsehfolge und keine Ausrede für erziehungsschwache Mütter und Väter. Die ADHS wirkt widersprüchlich und ist schwer zu begreifen. Sie kann durchaus auch helfen, auf der Karriereleiter erfolgreich zu sein.

Gesellschaftliche Missstände werden oft als Grund für Verhaltensauffälligkeiten beklagt; sie sind ihrerseits aber nicht selten durch ADHS verursacht. Deshalb ist es so wichtig für unsere Gesellschaft, ADHS in ihren verschiedenen Ausprägungen und in ihren Auswirkungen zu begreifen. Schuldzuweisungen an Eltern, besonders an die Mütter, wirken umso schmerzlicher, je schwerer ein Kind von der ADHS und ihren Begleiterkrankungen betroffen ist. Deshalb liegt der Schwerpunkt dieses Buches auch verstärkt auf dieser Gruppe der ADHS-Betroffenen. Es geht oft um viel mehr als „nur“ Unaufmerksamkeit und Zappeln. Manchen Lesern[1] mögen die dunklen Seiten im Zusammenhang mit ADHS zu stark betont erscheinen – jedoch: die ADHS ist keine vorübergehende „Kinderkrankheit“ und erst recht nicht harmlos.

In diesem Buch finden mündliche wie auch ausführliche, speziell zur Veröffentlichung gedachte schriftliche Berichte und in der Telefonberatung geschilderte Situationen von Eltern ihren Niederschlag. Um die Anonymität der Familien zu wahren, sind die Namen erfunden. Die Berichte sind authentisch und stilistisch kaum verändert – sie dramatisierend aufzupolieren gab es keine Notwendigkeit.

Die in manchen Kapiteln vorherrschende Betonung der Mütter von Kindern mit der ADHS entspringt der Beobachtung, dass in der Regel die Mütter die größte Last im Zusammenleben mit dem erkrankten Kind tragen und auf der Suche nach Hilfe die Aktiveren sind, dass sie oft ohne wesentliches Zutun der Väter oder sogar gegen deren Willen Hilfe suchen – und sie zu ihrem Glück immer häufiger finden.

Sollte ein Leser Anregungen zur Verbesserung haben, würde ich mich über eine Rückmeldung sehr freuen.

1 Im Hinblick auf eine bessere Lesbarkeit wird im Folgenden zumeist die männliche Form verwendet. Es werden jedoch grundsätzlich Personen beiderlei Geschlechts angesprochen.

Dieses Buch widme ich den Müttern und Vätern, die sich aus liebevoller Fürsorge für ihr Kind mit unerkannter Aufmerksamkeits-Defizit-Hyperaktivitäts-Störung (ADHS) auf den Weg gemacht hatten, um Hilfe für ihr Kind zu suchen, aber statt diese Hilfe zu finden, häufig mit vielen Vorurteilen konfrontiert wurden.

Dank schulde ich den vielen Eltern, die mir am Telefon und in den Treffen der Selbsthilfegruppe ihre Erfahrungen mitgeteilt haben. Sie haben mir das große Spektrum der ADHS-Betroffenheit veranschaulicht und meinen Blickwinkel auf die Problematik erweitert

Mein ganz besonderer Dank gilt den Eltern, die trotz aller täglichen Mühen „ihre Geschichte" aufgeschrieben oder erzählt haben mit dem Ziel, sie in diese Veröffentlichung einfließen zu lassen.

Für viele gute Gespräche und für die konstruktiv-kritische Durchsicht des Manuskripts danke ich Britta, Karin und insbesondere meinem Mann Ulrich.

Nicht zuletzt danke ich dem Kohlhammer-Verlag, der mir die Veröffentlichung meines Manuskripts ermöglicht hat, namentlich Herrn Dr. Ruprecht Poensgen und Frau Alina Piasny für die angenehme Zusammenarbeit.

1 Zumutungen

1.1 Wechselwirkungen

„Erziehung ist nicht kinderleicht“ – wie selbstverständlich wissen wir darum, und wir meinen damit die alltäglichen Probleme, die mit dem Alter der Kinder und Jugendlichen einem Wandel unterworfen sind und die Eltern auch schon hin und wieder zur Verzweiflung bringen oder in Wut versetzen können. Wer indes annimmt, dass Kinder mit einer ausgeprägten Aufmerksamkeits-Defizit-Hyperaktivitäts-Störung (ADHS) lediglich etwas mehr Nervenstärke auf Elternseite benötigen als Kinder ohne ADHS oder eine andere schwerwiegende chronische Erkrankung oder Behinderung, der (oder die) verkennt die Vehemenz, oft Dramatik, mit der sich der Alltag in vielen von einer ADHS geprägten Familien ereignet. Wie verheerend sich die ADHS-Problematik mit entsprechenden Begleitstörungen ohne adäquate Therapie für die Betroffenen selbst und für ihre Familie auswirken kann, das wissen jene, die es erleben.

Speziell zu betrachten sind hochproblematische Familiensituationen aufgrund starker und komorbider ADHS-Betroffenheit beider Eltern, was Thema der entsprechenden Fachdisziplinen werden muss.

Wie noch auszuführen sein wird, zeichnet sich die Störung dadurch aus, dass es ein überaus großes Spektrum an Verhaltensweisen der Betroffenen gibt, die jeweils ein ganz individuelles Charakterbild eines Menschen zeichnen, was leicht zu der Annahme führen kann, dass dieses Kind und jener Jugendliche nicht unter demselben Grundproblem leiden können. Die verträumte und die hyperaktive Form der ADHS seien hier nur beispielsweise als Gegenpole genannt, wie auch die Ausprägung eine leichte und eine sehr schwere sein kann und die komorbiden Störungen (Begleiterkrankungen) viele oder wenige, starke oder schwächere sein können. Dass auch eine niedrige oder besonders hohe Intelligenz im Verbund mit der ADHS Probleme besonderer Art hervorrufen kann, ist bekannt. Insbesondere eine (schwere) oppositionelle Störung des Sozialverhaltens mit (starker) Neigung zur Aggression bei kleinen und großen ADHS-Kindern, die vielleicht schlimmste Ausprägung der Aufmerksamkeitsstörung, kann das Familienleben in einen Abgrund ziehen.

Der Blickwinkel aus Elternsicht zeigt, dass die Ausprägung der ADHS-Betroffenheit des Kindes bzw. der familiäre Leidensdruck die Schwere der seelischen Verletzungen bedingen kann. Dies sind nicht nur die Verletzungen, die Eltern durch ihr Kind erfahren und Kinder durch ihre Eltern, sondern auch Kränkungen aus professionellem, aber ADHS-unkundigem Mund. Was die

Verletzungen der Eltern betrifft, scheint ein großes Ungleichgewicht zwischen Vätern und Müttern durchaus üblich zu sein: Nicht nur das Kind teilt in Richtung Mutter kräftiger aus, sondern auch die Kränkungen, die bei falschen Diagnosen auf die Mutter abzielen, sind geradezu sprichwörtlich, wie die vielen Berichte von Müttern in der Selbsthilfegruppe immer wieder belegen.

Dabei mag es eine größere Verwundbarkeit der Mütter sein, eine größere Fähigkeit, zwischen den Zeilen zu lesen, oder eine größere Bereitschaft, sich beschuldigt zu fühlen oder eine Schuld bei sich selbst anzunehmen – Mithilfe von Studien könnte man dies vielleicht herausfinden. Deutlich ist, dass der Leidensdruck einer Familie meist von den Müttern in aktive Suche nach Hilfe umgesetzt wird, was sich in den regelmäßigen Treffen der Selbsthilfegruppen widerspiegelt. Dementsprechend arbeiten in der Selbsthilfe meist Frauen aktiv mit. Diesem Ungleichgewicht liegt vermutlich auch die Berufstätigkeit der Väter zu Grunde, was deren Passivität ein wenig entschuldigen mag.

Die Eltern schwer betroffener ADHS-Kinder sind physisch wie psychisch in einer Weise belastet, die von außen kaum realistisch eingeschätzt werden kann, denn das Zuhause bildet in erster Linie den Rahmen für die vielen unschönen, teilweise haarsträubenden Szenen, die vor über 150 Jahren der Nervenarzt Heinrich Hoffmann in seinem „Struwwelpeter“ in Verse und Bilder gefasst hat.

„Es hört nie auf!“, bemerkt, durchaus ohne Resignation, eine kompetente und engagierte Pflegemutter von vier Kindern, alle mit sehr verschieden ausgeprägter ADHS, weil nach einem Problem, dessen Lösung noch nicht in Sicht ist, sich schon das nächste ereignet.

Insbesondere das hyperaktive Kind, der hyperaktive Jugendliche mit ADHS und einer Störung des Sozialverhaltens verlangt täglich mehr, als eine „gute“ Mutter, ein „guter“ Vater leisten kann, was auch immer man unter „guten“ Eltern verstehen mag. Manches ADHS-Kind „verdirbt“ sich ohne Absicht seine Eltern, die doch in einer gewissen Harmonie mit ihrem Kind leben möchten, sich aber täglich zu Reaktionen gezwungen sehen, die sie eigentlich ablehnen. Manche liebesfähigen und eigentlich starken Eltern, die Jahre mit ihrem schwer betroffenen Kind zusammenleben, das mit zunehmendem Alter immer härter und verschlossener wird, wissen vielleicht irgendwann nicht mehr, ob sie ihr Kind überhaupt noch wirklich lieben können. Für Außenstehende müsste es vollkommen unverständlich sein, wenn Eltern diesen Gedanken aussprechen würden.

„Ich habe Angst vor meinem 18-jährigen Sohn“, gesteht eine Mutter ihrer Schwester, „aber ich versuche, ihn das nicht merken zu lassen“. Sie will eigentlich nicht mehr mit dem jungen Mann zusammenleben, aber sie weiß, dass er alleine völlig unfähig ist, sein Leben zu organisieren.

„Wenn mein Sohn nicht seine Medikamente bekäme, dann hätte ich heute wahrscheinlich Angst vor ihm“, sagt die Mutter eines oppositionellen Jugendlichen, der zu verbaler Aggression und zu Wutausbrüchen neigt. Sie sagt, dass sie, seitdem er 14 war, eine immer größer werdende Distanz zu ihm verspüre. Dem Psychologen, der anscheinend ergebnislos jahrelang eine Verhaltenstherapie bei dem Jungen durchführte, schrieb sie anfänglich in den Fragebogen darüber, was sie sich von der Therapie erhoffe: „dass die Liebe nicht verloren geht“. Heute berichtet sie von ihrem Gefühl, dass ihre Mutterliebe vielleicht doch schon am Schwinden ist. Ihre Mühen am großen Kind sind eher zur Erfüllung ihrer Pflicht als Mutter geworden, und sie sieht wie ihr Partner mit großer Sorge in die Zukunft des Sohnes.

Eltern, die ihr Kind bereits ans Gefängnis verloren haben, fühlen sich zerrissen zwischen Liebe und tiefster Enttäuschung – Hass? Sie wissen es vielleicht selber nicht. Eine schwere Ausprägung der ADHS beim Kind belastet die Eltern-Kind-Beziehung und die Paarbeziehung schwer. Sie formt die Erwartungshaltung und Verhaltensweisen der Eltern, die wiederum das Kind belasten. Es entsteht eine Kommunikation, die anders ist als in anderen Familien. Enttäuschung ergreift Besitz von Eltern, die sich einmal so sehnlichst ein Kind gewünscht haben ...

Besonders nichtberufstätige Mütter, entsprechend Väter, in noch größerem Maß allein erziehende Mütter mit einem ADHS-Kind, sind in Gefahr zu vereinsamen. Sie können seltener als andere Eltern berufstätig sein oder persönlichen Interessen nachgehen, weil das stärker betroffene Kind auch später noch den ganzen Tag ein hohes Maß an Zuwendung, Aufmerksamkeit und Kontrolle braucht, so wie andere Kinder mit ein, zwei oder fünf Jahren – denn es ist stets mit allerlei Unfug zu rechnen. Kontakte zu anderen Eltern, die sie über Kindergarten oder Grundschule kennen lernen, bleiben flüchtig. Nach einem ersten oder zweiten Besuch hat nicht nur das fremde Kind genug von den Regelverletzungen des ADHS-Kindes, auch dessen Eltern finden zu wenig Positives an dem Treffen, um es wiederholen zu wollen. Die Interessen besonders der Mütter von Kindern mit ADHS liegen brach, sodass ihnen auch die notwendigen Erholungsphasen für Leib und Seele fehlen.

Gemeinsamen Einladungen folgt über viele Jahre, wie bei Eltern kleiner Kinder, oft nur ein Elternteil, denn sie haben niemanden auf Dauer, der auf ihr Kind aufpasst – nach kurzer Zeit stellen Babysitter fest, dass sie dieses Kind nicht zur Ruhe bekommen. Auch sie sind bald überfordert. Nicht selten meiden Nachbarn und Freunde bald den ehemals gewohnten Kontakt, denn der kleine und bald der große Störenfried wird doch zunehmend lästig und unangenehm, insbesondere wenn die Störung des Sozialverhaltens frühzeitig zu erkennen ist. Vielleicht fühlt man sich nun auch unangenehm berührt durch das Erziehungsverhalten der Mutter oder des Vaters, mit dem etwas unfreundlich wirkenden, nicht mehr so liebevoll klingenden, häufig ermahnenden Ton dem Kind gegenüber.

Die mütterlichen Kraftreserven sind nach wenigen Jahren, je nach der Art und der Schwere der Betroffenheit des Kindes und je nach der Konstitution der Mutter erschöpft. Sie fragt sich schon lange: Was habe ich nur falsch gemacht? Bluthochdruck oder eine reaktive Erschöpfungsdepression, nach außen vielleicht noch mit antrainiertem Lächeln kaschiert, folgt bei vielen, die, sich mühsam von einem Tag zum nächsten hangelnd, hoffen: Vielleicht kommt bald der Verstand bei diesem Kind, und dann wird es besser ... Diese totale

Überforderung und in deren Folge auch Aggression münden in einen fatalen Teufelskreis: Gerade dieses Kind, das so besonders feste Grenzen, ständiges Kümmern, Kontrollieren, erneutes Nachsetzen und auch Nachsicht braucht, dazu viel, viel Geduld und Zuwendung, Lob und freundliche Bestätigung, es saugt die Energien der Mutter aus und sorgt so womöglich dafür, dass ihre bisher intensive Erziehungsarbeit schwächer wird und es vielleicht zu einer gewissen Resignation kommt, insbesondere wenn sie selbst ADHS-betroffen ist. Eine Verstärkung der Symptomatik ist dann beim ADHS-Kind unausweichlich, und es verbreitet immer mehr Chaos. Das Kind will endlos Aufmerksamkeit, aber es bekommt immer „zu wenig", mit der Zeit vielleicht sogar immer weniger, insbesondere dann, wenn mehrere (ADHS-)Kinder und ein ADHS-Partner die Mutter überbeanspruchen.

Deutlich wird oft, dass Beziehungsprobleme in der Familie mit einem schwerer betroffenen ADHS-Kind Sekundärfolgen der ADHS sind, die dann symptomverstärkend auf das Kind zurückwirken: Freudlosigkeit, häufiger Streit und Unfrieden mit der typischen Aggressionsspirale, nicht selten Trennung, besonders bei selbst betroffenen Eltern.

Eltern greifen vielleicht irgendwann zu Erziehungsmethoden, die sie eigentlich ablehnen: Sie schreien ihr Kind an, sie zerren und schütteln es, damit es doch endlich reagiere und gehorche, sie schlagen es sogar, vielleicht erst nur ein Klaps, doch da das auch nicht hilft, wird vielleicht mehr daraus. Das hilft zwar auch nicht, aber die Nerven liegen blank, und Mutter und Vater schauen in Abgründe ihrer Seele, wo sie nie geahnte Aggressionen spüren. Erschrocken über sich selbst, beginnen sie sich zu schämen, nehmen sich vor, die Geduld nicht mehr zu verlieren ...

Eine der schlimmsten Aussagen von Eltern ihrem Kind gegenüber ist die Androhung von Trennung oder dass sie es nicht (mehr) lieben oder dass sie es gar nicht mehr haben wollen. In schwer betroffenen Familien geschieht solches vermutlich viel zu oft. Kein Außenstehender wird verstehen und akzeptieren können, dass eine verzweifelte Mutter ihrem aggressiven Sohn sagt: „Wenn das nicht aufhört, dann musst du in ein Heim, ich halte das nicht mehr aus ...". Und sie hofft, dass diese nicht als Drohung, sondern aus Verzweiflung gemachte Aussage etwas im Kind bewegen kann.

Glücklicherweise können gemütvolle ADHS-Kinder wenigstens dafür sorgen, dass Mutter und Vater immer wieder mal ein Trostpflaster bekommen, eine spontane Entschuldigung, den leider oft vergeblichen Vorsatz, es nie wieder tun zu wollen. Die Eltern-Kind-Beziehung erfährt wieder eine kleine Stärkung, und die Eltern schöpfen Kraft für den nächsten Tag.

1.2 Wer glaubt schon einer Mutter…

1.2.1 … ihr Umfeld?

Hinweise aus der eigenen Familie und aus dem Freundeskreis sind leicht dazu angetan, die Mütter als die in der Regel erste Bezugs- und Erziehungsperson des ADHS-Kindes zu kränken. Oft reichen auch bereits vage Andeutungen, um die Mutter in eine Verteidigungsstellung zu bringen. So stößt denn auch der Hinweis einer klugen Großmutter: „Der Junge ist hyperaktiv" bei seiner Mutter auf reflexartige Abwehr: „Der hat nur mehr Temperament". Auch wenn die Mutter schon länger fühlt, dass wohl „irgendetwas mit dem Kind nicht stimmt", so stellt sie sich doch erst einmal schützend vor ihr Kind, das sie nicht schlechtreden lassen will. Sie ist wie der Vater doch auch stolz auf dieses Kind, denn es besitzt ja Eigenschaften, über die sie sich freut und die zeigen, dass allerlei in ihm steckt: vielleicht die originellen Ideen, seine intelligenten Fragen, die Offenheit für Neues, die Ausgelassenheit, vielleicht sein besonders hübsches Aussehen oder sein Charme …

„Die Umwelt signalisiert den Eltern voreilig und häufig unbedacht: ‚Ihr seid erziehungsinkompetent und habt ein grässliches Kind'", schreibt von Voss (2002, S. 15).

Mehr als Väter ernten Mütter von Seiten der eigenen wie auch der angeheirateten Familie sehr bald offene Vorwürfe, die dazu führen können, dass sie niemanden mehr hat, mit dem sie ihre Sorgen besprechen kann. Wird deutlich gemacht, dass die Mutter das Kind „doch wohl nicht so richtig erzieht", ist es für sie schwer, argumentativ dagegenzuhalten. Sie hat ja nichts in der Hand als ihre vielleicht schon längst gehegte Ahnung, dass da etwas Rätselhaftes, vielleicht Unfassbares ist, das sie nicht in ihr bisheriges Bild von Kindern und Kindererziehung einordnen kann.

Vielleicht äußert die Mutter Außenstehenden gegenüber ihre Ansicht, dass das unerträgliche Verhalten ihres Kindes doch wohl krankheitsbedingt sein müsse und dass sie dem Problem auf den Grund gehen möchte, dann ist dies jedoch wiederum geeignet, sie selbst weiter in Misskredit zu bringen, denn sie dichtet ihrem Kind ja nun eine Krankheit an, weil sie unfähig ist, mit ihm klarzukommen. Man konnte die Unruhe ja schon merken, als das Kind gerade auf der Welt war …

Mütter tauschen ihre Gedanken, Erfahrungen und Sorgen gerne mit anderen Müttern aus der Bekanntschaft aus oder mit den Müttern, die sich in Mutter-Kind-Gruppen regelmäßig treffen. Im Beisein „dieses" Kindes ist der Gedankenaustausch schwierig, schon allein die Teilnahme an der Gruppe, denn ihr Kind eckt früh bei den anderen Kleinen an, ist vielleicht nicht gruppenfähig, aggressiv und furchtbar laut und verhält sich regelwidrig – es stört. Bald fühlt sich die Mutter fehl am Platze und gewinnt vor den Augen anderer Mütter nicht wie diese die gewisse Ruhe und Selbstsicherheit im Umgang mit ihrem Kind. Sie merkt bald oder sie vermutet es vielleicht nur, dass man sie als

Mutter doch eher abschätzig betrachtet, zumal insgeheim innerhalb einer solchen Gruppe leicht ein Konkurrenzdenken um sich greifen kann: Mein Kind kann schon alleine sitzen, ihr Kind ist noch immer nicht trocken, wieso schläft dein Kind denn nachts immer noch nicht durch? Und so weiter. Die Mutter des ADHS-Kindes stellt sich schon lange die Frage, was da mit ihrem Kind vor sich geht, auf das sie so wenig erfolgreich einwirken kann.

Insbesondere eine Störung des kindlichen Sozialverhaltens führt dazu, dass Freunde, Nachbarn, bekannte Eltern aus Kindergarten oder Schule den Kontakt zu den Eltern dieses Kindes bald stillschweigend oder eindeutig kommentierend abbrechen. Vielleicht nehmen sie einen Kontakt gar nicht erst auf: „Wenn die so ihr Kind erziehen, dann soll unser Kind dort nicht auch noch allen Unfug lernen".

Bei der ADHS zeigt sich nicht selten, wer die wirklichen Freunde sind. Auch wenn's schwer fällt, das Kind zu ertragen – gute Freunde bemühen sich, den Kontakt zu den Eltern zu halten, weil sie es ihnen wert sind.

1.2.2 ... der Vater?

Wenn in diesem Kapitel vorrangig von den Müttern die Rede ist, so hat das einen realen Hintergrund: die enttäuschenden Erfahrungen vieler Mütter mit ihren Ehemännern oder Lebensgefährten. Auffallend viele allein erziehende Mütter, denen der Erzeuger ihres hyperaktiven Kindes nicht lange nach dessen Geburt oder auch schon vorher die Partnerschaft aufgekündigt hat, suchen Rat am Selbsthilfetelefon und bei den professionellen Helfern. Gar nicht selten bringen Frauen, die Bücher über die ADHS gelesen haben, zur Sprache, dass ihr „Ex" sehr gut in das Bild des erwachsenen Hyperaktiven passt.

Mütter berichten, manchmal mit Tränen in der Stimme, über ihr Kind und die Folgen: Bevor das Kind da war, führte man eine „normale" Partnerschaft, freute sich gemeinsam auf das Kind. Und nun ist es da und quält die Eltern vielleicht mit seinem extrem häufigen und lauten Geschrei, vielleicht mehr mit seiner Unruhe und Ungeduld oder mit seiner Wut und seinem tyrannischen Verhalten.

Viele Väter, zum Glück nicht alle, sind dem häuslichen Terror anscheinend noch weniger gewachsen als die Mütter: Sie entwickeln clevere Vermeidungsstrategien. Die Bandbreite väterlicher Fluchtburgen ist groß: der Beruf, der nun mehr Zeit und Energie kostet als früher, das Hobby oder das Ehrenamt, das fast jeden Abend und an den Wochenenden bedient werden muss, der Einkauf eines Zubehörteils oder der „kurze" Besuch, der mal eben gemacht werden muss: Der Vater braucht eben seinen Ausgleich für die Lasten, die sein Beruf mit sich bringt, und es ist verblüffend, wie sehr manche in der Lage sind, sich selbst bei Anwesenheit aus dem unangenehmen Familienleben auszuklinken. Fernseher, Computer und Internet leisten dabei gute Dienste. Es scheint bisweilen, als fehle so manchem Vater die Möglichkeit, diese belastende Andersartigkeit seines Kindes überhaupt wahrzunehmen bzw. sie richtig einzuordnen. Dass vielfach die Väter es sind, die selber von einer Hyperaktivität betroffen sind, mag nicht selten auch die Diskrepanz zwischen der Realität des Kindesverhaltens und subjektiver väterlicher Wahrnehmung erklären. So verwundert es nicht, dass der Vater irgendwann, nachdem sich seine Ehefrau oft genug über seine mangelnde Unterstützung beklagt oder „genörgelt" hat, ihr zu verstehen gibt, dass sie „das Kind ja auch nicht richtig erzieht". Geradezu entwürdigende Vorwürfe hören Mütter bisweilen von ihrem Partner.

Zumindest tun sich viele Väter schwer, die Entwicklungsschritte und die Verhaltensweisen ihres Kindes mit allen Auffälligkeiten besonders in den frühen Jahren, wahrzunehmen und zu schildern. Von ihren Ehefrauen erhält man, auch ohne viel Fragen zu stellen, oft eine so deutliche Darstellung der auffälligen Eigenschaften ihres Kindes, als ob sie Fachbücher über die ADHS gelesen hätten. Russel A. Barkley (2002, S. 176) meint hierzu: „Es ist an der Zeit, dass Väter und männliche Fachleute sich darüber klar werden, dass Kinder, und insbesondere Kinder mit ADHS, auf ihre Mutter anders reagieren als auf ihren Vater. Wer dies bezweifelt, sollte einmal den Vater eine Zeitlang die Hauptverantwortung für die Erziehung des Kindes übernehmen lassen. Wahrscheinlich wird sich seine Meinung über das Kind dann bald der Mutter angleichen."

Andererseits ist vorstellbar, wie unerfreulich es für den Vater sein muss, wenn er beim Nachhausekommen als erstes das Geschrei seines geliebten Kindes und seine schimpfende Ehefrau hört. Er weiß ja nicht, was sich tagsüber schon alles abgespielt hat, er weiß auch nicht, dass die Mutter vom frühen Morgen bis jetzt ununterbrochen und ohne jede sonderpädagogische Ausbildung sonderpädagogische Arbeit geleistet hat.

Doch auch umgekehrt gibt es das Beispiel, dass ein geschiedener Vater das Sorgerecht für sein Kind erstreiten will, weil die Mutter als selbst von der ADHS Betroffene ein erzieherisches wie räumliches Chaos produziert und Argumenten gegenüber so unzugänglich ist wie ihr ADHS-Kind.

Ein paar Berichte von Vätern, teils von sehr engagierten, hyperaktiven Vätern zeigen, dass einige genauso wie ihre Partnerin tagtäglich mit dem Kind leben und versuchen, es in geordnete Bahnen zu lenken, Väter, die sich mit den Hausaufgaben herumplagen, der Mutter ein Stück Freiraum lassen, dass sie sich erholen kann, Väter, die sich an der Suche nach Hilfe beteiligen. Und es gibt eben auch ein paar Väter, die sich abends gemeinsam mit ihrer Partnerin, oder wegen der Kinderbetreuung abwechselnd, in eine Selbsthilfegruppe begeben, um Rat und Hilfe zu finden oder einzubringen und vom Gedankenaustausch zu profitieren.

1.2.3 ... die Profis?

Wie ein roter Faden durchziehen die Irrwege auf der Suche nach professioneller Hilfe die Berichte der Eltern von jungen Kindern, von Jugendlichen oder von erwachsenen Kindern mit ADHS, die im Telefongespräch oder beim Treffen der Selbsthilfegruppe Rat suchen. Kostbare Jahre sind verstrichen ohne irgendeine Therapie oder nicht selten mit vielerlei ineffektiven Therapien. Seit ein paar Jahren beginnt das Fachwissen der Profis zu wachsen, doch nur wenige verfügen heute schon über fundierte Kenntnisse, um eine gute Diagnostik durchführen zu können, wenn die Mutter über ihr schwieriges Kind klagt. Noch immer bestimmt vielfach ein verständnisloses „Die Botschaft hör ich wohl, allein mir fehlt der Glaube“ die Profi-Szene.

Cordula Neuhaus (2003, S. 27) stellt fest: „Nicht nur Eltern müssen sich bei Beratungen an den unterschiedlichsten Anlaufstellen viel gefallen lassen, sondern auch Fachleute mit jahrelanger Erfahrung. Auch heute noch wird das Verhalten der Kinder oft auf die ‚Unfähigkeit‘ der Eltern zurückgeführt.“

Kinderarztpraxis

Der Kinderarzt oder die Kinderärztin ist in der Regel der erste Profi, an den sich die Mütter, selbstverständlich hin und wieder auch die Väter, sorgenvoll und hoffnungsvoll wenden. Hier erhalten sie bisher recht oft die erste Abfuhr. Eine häufig berichtete typische Vertröstungsaussage lautet: „Das wächst sich raus, haben Sie Geduld“ oder im Pubertätsalter: „Er/Sie ist jetzt in einer schwierigen Phase“, womit die Beobachtungen der Mutter eingestuft werden, als könne sie nicht zwischen alten und pubertär bedingten Problemen unterscheiden. Den Pädiatern erscheinen manchmal eher die Mütter behandlungsbedürftig, denn die wirken recht oft bekümmert, nervös und wohl auch oft erschöpft.

Die Unsicherheit dieser ratlosen Mütter fällt auf. Was liegt da näher, deren Sorgen als überfürsorgliche Mütterlichkeit abzutun. Fällt das Kind aber auffallend aus dem Rahmen gewohnter ärztlicher Wahrnehmung, etwa in motorischer oder sprachlicher Hinsicht, so werden immerhin relativ häufig Logopädie und Ergotherapie verordnet, wenn das Budget es zulässt.

Die Vorstellung mancher Kinderärzte über die Problematik scheint denn auch recht plakativ zu sein: „Er hat das Auto (im Wartezimmer) nicht kaputt gemacht, dann hat er auch kein ADS.“ Das ist nur ein Beispiel.

Das extrem stille und passive, das verträumte und nicht hyperaktive ADHS-Kind ist sowieso erst in den letzten drei Jahren mehr ins Blickfeld der Fachwelt gerückt. Insofern ist ADHS fälschlicherweise zu einer Art Synonym für Hyperaktivität geworden. Johanna Krause (2002, S. 33) spricht vom hypoaktiven Kind als „Stiefkind bei Diagnostik und Therapie“. Wie wenig die Vokabeln „hypo“ und „hypoaktiv“ überhaupt im allgemeinen Sprachschatz verankert sind, verrät der Computer, weil er bei dem Wort regelmäßig eine Fehlermeldung sendet. Selbst vielen Akademikern ist die Bedeutung dieses Wortes unklar.

Viele Kinderärzte beginnen in jüngster Zeit, sich über die ADHS fortzubilden. Dennoch bleiben ihre Vorstellungen von dem Syndrom oft vage, solange sie sich nicht die Zeit für eine intensive Beschäftigung mit der vielfältigen Problematik der ADHS nehmen.

Kindertagesstätte

Im Kindergarten stellen die Erzieherinnen mit wachem Auge die auffälligen Verhaltensweisen der Kleinen fest, und wenn sie engagiert sind, suchen sie das Gespräch mit den Eltern. Das kann durchaus ein heikles Unterfangen sein, denn nicht selten ernten sie bei Eltern Abwehr.

Die zu Recht besorgte Mutter hingegen, die ihr schwieriges Kind gut kennt, fragt beinahe ängstlich nach, wie das Kind sich denn so im Kindergarten mache. Im Gespräch wird, je nach Betroffenheit des ADHS-Kindes, vielleicht die Gruppenunfähigkeit ihres Kindes thematisiert, motorische Besonderheiten und hoffentlich auch die positiven Seiten des Kindes genannt. Und die Mutter fühlt sie wieder, die unausgesprochene Frage: „Was machen Sie denn nur mit dem Kind, dass es ‚so' ist?". Vielleicht erzählt die Mutter, was sie in den vergangenen Jahren mit ihrem Kind erlebt hat, und vielleicht ahnen die Erzieherinnen, dass sie nicht genug Fachwissen haben. Vielleicht verlässt die Mutter mit Tränen in den Augen den Kindergarten, denn ihr wurde wieder gesagt, sie „müsse konsequenter sein, denn Kinder brauchen Grenzen, ihr Kind brauche halt besonders viele Grenzen, und zu viel Fernsehen sei auch nicht gut". Obwohl viele sprachbehinderte und entwicklungsverzögerte Kinder mit und ohne ADHS von ihren Eltern nur sehr wenig Fernseherlaubnis erhalten, ist es gängige Praxis auch in Kindergärten, Auffälligkeiten erst einmal dem Fernsehkonsum anzulasten.

Frühförderung

Frühförderung, Ergotherapie und Logopädie könnte man geradezu als typische Stufen in der Therapiegeschichte vieler ADHS-Kinder bezeichnen, denn deutliche Auffälligkeiten legen diese Therapien nahe. Hier kommt die Mutter – sie ist es, die ihr Kind meistens zur Therapieeinrichtung hinbringt – vielleicht ungeschoren davon, denn das Kind verhält sich hier recht gut, gerät kaum in Wut, ist kaum aggressiv und bemüht sich sehr, Absprachen einzuhalten. Es macht ihm ja viel Spaß, und es kann sich deshalb eher angemessen verhalten. Die motorischen, sensorischen und sprachlichen Schwächen werden registriert und in der Stadt wie auf dem Land gerne mangelnder Bewegungsmöglichkeit oder übermäßigem Fernsehen zugeschrieben. Die Beziehungsebene Mutter-Kind spielt hier in der offiziellen Diagnostik eine eher untergeordnete, in der heimlichen Diagnostik vielleicht eine zentrale Rolle – je nach Ausbildung und psychologischer Weltanschauung der Frühförderer und Therapeuten.

Schule

Die Schule stellt eine hohe und oft die höchste Hürde dar, die es zu nehmen gilt. Der Hürdenlauf beginnt, wie oben beschrieben, schon lange vor der Einschulung, außerdem sind ADHS-Kinder häufig mit sechs Jahren nicht schulreif. Vielfach fällt das Kind der Lehrerin oder dem Lehrer bereits in den ersten

Schulwochen auf: wie ungeschickt und verkrampft es den Bleistift hält, wie unsauber es seine Hefte führt und wie schnell es sie mit vielen Eselsohren versieht, dass es so vieles vergisst, dass es beim Umziehen zum Sport lange braucht, wie viel Zeit es immer wieder vertrödelt usw. Dann ist bald klar: Das Kind hat ein großes Problem. Oder, je nach pädagogischer Einstellung der Lehrkraft: Das Kind macht große Probleme. Oder beides.

Liegt eine Störung des Sozialverhaltens vor, dann gibt diese natürlich Anlass zu (berechtigten) Klagen der Lehrerin. Insbesondere die oppositionelle Störung des Sozialverhaltens ist eine große Herausforderung für die Lehrkraft – diese ADHSler sind nun wirklich nicht leicht, eigentlich auf Dauer gar nicht zu ertragen, vor allem wenn sie blitzschnell in einen aggressiven Ton verfallen.

Mütter, aber auch manche Väter nehmen in den Grundschuljahren in hohem Maß die Angebote zu Kontakten, Gesprächen, Elternmitarbeit und Schulveranstaltungen an. Ihr ADHS-Kind betrachten die Eltern nicht nur mit Stolz, sondern sie beäugen voll berechtigter Sorge seine Minderleistungen, besonders wenn sie wissen oder vermuten, dass ihr Kind recht intelligent ist. Das Auseinanderklaffen von Intelligenz und Schulerfolg, das an und für sich schon das Augenmerk auf einen ADHS-Verdacht lenken sollte, wird von der Grundschullehrerin bemerkt und thematisiert. Lehrerin und Mutter sind ratlos, und es wird Ursachenforschung betrieben: Die Lehrerin tippt vielleicht klischeehaft auf Fernsehkonsum, mangelnde Erziehung oder Vorkommnisse im jungen Leben des Kindes, und die Mutter hört sich mit einer gewissen Hilflosigkeit die Litanei der Mängel an. Mehr üben, mehr Zeit für das Kind haben, für mehr Ruhe bei den Hausaufgaben sorgen usw.

Warum das Kind so ängstlich, still, langsam, ungelenk und uninteressiert im Unterricht ist, fragt die Lehrerin sich und die Mutter eines nicht hyperaktiven ADHS-Kindes. Was mag in der Familie versäumt werden, dass das Kind so schlecht lernt?

So verhindert das Nichtwissen der Lehrkräfte über ADHS oft, dass sie Müttern von ADHS-Kindern die richtigen Hilfen in der Zusammenarbeit gewähren. Eine völlig überforderte Mutter (mit eigener ADHS) hat den Kontakt zur Schule vielleicht schon aufgegeben.

Manche Mutter trifft es schwer, wenn sie der Lehrkraft die ADHS-Problematik ihres Kindes zu vermitteln versucht, dabei aber auf völlige Ablehnung stößt, wenn ihre Bitten um Hilfen für ihre tägliche Hausaufgabenbetreuung kategorisch abgeblockt werden: „Ich habe auch noch andere Schüler, um die ich mich zu kümmern habe."

Psychologische Beratung

Den schwersten Schritt im Kampf um die Zukunft ihres nicht diagnostizierten Kindes gehen Mütter, manchmal auch Väter, wenn sie nach vergeblichen Anläufen und Warten, ob das Kind sich nicht doch noch regelgemäß entwickelt, eine Kinder- und Jugendpsychiaterin, Psychologin, Psychotherapeutin, eine Psychologische Beratungsstelle oder einen Sozialpsychiatrischen

Dienst aufsuchen. Wer sich durchgerungen hat, hier Hilfe zu suchen, dem oder der steht das Wasser in punkto Kind schon lange bis zum Hals, der oder die überwindet elterlichen Stolz und Selbstbewusstsein.

Aus dem Bericht einer Mutter:

„Zur Psychologischen Familienberatungsstelle sind wir mit viel Hoffnung hingegangen. Enno wurde getestet. Dabei kam heraus, dass er überdurchschnittlich begabt sei. Aber die eigentlichen Probleme (Klassenclownverhalten, Probleme mit der Motorik, schlechtes Sozialverhalten) sollten wir mit einer Ehetherapie wieder in den Griff bekommen. Das konnte doch nicht wahr sein! Von ADS war keine Rede. Der Beraterin war auch nicht aufgefallen, dass Enno sich schlecht konzentrieren konnte und seine Aufmerksamkeit schlecht aufrecht- erhalten konnte. Wir fühlten uns hier nicht gut aufgehoben."

Obwohl den Müttern die Störungen ihres Kindes schon sehr früh auffallen und der Kinderarzt bereits früh davon informiert bzw. um Rat gefragt wird, vergehen oft Jahre bis zur richtigen Diagnose. Michael Huss und Barbara Högl (2005, S. 2) bestätigen als Ergebnis der ADHD-Profilstudie, die auf Initiative des „Bundesverbandes Arbeitskreis Überaktives Kind" (BV AÜK) in Kooperation mit der Charité bundesweit durchgeführt wurde, dass psychotherapeutische Profis erst spät aufgesucht werden: „Die Hemmschwelle der Eltern, wegen der ADHS-typischen Symptome des Kindes einen Kinder- und Jugendpsychiater oder einen Psychologen aufzusuchen, scheint hoch zu sein. So werden fachspezifische Ärzte und Psychologen erst deutlich später, in der Regel erst bei Auftreten von ernsthafteren schulischen Problemen, konsultiert. Erst zu diesem Zeitpunkt, meist in einem Alter von sieben bis acht Jahren, akzentuiert sich die ADHS-Diagnose. Eine frühe und fruchtbare Kooperation von Kinderärzten mit Kinder- und Jugendpsychiatern und Psychologen bleibt demnach auf einzelne Fälle limitiert und findet meist im Jugendalter statt. Kostbare Zeit, in der das Kind möglicherweise von einer wirksamen Therapie profitieren könnte, geht dadurch verloren."

Führt dieser Weg nicht zu wirklicher Hilfe – und das ist bisher noch sehr häufig der Fall, wie Huss und Högl zu den Ergebnissen der Profilstudie berichten – dann sehen manche Eltern dubiose und eher teure Angebote als Chance, die eine Heilung der ADHS durch „alternative" Heilmethoden versprechen. Hiermit soll nicht gesagt werden, dass alternative Medizin nicht auch hilfreich und beim ADHS-Kind auch unterstützend wirken kann.

1.3 Drei Beispiele

Die nachfolgend abgedruckten Berichte von Müttern mögen helfen, das Leben mit einem ADHS-Kind besser zu verstehen.

1.3.1 Eine Mutter berichtet: Benny und Christina

„Ich bin verheiratet und habe fünf Kinder. Mein Sohn Benny wurde als erster geboren, er wird bald zwölf Jahre alt. Bei ihm merkte ich sehr schnell, dass da irgendwas nicht stimmt. Nach der Geburt kam er ins Kinderkrankenhaus, weil er zu viel Fruchtwasser geschluckt hatte. Als er vierzehn Tage alt war, durfte ich ihn nach Hause holen. Ich bemerkte sofort: Er war anders als andere Kinder. Er schrie fast ununterbrochen. Der Kinderarzt meinte, er hätte Dreimonatskoliken. Die hielten jedoch ein Jahr an. Wenn ich ihn abends ins Bettchen legte, musste ich bei ihm bleiben; ich saß am Bett und hielt seine Hand, dann konnte er schlafen. Wenn ich einschlief und meine Hand wegrutschte, war er sofort am Schreien. Ich bekam fast gar keinen Schlaf mehr. Mein Mann hat leider nie bemerkt, wie sehr ich unter dieser Belastung litt.

Nach einem Jahr hörte das Schreien dann auf. Benny war ca. drei Jahre alt, als er aus unserer Wohnung weglief. Als ich ihn nach anderthalb Stunden noch nicht gefunden hatte, rief ich die Polizei. Die kam mit sieben Autos, einem Hubschrauber und einer Hundestaffel. Nach weiteren anderthalb Stunden fanden sie ihn seelenruhig spielend auf dem Spielplatz. Danach wollte ich Benny nicht wieder loslassen.

Als Benny 18 Monate war, kam meine Tochter Christina zur Welt. Sie war von Geburt an etwas ganz Besonderes. Wenn andere Kinder morgens wach werden, schreien sie vor Hunger. Christina war stattdessen am Lachen. Die erste Flasche war recht schnell leer. Für jede weitere Flasche musste ich Christina immer wieder wach machen. Sie schaffte es nicht, die Flasche am Stück leer zu trinken. Alles in allem war sie aber ein pflegeleichtes Baby. Zu diesem Zeitpunkt ahnte ich noch nicht, dass Christina einmal das komplette Gegenteil sein würde.

Als sie ca. ein Jahr alt war, wurde ich mit Zwillingen schwanger. Im vierten Monat fiel ich dann aber die Treppe runter und verlor die Zwillinge. Ich habe diese Fehlgeburt nicht besonders gut verkraftet, deshalb wollte ich unbedingt wieder schwanger werden, was auch prompt geschah. Christina war knapp zwei Jahre alt, als sie sich das erste Mal mit ihrem Bruder anlegte. Ich war im Badezimmer und bohrte Löcher für einen Medikamentenschrank in die Wand, als die beiden Kinder sich mit Hammer und Zange bearbeitet haben. Überall war Blut, ich musste den Notarzt rufen. Christina musste am Kopf genäht werden, und Benny hatte eine Gehirnerschütterung.

Als ich im siebten Monat schwanger war, veränderte sich Christina plötzlich. Sie wurde aggressiv, sie schlug mit Gegenständen auf ihren Bruder ein, sie schluckte Sekundenkleber und sie schlug auch mich. Eines Tages war mir, als stände ein wildes Tier vor mir. Christina ballte die Fäuste und rannte mit voller Wucht auf mich los, sie trommelte immer wieder auf meinen Bauch. Als ich Blut bemerkte, sah ich rot: Ich habe das erste Mal die Kontrolle über mich verloren, ich habe meine Tochter geschlagen. Sie war am ganzen Körper grün und blau. An diesem Tag hätte ich die Hilfe meines Mannes gebrauchen können, aber er hatte mir wohl nicht einmal richtig zugehört. Ich verstand die Welt nicht mehr – was war mit Christina geschehen? Ist das normal, dass ein Kind sich so verändern kann? Gibt es ein böses Kind? Ich dachte, so etwas gibt es nur in Filmen.

Christina war fast drei Jahre alt, als Karina auf die Welt kam. Die Geburt meiner Tochter Karina war die reinste Hölle, es war eine Notgeburt. Sie hatte plötzlich einen Herzstillstand. Weil ich mich aufregte, blieb mein Herz auch stehen. Dank guter Ärzte sind wir beide am Leben geblieben. Mein Mann kam erst in der Klinik an, als Karina schon auf der Welt war; er wusste nicht einmal, dass ich noch um mein Leben kämpfte. Nach vierzehn Tagen konnte ich die Klinik verlassen. Zu Hause ging der Horror weiter. Christina hatte sich noch mehr verändert. Sie hörte einfach auf zu essen. Der Kinderarzt verschrieb mir Tabletten zum Appetitanregen – ohne Erfolg. Die Angst, meine Tochter könnte verhungern, ließ mich selber handeln. Ich ernährte sie unter Zwang: Ich fütterte sie, danach hielt ich ihren Mund zu, damit sie schlucken musste. Nach drei Wochen aß sie wieder. Wie die Sache mit Christinas Essen war, hat mein Mann nie begriffen. Ich glaube, er wollte es auch gar nicht begreifen. Ich stand alleine mit all meinen Sorgen. Wer konnte mir denn helfen? Überall hieß es nur, ich spinne, ich reagiere über, oder ich habe keine Ahnung von Kindererziehung.

Der Stress hörte aber nicht auf. Eines Mittags war Christina auf einmal verschwunden. Alle Kinder aus unserem Dorf halfen uns suchen, auch mehrere Erwachsene halfen mit, sie zu finden. Nicht schon wieder! Das kannte ich doch schon von Benny. Ich konnte mich nicht mehr richtig konzentrieren. Plötzlich hörte ich ein Auto bremsen, ich rannte sofort los. Nichts, sie war nicht da. Wir riefen die Polizei, wir, das heißt, diesmal war mein Mann dabei; er musste am eigenen Leibe erfahren, was das für ein Gefühl ist, Angst zu haben um sein Kind. Als die Polizei da war, kam unsere Nachbarin mit Christina auf dem Arm an. Sie hatte sie bei einem Arzt gefunden. Ihr war Gott sei Dank nichts passiert. Christina lief noch ein paar Mal weg.

Ich hatte zu diesem Zeitpunkt eine schwere Nickelallergie. Die war so schlimm, dass die Knochen an meinen Fingern bereits zu sehen waren. Die Schmerzen waren unerträglich, und der Arzt verschrieb mir zum Schluss Morphium, damit ich dieses grauenvolle Leben weiterführen konnte. Eines Tages, ich wollte Christina wickeln, rutschte sie mir aus den Händen und landete auf dem Boden. Wieder musste der Notarzt her. Christina hatte nur einen Schreck, sonst war sie in Ordnung, aber ich habe mir Vorwürfe gemacht.

Ich hielt das alles nicht mehr aus, ich hatte das Gefühl, ich sei an allem schuld, und ich wollte so nicht mehr weiterleben. Ich war mit unseren Problemen alleine, mein Mann hat sich aus allem rausgehalten. Ich war mit meinen Kräften am Ende, auch seelisch war alles am Ende bei mir. Wo war der Mann, den ich geheiratet hatte, mit dem ich alles Leid und allen Schmerz teilen wollte? Ist das so, muss eine Frau alle Sorgen und Ängste alleine durchstehen? Ist das die Bezeichnung für eine Ehe? Ich kaufte mir eine Flasche Weinbrand und suchte alle Schmerzmittel zusammen (unter anderem auch noch eine Flasche mit Morphium). Während ich all diese Medikamente mit Alkohol runterspülte, schrieb ich einen Abschiedsbrief für meinen Mann. Dann hatte ich noch einmal das Bedürfnis, ihn zu hören. Ich rief ihn auf seiner Arbeitsstelle an. Er merkte gleich, dass da was nicht stimmte. Er kam sofort nach Hause. Dank meines Mannes schneller Reaktion lebe ich heute noch. Dafür bin ich ihm heute von ganzem Herzen dankbar. Das war das erste Mal, dass er wirklich für mich da war.

Nachdem mein Vater gestorben ist, hat Christina Schlaftabletten geschluckt. Ich hatte abends eine Tablette genommen und die anderen vor lauter Trauer nicht ordnungsgemäß weggelegt. Ich war so oft mit den Kindern im Krankenhaus, dass die Ärzte mich schon duzten. Die Ärzte schauten mich schon so komisch an, als wenn ich die Kinder selbst jedes Mal so zurichten würde. Einmal ist mir auch gesagt worden, ich würde die Kinder sich selbst überlassen und mich nicht um sie kümmern.

Nun kam auch noch ein Umzug dazu. Ich hatte die Hoffnung, dass sich die Probleme jetzt legen würden, denn die Kinder hatten jetzt die Möglichkeit, draußen zu spielen, ohne dass ich Angst haben müsste. Wir hatten jetzt ein Haus mit einer großen Gartenfläche zum Spielen gefunden, wo genug Platz für alle war. Das brachte aber nichts. Mehr Platz – mehr Stress. Das Chaos ging weiter. Ich lief von einem Arzt zum anderen, nichts, alles ohne Erfolg.

Irgendwann, als ich mit dem vierten Kind schwanger war, bekam ich Familienhilfe durch das Jugendamt. Der Weg war lang und schwer – endlich geschafft!

Durch die Familienhelferin bekam ich wieder Selbstachtung, Selbstvertrauen, und ich kämpfte weiter. Nun klappte auch mehr mit den Kindern. Benny und Christina kamen in je eine Tagesstätte. Heute besuchen beide eine Sonderschule. Zudem bekamen beide Ergotherapie, Christina dazu Sprachtherapie. Ich musste die Kinder dafür jedes Mal fahren, aber ich habe das gerne gemacht, denn ich hatte wieder Hoffnung. Das alles war eine kleine Erleichterung für mich, denn vormittags waren sie in der Schule und danach in der Tagesstätte. Ich hatte die Kinder also nur abends. Am Wochenende war der Stress allerdings wieder da.

Nun kam meine Tochter Tanja zur Welt. Tanja war vier Wochen alt, als ich einen Blackout hatte, denn meine Mutter lag im Sterben. Ich hielt das nicht aus, habe zu viel getrunken und bin mit dem Auto gegen eine Laterne und gegen ein Haus gefahren. Der Führerschein wurde mir für zwölf Monate abgenommen, das Auto hatte Totalschaden. Eine saftige Geldstrafe kam auch noch dazu. Fünf Tage später war meine Mutter dann tot. Ich habe ihr bis zum Ableben die Hand gehalten. Ich glaube heute, es ist ein bisschen von mir mit meiner Mutter gestorben. Zum ersten Mal in meinem Leben habe ich etwas verloren, was mir wichtig war. Meine Kinder haben zum ersten Mal Mitleid gezeigt.

Wir waren von Sonntagmittag bis in der Nacht zum Montag im Krankenhaus. Ab und zu fuhren wir nach Hause, um nach dem Rechten zu schauen, ob unser Kindermädchen mit allem zurechtkommt. Die Kinder fragten dann immer: ‚Ist Oma jetzt tot?' Sie wollten mich in den Arm nehmen und Benny sagte: ‚Heute Abend, wenn es dunkel ist, gehen wir raus. Dann suchen wir nach zwei Sternen, die werden ganz hell leuchten, und die leuchten nur für uns.' Diesen Satz hatte ich meinen Kindern gesagt, als mein Vater gestorben ist, nach einem Stern wollten wir suchen. Die Kinder haben mir zum ersten Mal das Gefühl von Verständnis und Liebe gegeben. Ich habe mich in meinem Kummer begraben. Dieser Kummer ging auch auf meine Kinder über. Wieder wünschte ich mir meinen Mann an meine Seite, aber ich fand keinen festen Halt an ihm. Ich hatte das Gefühl, mit all meinen Problemen alleine auf dieser Welt zu sein. Musste das so sein? Heute weiß ich, es hätte anders sein müssen.

Weil die Kinder in einer Tagesstätte untergebracht waren, wurde die Familienhilfe durchs Jugendamt beendet, als Tanja ein Jahr alt war. An den Wochenenden war es manchmal sehr kritisch. Wir hatten Tiere: Hühner, Kaninchen, Katzen und einen Hund. Unsere Katze hatte Junge, die waren in großer Gefahr. Christina hatte versucht, die Jungen zu ertränken, sie sagte aber immer nur: ‚Ich war das nicht, so habe ich das Kätzchen gefunden.'

Einmal, als die Kinder zum Bus gingen, kam bereits unterwegs ein Streit auf. Dieser wurde an der Haltestelle weitergeführt, andere Kinder beteiligten sich. Christina wurde sauer und stieg einfach in irgendeinen Bus – es war der falsche, der in die benachbarte Stadt fuhr. Die Schule rief mich und die Polizei unseres Ortes an. Als dann noch die Polizei der benachbarten Stadt anrief, war bei mir alles vorbei – ich dachte in den ersten Sekunden nur noch: Was ziehe ich an, wann und wo ist die Beerdigung? Die Polizei wollte aber nur eine genaue Beschreibung von Christina, um sie zu suchen. In der Stunde, bis sie gefunden war, rauchte ich fast zwanzig Zigaretten. Als mein Mann abends nach Hause kam, sagte ich ihm, dass ich in Zukunft keine Horrorfilme mehr anzusehen brauche, denn ich hatte den Horror live. Ich erzählte ihm, was passiert war, ich hoffte, er würde mich zum Trost in den Arm nehmen. Er tat aber so, als wäre alles nur eine Lappalie. Ich glaube, er weiß gar nicht, was Gefühle sind. Wie kann man einfach so tun, als wäre nichts geschehen? Hat mein Mann eigentlich ein Herz?

Und noch einmal wurde ich schwanger. In dieser Zeit durchlebte ich mit den anderen Kindern die Hölle. Die Ärzte halfen mir nicht, wenn ich sie wegen der Schwierigkeiten um Hilfe bat, sie meinten, es läge an der Erziehung, ich käme nicht mit den Kindern klar. Oder es hieß: ‚Arme gestresste Mutter, hast dir wohl zu viele Kinder angeschafft?'. Ich hingegen sage, es sind nicht zu viele Kinder, sondern unwissende Ärzte. Ich ging wieder zum Jugendamt. Jetzt bekam ich zwei ambulante Hilfen: eine für Benny und eine für Christina, die mittlerweile neun Jahre alt war, und für Karina, die schon sechs war.

In dieser Schwangerschaft beschloss ich, dass das endgültig das letzte Kind sein würde. Das Kind, es heißt Wanda, kam zur Welt, und ich ließ mich sterilisieren. Unsere Ehe drohte endgültig zu scheitern, ich wollte mich scheiden lassen. Ich hatte einfach keinen Halt an meinem Mann. In dieser Zeit litten die Kinder genauso wie wir. Ich hatte all die langen Jahre jede Streiterei mit meinem Mann abends allein geführt, aber es ging die Kinder doch auch an. Ich war am Ende, ich hatte auch wieder Selbstmordgedanken. Ich stand mit einem Seil auf dem Dachboden unserer Garage. Es war zu dunkel, ich konnte den Balken nicht finden. Ich ging also wieder ins Haus zurück. Ich fragte mich selber, ob das noch normal ist, sollte ich vielleicht mal einen Arzt aufsuchen? Vielleicht bin ich es ja, die nicht normal ist. Hätte ich nicht eine so tolle Freundin gehabt, wäre ich wohl nicht mehr da. Denn sie ist jeden Tag vorbeigekommen und hat sich zu mir gesetzt, um zu reden.

Wanda war fast ein Jahr alt, als Christina endgültig durchdrehte. Sie wollte Wanda eine frische Windel machen, sie kam aber nicht klar damit und rief um Hilfe. Mein Sohn wollte helfen, als es dann geschah. Christina schmiss Wanda durchs Kinderzimmer. Ein paar Tage danach hat sie ihrem Hund einen Holztisch auf den Kopf geschmissen. Wir mussten den Hund in die Tierklinik bringen. Ich fragte mich immer wieder: Warum ist Christina so? Warum kann sie keine Regeln befolgen?

Ein Tag war besonders schwer für mich: Christina kam wie gewöhnlich aus der Schule, ihre Augen kündigten schon Stress an. Mir flog der Schulranzen ins Gesicht. Aus welchem Grund Christina so wütend war, bekam ich aus ihr nicht heraus. Ich schickte sie in ihr Zimmer, damit sie sich abregen konnte. Ich habe genau das Gegenteil erreicht: Sie nahm in kurzer Zeit ihr Zimmer auseinander. Meine Nerven lagen blank. Ich konnte nicht mehr. Da entschloss ich mich: Christina muss weg! Ich ließ Christina mithilfe von Jugendamt und Kinderarzt in eine Kinderpsychiatrie noteinweisen. Dieses war der schrecklichste Moment in meinem Leben. Ich habe versagt, ich habe meine Tochter verloren. Für mich ist eine Welt zusammengebrochen.

Mein Mann und ich hatten in den ganzen Jahren so viel Streit wegen der Kinder, dass die Ehe schon sehr wackelig war. Ich hatte keine Kraft mehr, die Ehe aufrechtzuhalten. Ich dachte oft an die Hochzeit: ‚... in guten wie in schlechten Zeiten' – Was war jetzt? Wo nur noch schlechte Zeiten waren, stand ich alleine da.

In der Zeit, da Christina in der Klinik war, kehrte Ruhe und Frieden bei uns ein. Ich hatte Zeit, wieder Kraft zu sammeln. In unserer Ehe ging es auch wieder ein bisschen besser.

Nach sieben Wochen holte ich Christina aus der Klinik. Die Art und Weise, wie man in der Klinik mit ihr umging, gefiel mir nicht, und eine Besserung war an Christina auch nicht zu bemerken. Es war kaum etwas mit ihr gemacht worden, man überließ sie viel sich selbst. Als Ergebnis kam heraus: ‚Es könnte sein, dass sie eventuell hyperaktiv ist'.

Es dauerte nicht mehr lange, bis der Haussegen wieder schief hing. Mit meinen Nerven ging es wieder bergab. Dann kam der erlösende Anruf: Meine Bekannte nannte mir einen Arzt, der sich mit solchen Kindern auskannte. Ich hatte zwar keine Hoffnung mehr, aber ich versuchte es. Eine Stunde hat das

Gespräch mit dem Arzt gedauert. Das Ergebnis: ADS, bei Christina mit starker Hyperaktivität, bei Benny mit leichter Hyperaktivität.

Benny und Christina bekommen jetzt Medikamente. Es hat beinahe drei Wochen gedauert, bis sich eine Wirkung zeigte. Ich habe plötzlich ganz andere Kinder. Diese Kinder, die vorher alles kaputt machten, die absolut keine Regeln aufnehmen konnten, die einfach nicht zuhören wollten, die haben auf einmal Verständnis, wenn ich mal weine und traurig bin. Sie beherrschen mittlerweile ein oder zwei Regeln, und sie hören auf einmal, was ich sage. Sie begreifen vieles zwar nicht, aber sie hören zu, und das ist für mich wie ein Geschenk Gottes. Sie geben sich alle Mühe der Welt, sich zu ändern. Es treten immer wieder Probleme auf, mit denen wir zu kämpfen haben, aber wir versuchen auch immer wieder, sie zu lösen.

In all den Jahren habe ich oft darüber nachgedacht, ob es vielleicht doch an mir gelegen hat. Obwohl ich esse, nehme ich an Gewicht ab. Ich kann machen, was ich will, ich nehme einfach nicht mehr zu. Mittlerweile wiege ich nur noch 55 Kilo. Meine Ehe kippelt, und Nervosität macht sich breit. Ich hatte deswegen ein Gespräch mit dem Arzt. Das Ergebnis: Ich nehme jetzt dieselben Medikamente wie meine Kinder. Meine Nervosität geht zurück. Ich kann wieder leben.

Dadurch, dass ich jetzt ruhiger geworden bin, merke ich erst, wie schlimm mein Mann eigentlich ist. In der ganzen Verwandtschaft weiß niemand, was ich erleide, ich glaube manchmal, es hat auch keiner richtig Verständnis, wenn ich jammere. Denn es ist nun einmal so, dass man sich mit der ADS auskennen muss, um zu verstehen.

In den ganzen Jahren war ich der Kinder wegen bei vielen Ärzten und Psychologen. Wenn ich so von der Familie erzählte, sagten alle, ich erziehe eigentlich sechs Kinder. Dieser Meinung muss ich heute zustimmen. Mein Mann ist übernervös. Meine Freunde haben sich fast alle zurückgezogen. Ich dachte immer, es läge an den Kindern, doch heute weiß ich, dass die Schreierei meines Mannes mit verantwortlich dafür ist, dass unsere Freunde sich zurückgezogen haben. Ich versuche ihn zu überreden, auch zum Arzt zu gehen, denn ich glaube, dass auch er ADS hat. Seit vielen Jahren versuche ich, mit ihm zu reden, leider ergebnislos. Er redet nicht über seine Gefühle, er kann auch keine Fehler einsehen. Vielleicht hätte unser Eheleben anders ausgesehen, wenn er mit mir geredet hätte. Mit Medikamenten könnte auch ihm geholfen werden. Ich habe noch Hoffnung, denn die Liebe hält zusammen. Ich habe die Hoffnung, dass auch wir eine fantastische Familie werden können und dass sich neue Freunde für alle finden."

Nachtrag (ca. ein Jahr später):

„Im Mai hat mein Mann sich bereit erklärt, auch zum Arzt zu gehen. Wie ich geahnt habe: Auch er hat eine ADS. Er nimmt Medikamente und fühlt sich jetzt viel wohler. Die Schreierei lässt nach, und manchmal redet er mit mir, auch über seine Gefühle und Ängste. Allmählich werden wir eine glückliche Familie."

1.3.2 Eine Mutter berichtet: Jens

„In der 4. Klasse bemerkten wir bei unserem Sohn Verhaltensauffälligkeiten, die wir anfangs auf einen Lehrerwechsel geschoben hatten. Einige Lehrkräfte sprachen mich an, weil es große Probleme mit seinem Sozialverhalten und seinen Leistungen gab. Kurz vor Ostern eskalierte es dann. Er wurde aggressiv, hörte nicht mehr zu, fing an zu lügen, weigerte sich, Aufgaben zu erledigen, lief in der Klasse umher; kurzum: Das Chaos war da. Zu Hause lief mit ihm gar nichts mehr. Meine Nerven lagen blank. Ich hatte keinerlei Unterstützung. Mein Mann distanzierte sich immer mehr, ein Krach folgte dem anderen, und keine Hilfe war in Sicht. Jens störte dies alles nicht. Man kam durch nichts an ihn heran. Keine Strafe traf ihn sichtlich. Nach langen Gesprächen kam meistens nur ein unverschämtes Grinsen, selten von seiner Seite Tränen, dafür von meiner umso mehr.

Bei einem Gespräch mit seinen Lehrkräften wurde mir zu verstehen gegeben, dass ich bzw. die Familiensituation der Grund für sein Verhalten sei. Sie nannten Gründe wie: Er sei ein Sandwichkind, er bekomme zu wenig Zuneigung, ich als Mutter würde mich zu wenig kümmern, es liege an den Geschwistern usw. Nur ich als Mutter wusste, dass es nicht so war. Er wurde genauso behandelt wie die anderen Kinder auch. Warum zeigte er nur so ein Verhalten?

Zu Hause fing der Ärger schon vor dem Aufstehen an. Bis zu fünfmal wecken; bis er angezogen war, dauerte es 45 Minuten. Nach weiteren Rufen und der Androhung, ihn unter körperlicher Gewalt zu holen, kam er dann zum Frühstück. Nur unter ständiger Ermahnung, sich zu beeilen, kam er pünktlich aus dem Haus. Nach dem Mittagessen passierte häufig stundenlang nichts. Abends waren die Hausaufgaben unter ständiger Ermahnung dann erledigt.

Die Klassenlehrerin, die Jens' Probleme nicht einordnen konnte, riet mir zum Besuch einer Psychologischen Beratungsstelle. Nach einiger Wartezeit bekam ich einen Termin bei einem Berater, der selbst mehrere Kinder hat. Ich musste ihm alles erzählen, ich fühlte mich durch seine direkten Fragen genötigt, mehr zu sagen, als ich preisgeben wollte. Ohne es zu wollen, hatte ich ihm nun eine für mich schwierige und konfliktreiche Situation geschildert. Ich kam mir vor, als würde ich ausgezogen. Als alle Probleme auf dem Tisch lagen, wurde ich von dem Berater scharf angegriffen. Mir wurde vorgeworfen, wegen der Geburt von Geschwisterkindern unseren Sohn arg vernachlässigt zu haben, denn ich hätte ja mit mir selbst genug zu tun gehabt. Dazu kam, dass er ja jetzt ein typisches Sandwichkind sei. Er bekäme zu wenig Zuneigung, Liebe, Verständnis und Aufsicht. Das alles natürlich von mir, der Mutter. Gegenwehr wurde nicht akzeptiert, alle Gegenargumente von meiner Seite wurden verworfen. Der Vater spielte keine Rolle. Nach zwei Stunden war diese qualvolle Sitzung beendet. Ich verließ die Räumlichkeiten mit einem Überweisungsträger für Spenden und einer Unmenge Wut im Bauch. Draußen fing ich bitterlich zu weinen an – vor Enttäuschung, Wut und Hilflosigkeit. Ich war doch in allen Situationen die Einzige, die noch zu unserem Sohn hielt, und ausgerechnet mir wurden solche haltlosen Vorwürfe gemacht! Nicht der Vater, nicht die Lehrer, niemand sonst war schuld am Verhalten unseres Sohnes – nur ich.

Nachdem Jens dann zur Orientierungsstufe (in Niedersachsen Klasse 5 und 6) wechselte, dachten wir, dass alles besser werden würde. Aber leider trat das Gegenteil ein: Er entwickelte sich zum Angeber, seine Leistungen sackten ab, und seine Lehrerin kam oft überhaupt nicht mit ihm klar. Bei einem Gespräch sprach sie flüchtig die ADS an. Durch eine Selbsthilfegruppenleiterin wurde ich über diese Stoffwechselerkrankung aufgeklärt, und ich erkannte meinen Sohn immer mehr. Es traf vieles zu. Ich war glücklich, endlich den Grund für sein häufiges Fehlverhalten gefunden zu haben und zu wissen, dass nicht ich oder die häusliche Umgebung der Grund gewesen ist.

Jens bekam Methylphenidat (abgekürzt MPH; es gilt als das Mittel der ersten Wahl zur Behandlung von ADHS; vgl. Huss (2002), „Medikamente und ADS") und das Miteinander ist wieder erträglich geworden. Seine Entwicklung ist jetzt in allen auffälligen Bereichen deutlich positiver; er hat sich um 180 Grad gedreht: Während früher kein Gespräch mit ihm möglich war, können wir uns heute manchmal eine Stunde lang unterhalten. Sein Umgang mit seinen jüngeren Geschwistern ist jetzt fair. Er hat eine Verhaltenstherapie gemacht, dort wurde ihm eine hohe Intelligenz bescheinigt. Besonders positiv ist auch seine schulische Arbeit: Schon lange habe ich keine negative Rückmeldung von seinen Lehrern wegen unerledigter Hausaufgaben bekommen. Er hat in Klasse 8 gelernt, eigenverantwortlich seine Hausaufgaben zu machen. Ich brauche nichts mehr zu kontrollieren. Er ist ehrgeizig und schreibt gute Zensuren. Jens hat zwar Kontakte zu anderen Jungen seines Alters, aber sein Verhalten empfinde ich nicht wirklich als ganz ‚normal'. Sorgen macht mir heute noch sein großer Hang zu Computerspielen, den ich auch als Sucht bezeichnen würde.

Insgesamt muss ich sagen: Die Medikamente sind seine große Chance, aber es sind trotzdem nicht alle Probleme vom Tisch."

1.3.3 Eine Mutter berichtet: Nick

„Neun Monate alt war Nick, als er zu uns kam. Seine intensiv blickenden Augen sprachen mich beim ersten Kennenlernen im Jugendamt sofort an, aber seine von Neurodermitis veränderte Haut und das recht starr wirkende Gesicht gefielen mir, ehrlich gesagt, nicht. Zu Hause nahm ich diese gewisse Starrheit oder Leere in seinem Gesichtsausdruck auch später oft wahr. Das wirkte so, als würde er dann nichts denken, vielleicht aber auch träumen. Dies löste in mir ein ungutes Gefühl aus. Ich nahm aber an, dass sein Leben bei uns ihm jene Art von Geborgenheit, Fürsorge und Liebe geben könnte, die ihm viele Defizite seiner ersten vier Lebensmonate, als er von seiner sehr jungen leiblichen Mutter vermutlich vernachlässigt wurde, wieder ausgleichen könnte.

Verwundert waren wir, dass er sich so ohne Weinen bei uns eingewöhnte, als sei er gar nicht fremd. Nick spielte mit seinen Fingern, wenn er nichts in die Hand bekam, aber seine Grobmotorik war recht unterentwickelt. So lag er wie ein Käfer auf dem Rücken und konnte sich noch nicht auf den Bauch drehen und umgekehrt. Ich interpretierte dies damals als Folge einer Überbehütung durch seine sehr liebevolle 80-jährige Pflegemutter, wo seine leibliche junge Mutter ihn gelassen hatte. Auch ihre Briefe an mich, in denen sie beschrieb, dass Nick blaue Ärmchen bekäme, wenn sie aus dem Kinderwagen herunterhingen, betrachtete ich als etwas übertriebene Fürsorglichkeit einer lieben alten Frau – bis ich es später selber sah. Nach zwei Tagen konnte Nick allein sitzen bleiben, wenn man ihn auf den Boden setzte, und er drehte sich nach drei Tagen selbstständig von der Rücken- in die Bauchlage. Es schien von nun an, als trainierte er nur noch seine großen Muskeln.

Mit elf Monaten begann er, nicht über Kreuz, sondern auf einem Bein sitzend zu ‚krabbeln'. Jetzt war nichts mehr in seiner Reichweite sicher vor ihm, und als er mit 13 Monaten alleine lief, einige Jahre allerdings nicht harmonisch und rund, sondern irgendwie „eckig", verlief mein Alltag mit ihm in Atemlosigkeit von morgens bis zum späten Abend. Er entwickelte sich rasch zum geschickten Kletterkünstler, und jetzt hieß es nur noch: aufpassen, dass er nicht überall Chaos veranstaltet.

Wollte ich ihn streicheln – warum sonst als zu diesem Zweck fühlt sich Babyhaut so schön an? –, dann fasste er rasch mein Handgelenk und schob meine Hand einfach weg. Und das von Anfang an. Diese Art von Selbstbestimmtheit eines Säuglings erstaunte mich und enttäuschte mich zugleich sehr. Ich interpretierte es aber als Folge von Vernachlässigung in seinen ersten vier Lebensmonaten. Ich nahm mir vor, nicht aufzugeben und in kleinster Dosierung dem Kind, das doch mein Kind werden sollte, für sein Leben mitzugeben, dass Zärtlichkeit etwas Angenehmes sein kann. Um es vorwegzunehmen: Mein Kind ist ein ‚sehr stacheliger Igel' geblieben.

Konzentrierte Spiele mit Ausdauer und zärtlich-inniges Mutter-Kind-Dasein, Kuscheln gab es zu meinem Erstaunen am ehesten dann, wenn er leichtes Fieber hatte, auch später als Schulkind. Diese meist eintägigen Erkältungskrankheiten genoss ich regelrecht – so ähnlich musste das Muttersein wohl im ‚Normalfall' aussehen!

Mit zwei Jahren wollte Nick keinen Mittagsschlaf mehr machen, und war seine kurze Müdigkeitsphase erst einmal überbrückt, war er bis nach 20 Uhr putzmunter.

Unser Kontakt kam mir bald merkwürdig vor: Wenn ich ihn ansprach oder rief, reagierte er oft nicht, und er hatte einen großen Drang wegzustreben. Beim Spazierengehen musste ich ihn lange an der Hand nehmen und darauf gefasst sein, dass er sich losriss und auf die Fahrbahn lief. Er erwiderte meine Zärtlichkeiten eigentlich nie. Wenn er uns mal drückte, was selten vorkam, konnten wir uns einen Schmerzenslaut nicht immer verkneifen.

Beim Bilderbücher-Betrachten und Vorlesen erlebte ich erstmals, dass er sich endlich entspannt an mich anlehnte, wenn auch nicht anschmiegte. Er war kein Kuschelkind, er liebte raue, kräftige Spiele mit Papa, bei denen er herzhaft lachen konnte. Das waren Momente mütterlicher Freude, auch weil ich mein Kind endlich mal mit Abstand spielend erleben durfte.

Mit 20 Monaten fremdelte er, was mich sehr wunderte. Tat er sich weh, reagierte er kaum, suchte gar keinen Trost; er war nicht nur ein wilder, sondern auch ein harter Bursche – ein ‚richtiger Junge' bemerkten die Nachbarn.

Zunehmend fühlte ich mich körperlich, nervlich und psychisch überfordert, schob aber diese extremen Eigenarten unseres Kindes noch auf die beiden Trennungen von leiblicher Mutter und Pflegemutter. Mit drei Jahren besuchte Nick für wenige Stunden in der Woche eine kleine Spielgruppe, blieb aber ohne den Kontakt zu den Kindern, wie ihn die anderen Kinder bald entwickelten. Zu der Zeit bemerkte ich bei unserem Sohn erstmals Tics: Er zwinkerte z.B. einige Wochen lang mit den Augen.

Im Kindergarten fiel unser Sohn deutlich auf, da er nicht in die Gruppe zu integrieren war; er störte die friedlich spielenden Kinder. Er hielt sich sehr oft in der ‚Bewegungsbaustelle' auf und tobte dort mit denen, die einen ähnlich starken Bewegungsdrang hatten wie er. Feinmotorischen Anforderungen ging er aus dem Weg, und seine Mal- und Bastelergebnisse waren sehr unreif, und sie blieben es. Die Erzieherinnen suchten das Gespräch mit mir und wiesen mich auf seine große Distanz zu ihnen hin. ‚Wieso hat er so eine Wut im Bauch?' Diese Frage der Erzieherinnen deutete ich, begründet oder nicht, als vorsichtige Anspielung auf unsere Erziehungsfähigkeiten. Ich hatte ihnen viel zu berichten und wollte damit auch die vermutete unausgesprochene Verdächtigung von Fehlerziehung zerstreuen.

Auf den Hinweis der Erzieherinnen hin fuhr ich Nick nun zwei Jahre lang wöchentlich zur Frühförderung. Es hat ihm vermutlich gefallen, doch er äußerte sich ja immer wenig über Vergangenes. Danach erhielt er auf mein Betreiben hin Ergotherapie. Auch das hat ihm wohl gefallen. Dass beide Maßnahmen irgendwelche Veränderungen bewirkt haben, konnte ich nicht feststellen. Aber sicher waren es positive Erlebnisse für Nick, und ganz ohne Wirkung können sie darum nicht geblieben sein.

Eigentlich fehlte unserem Mutter-Kind-Alltag grundsätzlich oft die Harmonie, die ich als normal empfinde und wie ich sie aus meiner eigenen Kindheit, die durchaus nicht von Sorgen und Entbehrungen frei war, in Erinnerung habe.

Fernsehen hatten wir, das heißt in erster Linie ich, unserem Sohn schon immer nur wenig gestattet, und wegen seiner aggressiven grenzenlosen und wie beschwipst wirkenden Verhaltensweisen habe ich ihm sogar Kinderfilme wie ‚Meister Eder und sein Pumuckl' und ‚Pippi Langstrumpf' lange Zeit vorenthalten – er brauchte keinerlei flippige Vorbilder, die Streiche ausheckten. Er konnte alles von selbst.

Auf dem Spielplatz in Sichtweite unseres Hauses beobachtete ich oft heimlich, wie wenig er in der Lage war, einen normalen Kontakt zu den Kindern herzustellen oder zu halten, und ich sah mich manchmal genötigt einzugreifen, wenn er allzu unfair war. Selbst ältere Kinder, die wesentlich größer und schwerer waren, musste ich in Schutz nehmen, wenn er sie in seinem Zimmer traktierte. Die einfachsten Regeln des Zusammenlebens vergaß Nick von jetzt auf gleich, und unsere Mutter-Kind-Beziehung bestand zu einem allzu großen Teil aus Ermahnungen, Wiederholungen von Verboten und Anweisungen. Ich kam mir vor wie Sisyphus, dessen Felsbrocken sogleich wieder herabrollte, sobald er ein Stückchen weiter oben war. Mit Worten wurden kaum Ziele erreicht, geschweige denn längerfristige Verhaltensänderungen. Ich habe mein Kind angeschrieen, weil es auch nach mehrfacher Ermahnung nicht gehorchte, und sogar vor Verzweiflung auf den Po geschlagen, obwohl ich das immer abgelehnt hatte. Jetzt tauchten meine ersten Schuldgefühle auf, aber ich wusste manchmal keine friedliche Alternative. Doch eines wusste ich jetzt: Es gibt sie, die Kinder, die man früher ‚schwererziehbare' nannte. Kinder, die immer nein denken, gegen alle Regeln handeln, immer anders wollen, als es die Mutter fordert oder die Situation erfordert.

Nur wo liegen die Gründe?

Hatten wir uns nicht vorgestellt, einem Kind viel Zuwendung zu geben, ihm vielfältige Angebote zu machen, die ihm in seiner Entwicklung dienen konnten? Den liebevollen Umgang mit Tieren, die Natur zu erleben, gemeinsam zu malen, zu basteln oder zu werken? Wissen oder die Möglichkeiten zur Wissensaneignung weiterzugeben, Fragen zu beantworten, sich über Probleme oder gemeinsame schöne Erlebnisse zu unterhalten? Das alles soll mit einem normal intelligenten Kind nicht möglich sein? Hatten wir uns nicht vorgestellt, mit einem Kind eine schöne Dimension des Lebens zu erfahren? Und nun war alles so viel anders, so oft freudlos und voller Neins, zu oft Aggressivität und Widersinn im Verhalten unseres Kindes, das uns auseinander zu bringen drohte ...

Insgeheim keimte in mir früh der Verdacht, dass unser Kind eine Art von Gehirnproblem hatte, dass sich seine Neurodermitis vielleicht auch im Gehirn abspielte, dass es vielleicht Folgen einer Gehirnverletzung haben könnte, wie sie durch Herunterfallen vom Wickeltisch oder gar durch eine Misshandlung entstanden sein könnte. Ich ließ unsere Deckenvertäfelung auf giftige Rückstände untersuchen, weil ich einen chemischen Auslöser für die unfassbaren Verhaltensweisen Nicks in Erwägung zog.

Eine Bekannte, die als Sozialpädagogin mit geistig behinderten Kindern gearbeitet hatte, wies mich darauf hin, dass mein Kind hyperaktiv sei. Nachdem sie mir typische Eigenarten verdeutlicht hatte, z. B. seine eckige und hektische Art zu laufen, die Treppe zu steigen und den übersteigerten Aktionismus, nahm ich mir vor: Ich werde Hilfe suchen. Als erstes wandte ich mich an die Selbsthilfegruppe im Bundesverband Arbeitskreis überaktives Kind e.V. und wurde dort Mitglied. Die Zeitschriften des Verbandes zu lesen, fehlte mir meist die Zeit oder die Energie, die immer geringer wurde. Die Hyperaktivität, die motorische Unruhe war sicher ein Problem für mich, aber mehr litt ich unter den unsäglichen Verhaltensweisen, die unsere Beziehung und den zwischenmenschlichen Bereich betrafen. Insofern ging ich dem Problem nicht genügend nach, da ich von ADS noch nichts wusste.

Der Kinderarzt hatte schon früher bemerkt: ‚Er ist ein Bestimmer' und bei unserem Vierjährigen ‚Reststammeln und psychomotorische Unruhe' diagnostiziert. Er verneinte später meine Frage, ob er sich mit Hyperaktivität auskenne, und nannte mir zwei Adressen. Der Kinderpsychiater des Krankenhauses, in dem unser Sohn dann mit sechs Jahren zweimal 45 Minuten von einer freundlichen Mitarbeiterin gestestet worden war, vertröstete uns mit der Aussage: ‚Ihr Sohn ist ein ganz normales Kind – adoptierte Kinder sind häufig unruhige Kinder.' Nach meiner Schilderung seiner beständigen Regelverletzungen, seiner Aggressivität und seiner Wutausbrüche sah der Arzt dann die Notwendigkeit, dass unser Sohn seine leibliche Mutter einmal wiedersehen müsse, weil Adoptivkinder oft eine Wut auf ihre Mütter, die sie weggegeben hätten, entwickeln würden. Ich sah diese Notwendigkeit nicht.

Mit acht Jahren entwickelte unser Sohn nach drei Tagen Urlaub im Allgäu massive Tics: Er nickte alle paar Sekunden mit dem Kopf, später kam ein Atemgeräusch dazu. Der Kinderneurologe diagnostizierte einen ‚Tic nerveuse' und deutete das jetzt abgeleitete EEG als ‚vegetative Labilität'. ‚Vielleicht kommt doch noch der Verstand bei unserem Kind', dachte und hoffte ich, und ich stellte irgendwann fest, dass ich nervlich überreizt und depressiv geworden war. Wenn unser Kleiner beim Draußenspielen an der Haustür klingelte, und das war alle paar Minuten, dann spürte ich, wie sich nicht nur meine Ohren, sondern sogar die Kopfhaut vor Schreck bewegte. Ich fühlte, wie meine Mundwinkel nach unten ‚wuchsen'. Meine relative Zufriedenheit mit meinem Leben war einem Leben in Unfrieden gewichen. Mein Arzt deutete meinen Weinkrampf auf seine übliche Frage nach der Begrüßung, wie es mir gehe, mit ‚Erschöpfung'. Ich konnte ihm nur zustimmen.

Als Nick sieben Jahre alt war, fasste ich noch einmal den Entschluss, weiter professionelle Hilfe zu suchen, denn unser Familienleben litt sehr, und die Anforderungen der Schule, insbesondere die Hausaufgaben, verschärften unser Problem noch mehr. Die Wutausbrüche unseres Sohnes, die ich seit seinem zweiten Lebensjahr erlebte, begleiteten nun die Nachmittage, und das Lernen und Üben, besonders das Lesen mit diesem auf dem Sofa sich hüpfend sträubenden Kind, verlangten mir enorm viel Geduld ab.

Einem letzten Versuch, Hilfe zu finden, stimmte mein Mann noch zu, und ich wandte mich in meiner Not an eine Psychologische Beratungsstelle. Das bedeutete für uns beide, in Sachen Erziehung des eigenen Kindes einen Offenbarungseid zu leisten, denn wir hielten uns trotz unseres offensichtlichen Misserfolges eigentlich für kompetent in erzieherischen Fragen.

Die Papiertaschentücher auf dem kleinen Tisch im freundlich eingerichteten Beratungszimmer signalisierten mir sogleich: Hier wird wohl regelmäßig geweint. Ich wollte auf keinen Fall davon Gebrauch machen müssen und nahm mir vor: Hier weinst du nicht. Zu Hause hatte mein Kleiner mich oft genug zum Weinen gebracht. Und selbst, wenn er es einmal sah, bewirkte das keinerlei tröstende oder Einsicht zeigende Reaktion bei ihm. Aber hier wollte ich mich nicht zum Weinen bringen lassen! Es ist mir halbwegs gelungen ... Acht Monate lang nahmen wir die Beratungsstelle in Anspruch. Unsere Partnerschaft hatte meiner Ansicht nach klärende Gespräche bitter nötig. Unser bald achtjähriger Sohn wurde getestet, insbesondere Intelligenz und Wahrnehmung; Ärzte und Lehrerin hatten wir für die Diagnostik von der Schweigepflicht entbunden.

Als man dann Nicks emotionale Defizite festgestellt hatte, freute ich mich: Endlich stellen Fachleute das fest, was ich beklage! Spieltherapie sollte ihm nun das vermitteln, was wir ihm nicht bieten konnten: eine altersgerechte emotionale Entwicklung. Das verletzte mich. Doch noch vertraute ich der Fachfrau und offenbarte ihr unseren problembeladenen Alltag, unsere Vergangenheit und Gegenwart und meine Hoffnung auf ein friedlicheres Familienleben. Ich entblößte mein Privatleben im Vertrauen auf die Menschenkenntnis der erfahren wirkenden Beraterin und im Bewusstsein, dass sie unsere letzte Chance war.

‚Lieben Sie Ihr Kind? – Sind Sie eine gute Mutter? – Haben Sie ihn verwöhnt? – Haben Sie sich ein anderes Kind gewünscht?' Diese und ähnliche Fragen der Beraterin zeigten mir dann bald klar die Zielrichtung, wer hier das Problem war – ich! Natürlich hatte ich mir keinen Tyrannen gewünscht! Natürlich hatte ich mich nicht immer pädagogisch verhalten. Natürlich habe ich ihn nicht verwöhnt, denn unser Kind forderte mit seinem Verhalten doch ständig Grenzen, Grenzen und nochmals Grenzen, und das in einem Maß, das mir widerstrebte, aber ich wollte mich doch nicht von meinem Kind unterkriegen lassen.

Zwischen meinem Mann und der Beraterin entspann sich immer wieder ein Dialog, der anmutete wie eine Art Wettbewerb, wer sich am besten tarnen kann und rhetorisch überlegen ist – Geplänkel. Zu dem Grund unseres Dortseins gehörte das irgendwie nicht. Vielleicht wäre mein Mann auch nach wenigen Sitzungen nicht mehr mitgekommen, denn er wollte sich sowieso nie psychologisch durchleuchten und beraten lassen.

Die Tests ergaben wie schon beim Kinderneurologen ein deutliches Missverhältnis zwischen Verbal- und Handlungsteil, diesmal jedoch in umgekehrtem Sinn zu Gunsten der verbalen Fähigkeiten. ‚Sie haben wohl viel mit ihm gesprochen', wurde daher auch der Schluss gezogen, und ich konnte das nur bestätigen. Aber hatte ich nicht auch jahrelang immer wieder versucht, ihm die Regeln des täglichen Miteinanders beizubringen, ein gewisses Maß an gutem Benehmen, Fairness und Geradlinigkeit? Vergeblich! ‚Sie nerven! Sie lassen sich nicht ein.' wurde mir gesagt, weil ich mich ständig gegen die Versuche wehrte, Nicks Verhalten als Reaktion auf meine Erziehung zu erklären, die durch meine eigene Kindheit mit dem frühen Tod meines Vaters wohl nicht so ganz richtig gelaufen sein könne, und weil ich immer wieder darauf hinwies, dass die Erklärungen der Beraterin genau das enthielten, was ich früher selber Eltern als Hinweis gegeben hätte.

‚Sie bekommen von Ihrem Mann zu wenig Zärtlichkeiten, deshalb soll Ihr Kind das ausgleichen'. Ach ja, ich hatte beklagt, dass Nick sich nicht streicheln und anfassen lassen will, sondern sich lieber kratzen lässt, und dass wir nicht einen annähernd normalen Mutter-Kind-Körperkontakt pflegen könnten.

Es könnte doch auch einen biologischen Grund für derart extreme Verhaltensweisen unseres Sohnes geben, wandte ich ein, zum Beispiel Allergien, Nahrungsmittelunverträglichkeiten, was bei Neurodermitikern nahe liege, oder vielleicht ein Schilddrüsenproblem – so hatte ich es kürzlich Veröffentlichungen über hyperaktive Kinder entnommen, und es schien mir schlüssig. ‚Sie werden nie zufrieden sein! Dann ist es 'ne Allergie, dann ist es die Schilddrüse – Sie werden nie zufrieden sein!' Gehässigkeit glaubte ich bei diesen Worten der Beraterin zu spüren. Meine gesundheitliche Vergangenheit bot dann die endgültige Begründung, um ‚meine' Diagnose festzuklopfen: ‚Sie haben eine Erkrankung, und er sollte auch etwas haben, deswegen ist er so. Sie haben Ihrem Sohn eine Krankheit übertragen'.

Nach acht für mich unangenehmen Monaten hatte man nun endlich die Diagnose gefunden, nach der man so lange gegraben hatte, die Ursache für unsere familiäre Katastrophe: ‚Sie haben Ihrem Kind eine Krankheit übertragen'. Dass mit Übertragung nicht Vererbung oder eine körperliche Ansteckung gemeint sein konnte, lag auf der Hand. ‚Wir alle machen Fehler', so nett wurde mir der schwarze Peter zugespielt. Die Rolle des Vaters hatte anscheinend gar keine Bedeutung. Mir wurde beschwichtigend Verständnis signalisiert und der Boden für die bald anlaufende Therapie bereitet. Ich war nun die neurotische Mutter, die nur noch nicht einsehen konnte, was sie alles falsch gemacht hatte. Selbstverständlich spielte auch das Adoptionsgeschehen als eine Ursache eine Rolle – zwei Trennungen können natürlich an einem Säugling nicht so ganz spurlos vorübergehen, da waren wir uns stets einig gewesen. Aber jetzt herrschte endlich Klarheit. Mit einer kühlfreundlichen, dermaßen selbstsicher wirkenden Art schlug die Beraterin mir meine Lebenserfahrung um die Ohren – war sie älter als ich? Hatte sie Kinder? Ich habe sie das nie gefragt, obwohl ich es gerne gewusst hätte. Ihre etwas überheblich wirkende Distanziertheit, mit der sie ihre Autorität zu wahren wusste, hatte mich stets davon abgehalten – ich war noch nicht so wie sie mit den gewissen Wassern gewaschen.

Bis zuletzt hatte ich mich eher hilflos gewehrt, aber jetzt, gerade zum Zeitpunkt ‚meiner' Diagnose sah ich endlich klar, denn ich hatte gerade in der Woche zuvor erstmals Fachliteratur über ADS gelesen: ‚Ich glaube, unser Sohn hat ein medizinisches Problem. Kennen Sie ADS?' ‚Eher wenig', lautete die Antwort der Beraterin. Ich lieh ihr die Bücher, und bei der Rückgabe betonte sie wie auch die junge Beraterin, die versucht hatte, unserem Sohn emotional weiterzuhelfen: ‚Es ist Übertragung.' Nick bekam zum Abschied von ihr die Nummer eines „Kummertelefons" und kleine Sorgenpüppchen, die er unter sein Kopfkissen legen konnte. Er verlor sie sehr bald. Ich bin meinem Mann sehr dankbar, dass er mir in diesem Moment den Rücken stärkte: ‚Wenn meine Frau etwas gelesen hat, was eine medizinische Erklärung nahe legt, dann müssen wir der Sache auch nachgehen und unseren Sohn ärztlich untersuchen lassen.'

Darüber, dass wir die Beratungsstelle verließen, um eine in der Störung erfahrene Ärztin aufzusuchen, schien man sauer zu sein, ich empfand die Stimmung mir gegenüber nun als feindlich. Man wollte mir nach dem letzten Termin noch schnell einen Überweisungsträger für eine Spende in die Hand drücken. Wir hatten doch schon längst einen mitgenommen, der Stapel neben den Papiertaschentüchern lag ja ständig deutlich auffordernd vor unseren Augen.

Noch oft dachte ich später: hätte ich nicht zufällig die beiden Bücher über ADS gefunden – ich fürchte, unsere Familie wäre mit freundlicher Unterstützung der Beratungsstelle zerbrochen.

Später, nachdem unser Sohn sehr positiv auf die medikamentöse Therapie mit Methylphenidat ansprach und unser Familienleben in deutlich normaleren Bahnen verlief, schrieb ich der Beratungsstelle einen anderthalb Seiten langen Brief und hängte eine kleine Literaturliste zum Thema ADS an. Die freundliche Antwort des Leiters der Beratungsstelle scheint es mir wert, veröffentlicht zu werden:

‚Sehr geehrte Frau N.,
vielen Dank für Ihren offenen Brief, Ihre kritischen Worte und Ihre Anregungen. Der emotionalen Bewegung in Ihren Worten glaube ich entnehmen zu dürfen, dass es an diesem Punkt sinnvoll sein könnte, klärend noch einmal Kontakt mit Ihrer Beraterin oder unserer Beratungsstelle aufzunehmen. Gerne möchte ich Ihnen versichern, dass unser Haus und unser Beratungsangebot Ihnen und Ihrer Familie hierfür und darüber hinaus zu jedem Zeitpunkt offen steht.
Mit freundlichen Grüßen …‘.

Einen nochmaligen Kontakt mit der Beraterin wollte ich mir nicht mehr zumuten."

1.4 Und was passiert den Kindern?

Eine kleine Zitatensammlung aus Berichten besorgter Mütter:

„‚Keiner hat mich lieb, keiner will mit mir spielen. Ich leg mich auf die Straße.‘, sagte mein vierjähriger, meist fröhlicher, lauter, hyperaktiver Sohn zu mir. – ‚Warum willst du dich auf die Straße legen?‘ – ‚Weil dann ein Lastwagen über mich fährt.‘"

„Mein Sohn sagte mit fünf Jahren: ‚Ich hasse mich!‘, das zeigt doch, dass er nicht gerne so ist, wie er ist."

„Mein Sohn kann keine Freundschaften aufrecht erhalten. Immer wieder mal gibt es ein Kind, das er ‚mein Freund‘ nennt, aber nach sehr kurzer Zeit ist das wieder vorbei."

„Unser Sohn wird fast nie zum Kindergeburtstag eingeladen, denn es hat sich herumgesprochen, wie er so eine Geburtstagsfeier aufmischen kann. Auch unser eigener Kindergeburtstag ist für uns immer ein besonders stressiges Unternehmen, weil er dann noch aufgedrehter ist als sonst."

„Wir werden mit unserem Jungen kaum noch eingeladen, weil er unseren Freunden zu stressig ist."

„Mein Sohn hat schon abends Angst, dass er den Test am nächsten Tag verhaut.“

„Wenn wir etwas Schönes zusammen unternehmen, ist meistens irgendwann die ganze Situation wieder so unfriedlich, dass wir schon gar keine Lust mehr haben, überhaupt etwas mit unserem Sohn zu unternehmen.“

„Was unsere Tochter uns an Frechheiten an den Kopf wirft, ist dermaßen hart, dass mein Mann sie nicht mehr zu Hause haben will.“

„Mein Mann und unser elfjähriger Sohn vertragen sich schon seit Jahren nicht mehr. Ich muss immer wieder für Ausgleich sorgen, dass es nicht noch schlimmer wird.“

ADHS-Kinder erleben oft und immer wieder die ablehnende Haltung der anderen Kinder: Sie werden ausgelacht, weil ihnen vieles nicht gelingt. Sie werden gemieden, weil sie die Spiele der Gruppe stören und ständig neue Regeln erfinden. Sie werden übersehen, wenn sie die stillen und uninteressanten Träumer sind, die ihre Fantasie nur für sich selbst behalten können.

Oft zeigt sich der Außenwelt Jahre und Jahrzehnte später, was vielen Kindern mit ADHS ihre Kindheit verdüstert: wenn in Psychotherapiesitzungen oder vor Gericht in der Vergangenheit des Patienten oder Delinquenten gesucht wird, weshalb seine Entwicklung an diesen Punkt gekommen ist. Die Kindheit wird als schlecht, schwer oder schwierig, traurig oder einfach nur nicht positiv geschildert. Zieht man die Einschränkungen durch die ADHS-bedingte veränderte (egozentrische) Wahrnehmung des Patienten oder Delinquenten ab, so bleiben dennoch reale Erfahrungen, die seine Kindheits- und Jugendjahre prägten: Die Mutter oder der Vater, vielleicht sogar mehr oder weniger schwer ADHS-betroffen, vermochten es nicht, dem Kind gegenüber der konsequente Geduldsengel zu sein, den das ADHS-Kind gebraucht hätte. Und der nicht selbst betroffene Elternteil, die nicht betroffenen Eltern? Wirken sie nicht ebenso häufig derart negativ auf das unerträgliche Kind, dass es sekundär beschädigt wird? Die Frage ist eher rhetorisch, da ganz allgemein gesagt werden muss, dass Kinder mit einer deutlichen bis schweren ADHS größtes sonderpädagogisches Können benötigen, auf das Eltern, wie auch Erzieherinnen, Lehrkräfte und Sozialpädagogen nicht vorbereitet sind. Und selbst wenn – wie hält man das aus, ohne selbst hin und wieder das Grundrecht des Kindes auf Unversehrtheit aus dem Blick und die eigene Fassung zu verlieren?

Vernachlässigung und schwere Misshandlung von Säuglingen, Kleinkindern und auch Jugendlichen dürften demzufolge nicht ohne den Verdacht auf ADHS-bedingtes Verhalten bei Täter und/oder Opfer betrachtet werden; insbesondere ist auch eine schwere Störung der Impulskontrolle bei misshandelnden Eltern in Betracht zu ziehen.

Einige Autoren haben das lebenslange Dilemma von ADHS-Betroffenen aufgezeigt. Die Schule wird dabei immer wieder als bedeutendste Hürde zum Lebenserfolg gesehen. Sie ist mit ihren Anforderungen und Bedingungen, die meist so gar nicht auf die Eigenarten bei einer ADHS zurechtgeschnitten sind, dazu geeignet, das Kind, den Jugendlichen und seine Familie über den vielfach attestierten Misserfolg in übergroßen Negativstress, Ängste und Konflikte zu stürzen.

Doch auch außerschulische Fallen hält das Lebensumfeld genügend bereit: Erzog früher wohl oft noch das sprichwörtliche „ganze Dorf“, so ist heute selbst hier Anonymität eingekehrt, und die Verlockungen der Medien, Supermärkte, Zigarettenautomaten mit der scheinbaren Verfügbarkeit von allem, was das Kind so haben wollen könnte, das Telefon, über das der Jugendliche heimlich teure Nummern anrufen kann, Handys, das Internet, die Werbung mit Bestellkarten, Gewinnspielen, wo die Altersangabe nicht überprüft wird, der ältere Bruder oder Kumpel, der Alkohol, Pornohefte oder nicht erlaubte Videofilme besorgt ...

Große Stärken bei seinen Bezugspersonen, sich glücklich fügende Umstände, eine günstige Umwelt können vieles, manchmal alles retten, wenn das Kind nicht sehr schwer mit der ADHS und den vielfältigen Begleiterkrankungen belastet ist. Leider werden viele der besonders schwer betroffenen ADHS-Kinder nicht einmal als solche erkannt, insbesondere, wenn sie in ungünstigstem Milieu leben, das ihnen ihre selber schwer betroffenen Eltern täglich zumuten.

1.5 Sprüche statt Diagnosen – typische Irrwege

„Es ist alles normal: Lesen Sie ihm viel vor.“

„Das wächst sich raus.“

„Haben Sie mehr Geduld.“

„Sie sind zu ehrgeizig.“

„Der Umzug ist der Grund dafür.“

„Das ist reine Erziehungssache.“

„Ihr Kind hat eine zu enge Bindung an Sie.“

„Das sind die Folgen Ihrer Scheidung.“

„Er bekommt zu Hause zu wenig Aufmerksamkeit.“

„Ihr Kind ist hibbelig, aber normal.“

„Sie sind ja selber so energisch.“

„Das liegt an seiner Lese-Rechtschreib-Schwäche.“

„Alles ist heute ADS.“

„Warum wollen Sie unbedingt, dass Ihr Kind ADS hat?“

Welche Sprüche von Kinderärzten, Kinderpsychotherapeuten und Erziehungsberatern Rat suchende Mütter am Selbsthilfetelefon auch noch wiedergegeben haben, kann man sich nach der oben genannten Auswahl denken. Wenn es nur hin und wieder vorgekommen wäre, lohnte es nicht, ein Wort darüber zu verlieren. Es scheint aber noch vielfach gängige Praxis zu sein, auf diese Weise Unkenntnis über ein weit verbreitetes Problem zu offenbaren.

Dass Scheidungen bzw. die vorhergehenden Auseinandersetzungen nicht spurlos an Kindern vorbeigehen, weiß jeder. Dass der fehlende Vater eine Lücke hinterlässt, ist zur Genüge bekannt. Auch wie sehr ein Umzug und die Umstellung auf das Neue einem Kind Probleme bereiten können, kann man sich vielleicht denken. Entsteht daraus eine so gravierende Störung wie ADHS?

Dass sich ein Kind mit aller Kraft Zuwendung holt, das, was es will – „was es braucht" –, vermuten psychologisch Geschulte wie Ungeschulte, die das Störungsbild nicht kennen. Aufmerksamkeits-Defizit-Syndrom wird manchmal sogar als Begriff für ein Defizit an elterlicher Aufmerksamkeit dem Kind gegenüber verstanden. Als „zu streng" oder „überkontrollierend" werden Eltern empfunden, die ihre ehemals sehr liberalen und wenig autoritären Erziehungsprinzipien über Bord werfen mussten, damit sie ihrem ADHS-Kind genügende Strukturierung und Grenzsetzung bieten.

Eine sehr von der Tiefenpsychologie geprägte Einstellung von Familienberatern lässt es möglich werden, dass wie unter 1.3.3 geschildert, einer Rat suchenden Mutter ein Fehlverhalten attestiert wird, indem man ihr vorwirft, mittels „Übertragung" bei ihrem schwer betroffenen Kind seine chaotische Persönlichkeit mit hoher Aggressionsneigung ausgelöst zu haben. Ob den Beraterinnen das „Münchhausen-Stellvertreter-Syndrom" vor Augen schwebte, was bedeutet, dass psychisch schwer kranke Mütter sich die Aufmerksamkeit und das Mitleid der Umwelt zu sichern versuchen, indem sie ihr Kind schädigen oder im Extremfall sogar töten, kann nicht mehr festgestellt werden, da die Beratungsgespräche endeten, nachdem die Mutter Fachliteratur zur ADHS gelesen hatte. Man gewinnt den Eindruck, als gingen professionelle Berater bisweilen allzu sorglos mit einer „Feld-Wald-Wiesen-Psychologie" um.

Vergleichsweise gut kommt eine Mutter dabei weg, wenn der Kinderpsychiater eine festgestellte Lese-Rechtschreib-Schwäche zum Auslöser für die verträumte Unkonzentriertheit einer Grundschülerin macht. Zwar fehlen noch die richtige Diagnose und eine hilfreiche Therapie für das depressive Kind, aber immerhin ist niemand gekränkt worden.

Erst bei näherem Hinsehen entpuppt sich für das diagnostische Auge des Psychologen und Psychiaters so manches als ADHS und deren begleitende Störungen, was er zuvor als Essstörung, Depression, Borderline-Störung und Neurotisierung aufgefasst hatte.

Die ADHS-Pioniere Hallowell und Ratey (2002, S. 13) berichten: „Unsere Zusammenarbeit an diesem Buch erwuchs aus Unterhaltungen im Anschluss an die Squashmatches, zu denen wir uns zweimal in der Woche trafen; wir merkten, wie aufgeregt wir bei der Feststellung waren, dass es unseren ADD-Patienten [ADD = Attention Deficit Disorder, englische Bezeichnung für ADS] besser ging. Bei vielen dieser Patienten hatte man eine Fehldiagnose gestellt, und sie waren auf andere Störungen behandelt worden. Sobald ADD diagnostiziert worden war und entsprechend behandelt wurde, waren die Ergebnisse häufig geradezu dramatisch." Freimütig gesteht Hallowell (S. 159): „Ich habe zahlreiche Fälle von ADD behandelt, wo ich die Störung erst spät – bei der Therapie irgendeines anderen Problems – entdeckte."

Höchst selten hört später eine Mutter ein Wort der Entschuldigung für die irrtümlichen Vermutungen und Unterstellungen, die letztlich Beleidigungen waren, wenn die Diagnose ADHS gefunden ist. Zuzugeben, dass man dazugelernt hat, hat noch niemandem geschadet. Die Mutter könnte vielleicht Verständnis aufbringen. Wer erkannt hat, dass er zuvor mangels besseren Wissens irrte, der braucht nicht die Häme anderer zu fürchten. Das trotzige Beharren auf einem lieb gewordenen Standpunkt jedoch zeugt nicht von Professionalität, Wissenschaftlichkeit und persönlicher Souveränität, sondern vielmehr von einem gewissen Starrsinn.

Wenn man bedenkt, wie wenige psychotherapeutische und medizinische Fachleute sich bisher die notwendigen Kenntnisse über ADHS, das häufigste psychiatrische Problem bei Kindern und Jugendlichen, vielleicht auch bei Erwachsenen, angeeignet haben, dann kann man sich leicht vorstellen, wie viele Eltern auf der Suche nach angemessener Hilfe gescheitert sein müssen und wie viele Betroffene unerkannt und untherapiert geblieben und deshalb gestrandet sind.

2 Zur „Sache“ ADHS

2.1 Was ist die ADHS nicht?

Im Vorwort zu ihrer neuen Veröffentlichung zur ADHS schreibt die Bundesärztekammer (2005a, S. 1): „Über die Aufmerksamkeits-Defizit-Hyperaktivitätsstörung (ADHS) bzw. die hyperkinetische Störung (HKS) hat sich sowohl in der Öffentlichkeit als auch innerhalb der Ärzteschaft eine intensive Diskussion entwickelt, in der zum Teil Auffassungen vertreten werden, die mit dem wissenschaftlichen Erkenntnisstand nicht in Einklang zu bringen sind. Diese Diskussion, die auch von den Medien aufgegriffen wurde, hat nicht nur bei den Eltern betroffener Kinder und bei erwachsenen Betroffenen, sondern auch innerhalb der Ärzteschaft zu einer erheblichen Verunsicherung geführt.“

Die vielfältigen Ansätze, die Verursachung der ADHS der frühen sozialen Umgebung anzulasten – wer anders als die Familie und zuerst die Mutter kann damit gemeint sein? –, ignorieren oder relativieren die genetischen Befunde und auch die Ergebnisse, die in vielen Studien, Zwillings- und Adoptionsstudien übereinstimmend zeigen:

Eine ADHS ist nicht anerzogen, nicht hausgemacht, keine Ausrede für Erziehungsfehler, keine Folge von „neurotischen“ oder depressiven Müttern, wohl aber eine Ursache für depressive Erschöpfung von Müttern.

Die ADHS ist nicht nur keine neue Erfindung, sie ist überhaupt keine Erfindung. Sie ist auch nicht neu, sondern ein möglicher, meist problematischer, oft unerfreulicher Teil des menschlichen Seins. Ob es bei Tieren ein vergleichbares Phänomen gibt, mögen Zoologen, Veterinäre und erfahrene Tierhalter beurteilen.

Die ADHS ist keine Modeerscheinung, auch wenn es als Thema in letzter Zeit „in Mode“ gekommen ist; es ist auch keine Ausrede für Erziehungsfehler. Leider ist es kein „Gespenst“, es ist nicht Trotzalter und auch nicht Pubertät.

Die ADHS ist auch keine Erscheinung, die nur im unteren oder untersten sozialen Milieu zu finden ist, obgleich der soziale Abstieg schwer ADHS-Betroffener zuweilen unausweichlich scheint.

Eine ADHS an sich ist keine Begabung und keine irgendwie positiv zu verstehende Besonderheit, die wünschenswert ist, sie geht jedoch in vielfachen Ausprägungen mit diesen Hand in Hand und kann sie verstärken oder abschwächen.

Eine ADHS ist oft schwerwiegend. Dann ist sie eine Katastrophe für schwer betroffene Familien und besonders für die Erkrankten selbst.

Sabine Bernau, in Selbsthilfe erfahrene Mutter dreier erwachsener Söhne mit ADHS, fasst zusammen (2003, S. 32 f.):

„• Es ist nicht die Folge von wenig effektiven Erziehungseinflüssen in der Kindheit,
- nicht die Folge von besonders ungünstigen Lebensumständen,
- nicht die Folge von traumatischen Erlebnissen und seelischen Belastungen,
- nicht die Folge von Charakterschwäche und mangelndem guten Willen,
- nicht die Folge von falscher Ernährung,
- nicht die Folge eines ungesunden, reizüberfluteten Lebenswandels,
- nicht die Folge von Medikamenten oder Drogen.

ADHS ist keine psychoreaktive Störung!“

Bernaus knappe Formulierung bringt es auf den Punkt: Die ADHS „wird als ein komplexes Krankheitsbild verstanden – eben als ein Syndrom, bei dessen chronischem Verlauf durch alle Lebensalter hindurch ein Zusammenspiel von neurologischen und psychosozialen Faktoren wirksam wird. [...] ADHS ist eine Störung der Reizaufnahme und der Reizverarbeitung in bestimmten Hirnabschnitten.“ (Zur ausführlichen neurologischen Fachinformation sei hier auf Krause und Krause: „ADHS im Erwachsenenalter“ [2005] verwiesen.)

Hyperaktive Kinder mit einer ADHS werden allgemein als „Zappelphilippe“ beschrieben, denn ihre äußerlich sichtbare und nervende motorische Unruhe fällt recht bald auf. Die motorische und geräuschvolle Unruhe ist das, was man zuerst wahrnimmt, jedoch bildet sie nicht, wie viele meinen, das eigentliche Problem, sondern sie gibt „nur“ die im Kopf und im Körper herrschende Unruhe nach außen wieder. Ein unaufgeräumtes Kinderzimmer, in dem die gerade erst benutzten Spielsachen durcheinander auf dem Boden liegen, ist kein Hinweis auf eine ADHS. Dass Kinder nicht ordnungsliebend sind, ist normal. Dass aber Kinder und Jugendliche, ja auch Erwachsene, keinerlei Vorstellung haben von dem Chaos, dass sie selbst innerhalb kurzer Zeit und ständig produzieren, es nicht einmal als störend empfinden, dass sie nicht die Unterscheidung Müll – Nichtmüll treffen und den Willen aufbringen, sortierend aufzuräumen, deutet auf eine ADHS. Der junge „Messie“ (mess, engl.: Verwirrung, Unordnung, Schmutz, Schweinerei, Mist, Schlamassel; in den USA Bezeichnung für im Chaos lebende Menschen) ist genauso gut Kind ordentlicher Mütter wie das penible ADHS-Kind nicht unbedingt eine pingelige Mutter haben muss. Die ADHS und ihre Begleiterscheinungen werden, wie andere Eigenarten auch, eben nicht eins zu eins vererbt.

Russel A. Barkley (2002, S. 9), hocherfahren und einer der führenden forschenden ADHS-Praktiker in den USA, erklärt dazu, wie ADHS-Kinder von weit außen betrachtet eingeordnet werden: „Kinder sind grundsätzlich aktiver, überschwänglicher, unkonzentrierter und impulsiver als Erwachsene. Es ist nicht weiter erstaunlich, dass es Kindern schwerer fällt als Erwachsenen, systematisch an Aufgaben heranzugehen und Dinge zu Ende zu führen. Wenn sich daher Eltern darüber beklagen, dass es ihren Kindern schwer fällt, aufmerksam zu sein, sich zu beherrschen oder überlegt zu handeln, werden diese Probleme von anderen oft schnell als unbedeutend abgetan bzw. als normales Verhalten bezeichnet. So etwas, sagt man ihnen, sei bei Kindern ganz normal und kein Grund zur Beunruhigung. Und wenn das Verhalten eines Kindes etwas aus dem Rahmen falle, sei es höchstwahrscheinlich nur ein bisschen unreif und die Schwierigkeiten würden sich schon von allein ‚auswachsen'."

Am Rande bemerkt: Schade, dass im Titel dieses hochinformativen und engagiert geschriebenen Buchs „Das große ADHS-Handbuch für Eltern" von Barkley nur die Eltern als Adressaten genannt sind. Es könnte voreingenommene Profis davon abhalten, sich das Buch von innen anzusehen, da sie fälschlich vermuten, dass der Inhalt für Laien verständlich, für Fachleute aber zu banal sein könnte. Nachzuprüfen, dass dem nicht so ist, dazu sollte sich der Leser jetzt ermuntert fühlen.

Mit seiner Ablehnung der Verdächtigungen, wodurch die ADHS angeblich entstünde, bezieht Barkley (2002, S. 126 ff.) klar Stellung. Nach ihm entsteht sie nicht wegen der Ernährung, wegen irgendwelcher Hormone, wegen Störungen des Gleichgewichtssinns, Pilzinfektionen, schlechter Erziehung oder wegen eines hohen Fernsehkonsums. Er schreibt: „Wollen wir hoffen, dass es dank des immer weiter zunehmenden fundierten Wissens über die ADHS bald ein Ende hat mit den Halbwahrheiten und den abwegigen Theorien, die das Thema umgeben."

ADHS ist nicht der neue Begriff für etwas Altes, mit dem man seine Vorurteile bestätigen kann – im Gegenteil. Es führt zu neuer Betrachtung von Kindesentwicklung und lehrt Väter und Mütter von ADHS-Kindern und auch die ADHS-Profis, nicht mehr vorschnell vom Verhalten der Kinder anderer Leute auf deren Erziehungskünste zu schließen.

2.2 Was ist ADHS? (ein kurzer Überblick)

2.2.1 Das Positive – nicht selten zu viel davon

Manche Menschen mit ADHS sind als weltberühmte Persönlichkeiten in die Geschichte eingegangen. Oft zitierte Namen in diesem Zusammenhang sind: Albert Einstein, Thomas A. Edison, Wolfgang Amadeus Mozart, Hermann Hesse, Hans Christian Andersen. Whoopi Goldberg, Dustin Hoffmann und Bill Gates seien nur stellvertretend genannt für die vielen Menschen unserer Zeit, die ihren Weg trotz oder vielleicht auch wegen ihrer ADHS so erfolgreich beschreiten – in den USA darf man sich als ADHS-betroffen outen. Spitzensportler, Künstler oder Stars, Spitzenpolitiker und Wirtschaftsbosse – viele von ihnen verfügen über jene Kraft, jene schier unendliche Energie, die sie ihre Spitzenleistungen oder ihr enormes Tagespensum bei wenig Schlafbedürfnis schaffen lässt.

Da im Gehirn ständig neue Ideen entstehen, ist Kreativität eine der hervorragenden Eigenschaften vieler ADHS-Betroffener, gepaart mit einer überdurchschnittlichen Intelligenz, und oft die Grundlage ihres Berufs z. B. als Erfinder, Autor, Künstler oder Komiker. Oft mündet der Hang zur Selbstdarstellung in den Drang zu Theater, Film und Fernsehen.

Die Fähigkeit, mit großer Energie neue Ideen rasch in Ergebnisse umsetzen zu können, stößt mitunter an die Grenzen, die das Tempo und die gemeinsame Entscheidungsfindung der Mitarbeiter dem Hyperaktiven setzen – Teamfähigkeit zählt nicht gerade zu seinen Stärken.

Die Offenheit für Neues, die Suche nach neuen Reizen, der Pioniergeist, der Wagemut sich einzusetzen, auch unter hohen (zu hohen) persönlichen Risiken, die ihnen erst später – wenn überhaupt – bewusst werden, sind typische Eigenschaften hyperaktiver Menschen. Ihre Hilfsbereitschaft und Empathie lässt sie nicht selten in einem Helferberuf aufgehen oder zumindest ehrenamtlich arbeiten, beispielsweise in der Selbsthilfe. Diese sprichwörtliche Hilfsbereitschaft kann so weit gehen, dass sie in teilweise übertriebenem Maß im „Helfersyndrom“ ohne genügend Rücksicht auf eigene Verluste geradezu zwanghaft ausgelebt wird.

Viele traurige Schicksale von hoch begabten, „genialen“ Menschen belegen, dass sie aus „unerfindlichen“ Gründen nicht so, wie sie es wollen, in der Lage sind, ihr soziales Leben in geordnete Bahnen zu lenken und den pflichtgemäßen Anforderungen des Alltags mit der notwendigen Ausdauer zu entsprechen. Nicht immer muss dem eine ADHS zu Grunde liegen.

Es relativieren sich aber bei schwerer Betroffenheit die positiven Eigenschaften bis ins Negative, wenn statt Kreativität und Ideenreichtum inneres Getriebensein und Zerstreutheit, statt Tatendrang und Energie die Arbeitssucht des Workaholic, statt Darstellungskraft die Sucht nach Publikumserfolg, statt Ehrgeiz und Führungsqualitäten Rücksichtslosigkeit und Despotismus sie beherrschen.

Andererseits leiden die Menschen mit ADHS, deren nervlich-geistige Unruhe sich nicht in Bewegung und Tatendrang äußert, mehr unter ihrer Verträumtheit, Unkonzentriertheit und Antriebsarmut. Depression wird oft schon bei Kindern zum ernsten Problem.

2.2.2 Vieles ist klar, manches ist bewiesen, zu vieles ist noch unklar

Viele hilfreiche Bücher wurden in den letzten Jahren veröffentlicht, um der Aufmerksamkeits-Defizit-Hyperaktivitäts-Störung zu ihrer notwendigen Akzeptanz zu verhelfen. Was diese ADHS alles sein kann, ausführlich zu erklären, würde den Rahmen dieses Buches sprengen; es sei hier stattdessen, wie auch zur Neurobiologie und ADHS-Diagnostik anhand der Kriterienkataloge auf die Fachliteratur verwiesen.

Allein die Begriffsvielfalt um die Aufmerksamkeits- und Selbststeuerungsstörung zeigt, dass man sich auch auf fachlicher Seite noch auf einem Weg befindet, der irgendwann in eine einheitliche Bezeichnung münden kann, die dem Problem in seinen Hauptschattierungen gerecht werden kann und auch die Begleit- und Folgeerkrankungen einbezieht. Man verwendete in Deutschland bis vor kurzem den Begriff „Hyperkinetisches Syndrom“, dann das Kürzel ADS (Aufmerksamkeits-Defizit-Syndrom), zunehmend ADHS: Aufmerksamkeits-Defizit-Hyperaktivitäts-Störung. Dieses Kürzel ist in Deutschland das offiziell gebräuchliche geworden. Aus dem Englischen wird international ADD bzw. ADHD (Attention-Deficit-Hyperactivity-Disorder) verwendet. Keinesfalls werden die landläufigen vereinfachenden Bezeichnungen „Hyperaktivität“ oder „Zappelphilipp-Syndrom“ dem Problem ADHS gerecht, weil nicht alle Betroffenen die motorische Hyperaktivität besitzen. Vor allem lenkt es den Blick zu sehr auf diese äußerlich sichtbare Unruhe, und weist somit den größeren inneren Problemen wie Unaufmerksamkeit, Unruhe und mangelnde Selbstwahrnehmung und vor allem mangelnde Selbststeuerung einen ungenügenden Stellenwert zu. Aus demselben Grund ist der Begriff „Hyperkinetische Störung“ missverständlich.

Döpfner, Frölich und Lehmkuhl (2002, S. 1 ff.) geben nach ICD-10 für eine einfache Aufmerksamkeits- und Hyperaktivitätsstörung als Kernsymptome Aufmerksamkeitsstörung, Hyperaktivität und Impulsivität bzw. für eine hyperkinetische Störung des Sozialverhaltens diese zusätzliche Störung an. Nach dem Klassifikationsschema DSM-IV berichten die Autoren Unterscheidungen in den vorwiegend unaufmerksamen, den vorwiegend hyperaktiv-impulsiven und den Misch-Typ.

Der Begriff „Aufmerksamkeitsdefizit“ beschreibt die Unfähigkeit des Betroffenen, sich anderen Personen und deren Äußerungen, Objekten, Aufgaben oder Inhalten mit einer ausreichend dauerhaften Aufmerksamkeit zuzuwenden, wenn sie dem Betroffenen nicht besonders interessant erscheinen. Das beinhaltet aber auch, dass die Aufmerksamkeit nach innen, auf die eigenen Gedanken, Gefühle und Willensentscheidungen gerichtet, defizitär sein kann.

Barkley (2002, S. 87 ff.) bezeichnet als Kernproblem den „Mangel an Selbstbeherrschung“. Diesen Mangel an Selbstbeherrschung oder Selbststeuerung nennt er „beeinträchtigte Verhaltenshemmung“ und die „kurze Aufmerksamkeitsspanne“ oder „Interessiertheitsspanne“. Daraus folgt, dass es übergeordnete Funktionen oder Grundfähigkeiten sind, die bei einem von der ADHS betroffenen Menschen zu schwach ausgeprägt sind. Barkley (ebd.) nennt hierzu insbesondere: die Fähigkeit, abwarten zu können, den Sinn für Vergangenheit und Zukunft, den inneren Monolog und die Selbstkontrolle, zwischen Tatsachen und Gefühlen unterscheiden zu können, die Verinnerlichung der Motivation, Informationen aufspalten und neu kombinieren zu können. Zur Entwicklung von Hemmung und Selbstkontrolle ist Barkley (2002, S. 104) der Ansicht, dass „künftige Untersuchungen über Kinder mit ADHS wahrscheinlich zu dem Ergebnis kommen, [dass sie] sich [...] bei ihnen später entwickeln als bei Kindern ohne ADHS. Wahrscheinlich wird sich auch zeigen, dass die betroffenen Kinder es in diesen Fähigkeiten nicht so weit bringen wie andere Kinder. Der Grund dafür ist, dass sie ihr Verhalten nicht lang genug hemmen können, damit die anderen Prozesse ablaufen können.“

Für Eltern ist diese Erkenntnis ernüchternd, denn die ADHS wächst sich meist nicht aus, wie auch neue deutsche Veröffentlichungen zur Erwachsenen-ADHS belegen. Nur schwer können Eltern wie betroffene Erwachsene akzeptieren, dass mit einer ADHS ein geringeres Hirnvolumen verbunden ist. Die Bundesärztekammer berichtet: „Die mehrfach beschriebenen Volumenminderungen sind eher Folge einer bereits frühen Abweichung der Hirnentwicklung, und nicht Ausdruck einer späteren externen Schädigung; insbesondere sind sie nicht auf die Behandlung mit Stimulanzien zurückzuführen" (Bundesärztekammer 2005a, S. 4).

Dass die ADHS nachweislich eine Funktionsstörung besonders im vorderen Hirnbereich ist, die durch eine mangelnde Aktivität der Neurotransmitter Dopamin, Serotonin und Noradrenalin erklärt wird, zeigt, dass ADHS-Betroffene nicht einfach nur nicht so wollen, wie sie sollen. Vielmehr können sie sich nicht so verhalten, wie sie sich verhielten, wenn sie so könnten wie sie es eigentlich wollen. Insofern ist der Wille der ADHS-Betroffenen auch weniger frei, als es den Anschein hat.

Die „eigentliche" Ursache der ADHS wird von Kritikern, insbesondere wenn sie nicht über genügend Erfahrungen mit ADHS-betroffenen Kindern und Jugendlichen verfügen, in gewissen Umweltreizen, in der Sozialisation, im Bindungsgeschehen und auch in vermuteten pränatalen „Geschehnissen" gesucht. Letztlich werfen sie den Eltern, besonders den Müttern der ADHS-Kinder vor, versagt zu haben. Sie drücken es meist nicht so deutlich aus, sondern umschreiben es mehr oder weniger diplomatisch.

Gefunden wurden jedoch wiederholt eindeutige genetische Zusammenhänge, die es erlauben, oder richtiger: die es unausweichlich machen, die verursachenden Faktoren nicht mehr vorrangig im sozialen Umfeld zu suchen. Eine stark ausgeprägte ADHS mit vielfacher Komorbidität sollte also nicht per se zu der Annahme verleiten, dass meist im sozialen Umfeld besonders viel versäumt oder falsch gemacht worden sein muss, wenn auch Beobachtungen in schwierigen Familienmilieus gerade diese Annahme nahezulegen scheinen. Hier treffen jedoch vielfach problematische Umwelteinflüsse mit problematischen genetischen Belastungen zusammen.

Barkley (2002 S. 123 f.), auf den sich die deutschen ADHS-Experten vielfach berufen, berichtet zur Erblichkeit der ADHS aus Zwillings- und Adoptionsstudien:

„Eindeutige Belege für die mögliche Erblichkeit der ADHS stammen aus Studien, in denen das ADHS-Risiko von Menschen ermittelt wurde, in deren Familien mindestens ein Mitglied eine ADHS hatte. Für eine Reihe derartiger Studien zeichnen Joseph Biederman, Stephen Faraone und ihre Mitarbeiter am *Massachusetts General Hospital* verantwortlich. In einer ihrer Untersuchungen aus dem Jahr 1990 sammelten sie Daten von 457 Verwandten ersten Grades (Mütter, Väter und Geschwister) von 75 Kindern mit ADHS und verglichen diese mit den Daten der Angehörigen von 26 psychisch unauffälligen Kindern und 26 Kindern mit anderen psychischen Störungen. Sie stellten fest, dass bei mehr als 25 Prozent der Verwandten ersten Grades von Kindern mit ADHS ebenfalls eine ADHS bestand, während der Anteil in den anderen Gruppen bei nur fünf

Prozent lag, ein Prozentsatz, welcher der üblichen Häufigkeit dieser Störung in der Bevölkerung entspricht. Die Angehörigen von Kindern mit ADHS haben also selbst ein um ein Fünffaches erhöhtes ADHS-Risiko – ein Ergebnis, das sich mit den Resultaten anderer Studien weitgehend deckt.
Noch überzeugender sind Zwillingsstudien. Diese haben gezeigt, dass Zwillingsschwestern und -brüder von Kindern mit ADHS-Symptomen ebenfalls zu 80 bis 90 Prozent von der Störung betroffen sind. In einer 1992 von Jacquelyn Gillis und ihrem Team an der *University of Colorado* veröffentlichten Studie wurde bei 79 Prozent der eineiigen Zwillingsgeschwister von Kindern mit ADHS die gleiche Störung festgestellt. Bei zweieiigen Zwillingen betrug der Anteil nur 32 Prozent – war damit jedoch immer noch sechs- bis zehnmal so hoch wie bei anderen Kindern, die lediglich zu drei bis fünf Prozent von der Störung betroffen sind.“

Die Vermutung, dass andere, nicht erzieherische „Umweltfaktoren wie Ernährung, Giftstoffe wie Blei sowie Schwangerschafts- oder Geburtskomplikationen“ eine wesentliche Rolle bei der Entstehung der Besonderheiten der Kinder spielen, erklärten nach Barkley nur zwischen einem und zehn Prozent, während die Erbfaktoren auf im Durchschnitt 80 Prozent zu Buche schlagen (2002, S. 124).

Die Genetikerin Elke Holinski-Feder (2002, S. 33) erklärt zur Erblichkeit der ADHS: „Für die Vererbung der ADHD sind alle Erbgänge diskutiert worden […]. Familienanalysen zeigen, dass die meisten Kinder mit ADHD sowohl von der mütterlichen als auch von der väterlichen Seite eine Belastung mit entweder ADHD oder anderen Störungen aufweisen. Dies spricht für einen polygenen Erbgang, wobei z. B. ein gemeinsamer, unspezifischer Genpool mit ADHD als Bestandteil aus CD (conductive disorder, Verhaltensstörungen) vorliegt und ein zusätzlicher, jeweils spezifischer Genpool z. B. für ADHD vorhanden ist.“ Holinski-Feder (2002, S. 39) berichtet: „Bislang sind 42 Gene nachweislich an der Entstehung der ADHD beteiligt.“

Nicht nur ADHS-Experten, auch viele betroffene Eltern erwarten die Ergebnisse zukünftiger Genforschung mit Spannung.

2.2.3 Unruhe und Zappeln – nur ein Stein im Mosaik (ADHS + Komorbidität)

Die vielfältigen Erscheinungsformen der Störung machen es schwer, Außenstehenden ein klares Bild von ADHS zu vermitteln, denn eine ADHS kommt anscheinend selten allein. Angesichts der möglichen Schwere der die Unaufmerksamkeit begleitenden (komorbiden) Störungen scheint es angebracht, ihnen eine größere Aufmerksamkeit zu schenken, als bisher geschehen. Manchmal scheinen komorbide Störungen die eigentliche ADHS in ihrer problematischen Ausprägung derart zu übertreffen, dass sie als das gravierendere Problem zu werten sind: Das Tourette-Syndrom, Autismus oder schwere Störungen des Sozialverhaltens beispielsweise. Diese Vielfalt, die sich um die Aufmerksamkeitsstörung bzw. verminderte Selbststeuerung herumgruppiert, wie der genetische Zufall es will, ist von einer so großen Bandbreite, dass selbst Eltern eines hyperaktiven Kindes nicht ahnen können, wie es sich mit einem Kind mit einer anderen Zusammensetzung der begleitenden Eigenarten, beispielsweise nicht hyperaktive Verträumtheit, Hochbegabung, Asperger-Autismus oder einer oppositionellen Störung des Sozialverhaltens leben würde. Neben der Vielfalt der Störungen wie auch der Stärken und Talente kann auch die Schwere irgendwo auf einer großen Bandbreite angesiedelt sein. Hinzu kommen dann die aus der Umwelt einwirkenden günstigen und ungünstigen Umstände, die manches Problem abschwächen oder verstärken können.

Auf dieser gedachten breiten, beidseitig offenen ADHS-Skala wäre beim Charakterzug zu beginnen, der an eine ADHS denken lässt, aber dem Betroffenen und seiner Umwelt keine besonders großen Schwierigkeiten bereitet. Die Begabungen und günstige Sozialisationsbedingungen können zusammen eine Persönlichkeit formen, die niemand zu therapieren braucht, denn sie ist allseits zu akzeptieren, gut zu ertragen, und sie macht ihren Weg, ohne anderen oder sich selber Schaden zuzufügen.

Irgendwo am anderen Ende auf dieser ADHS-Skala befinden sich die schwer von Unaufmerksamkeit, Impulsivität, Hyperaktivität oder „Hypoaktivität“ und vielfältigen anderen Begleiterscheinungen geplagten Menschen, die ohne und in Extremfällen sogar mit frühzeitiger angemessener Therapie außerstande sind, ihr Leben so zu gestalten, dass sie selbst und/oder ihre Mitmenschen es ertragen können.

Aufgrund dieser enormen Möglichkeiten einer ADHS-Ausprägung ergeben sich denn auch die Verstehens- und Akzeptanzprobleme, die die ADHS-Betroffenen selbst und ihre Eltern erleben. Wer einen leicht Betroffenen kennt, der vermag sich nicht vorzustellen, wie ein Schwerbetroffener dahinlebt und seine Familie in den Abgrund zu ziehen vermag. Hat oder kennt man ein schwer betroffenes ADHS-Kind, dann ist man leicht versucht, eine leichtere Ausprägung bei anderen Kindern als Bagatelle zu betrachten.

Schwer tun sich Fachleute der befassten Disziplinen, wenn sie sich erst seit kurzer Zeit oder überhaupt erst neu dem großen Thema ADHS zuwenden. All die verschiedenen Facetten richtig einzuordnen, erfordert einerseits eine intensive Beschäftigung mit diesen Kindern und andererseits ein intensives und von tiefenpsychologischen Einstellungen gelöstes Zuhören bei den Schilderungen ihrer Mütter. Nur so erschließt sich dem Außenstehenden das große Mosaik von Problemen, aus dem dieses Syndrom bestehen kann.

Es ist derzeit vermutlich noch unmöglich, wirklich zutreffende Zahlen zu den „komorbiden Störungen“ (vgl. Döpfner, Frölich & Lehmkuhl, 2000, S. 7 ff.) oder „Miterkrankungen“ (vgl. Skrodzki, 2000, S. 26) genannten Beigaben zu finden, weil die Erfassung der Patienten, hier bewusst als solche bezeichnet, noch lückenhaft ist. Doch auch als Annäherungswerte vermitteln die Schätzungen einen Eindruck, wie schwerwiegend die komorbiden Störungen sind, die Betroffene zusätzlich zu bewältigen haben.

Die Auflistung komorbider Störungen (aus: Döpfner, Frölich & Lehmkuhl, 2000, S. 7) fasst aus verschiedenen Studien zusammen:

50 %	Oppositionelle Störung des Sozialverhaltens
30 – 50 %	Störung des Sozialverhaltens
10 – 40 %	Affektive, vor allem depressive Störungen
20 – 25 %	Angststörungen
10 – 25 %	Lernstörungen, Teilleistungsschwächen
bis 30 %	Tic-Störungen oder Tourette-Syndrom

Skrodzki (2000, S. 26) nennt andere Zahlen:

85 %	Emotionale Störungen
33 %	Depressive Störungen
27 %	Angststörungen
80 – 90 %	Lernschwierigkeiten
62 %	Leseschwäche
25 – 35 %	Klassenwiederholer
65 %	Erhebliche Verhaltensstörungen, häufig Kombination mit Tics, Zwangsstörungen, Sprach-, Sprechstörungen
	Häufiger Schulabbruch
	Vielfach-Unfälle (Verkehr)
	36 % der 17-Jährigen ADHD 1x verhaftet, teilweise mehrfach (USA),
	tendentiell häufiger vor Gericht und häufiger straffällig,
	erhöhte Raten von Alkohol und Drogenmissbrauch

Zu den begleitenden komorbiden Störungen geben Krause und Krause (2002, S. 166 f.) an: „Gehäufte Komorbiditäten sind beschrieben für Depressionen, Verhaltensstörungen, oppositionelles Verhalten, Alkohol- und Drogenmissbrauch, Angststörungen sowie Tourette-Syndrom. Aus mangelnder Kenntnis des Krankheitsbildes ADHD wird dies diagnostisch oft nicht in Betracht gezogen, eine differentialdiagnostische Abwägung unterbleibt, eine mögliche Komorbidität wird nicht erwogen, weil an den bisher vertrauten Diagnosen festgehalten wird. Das hat für die Patienten gravierende Folgen, weil eine Basisbehandlung mit Stimulanzien unterbleibt."

Fatal wirkt sich die Aufspaltung der Störungsbilder in den diagnostischen Leitlinien dann aus, wenn dadurch verhindert wird, dass vielfältig Betroffene nur nach dem Störungsbild diagnostiziert werden, in dem sich der Diagnostiker am besten auskennt. Insbesondere die Persönlichkeitsstörungen werden noch zu oft außerhalb der ADHS (und umgekehrt) und selten als genetisch bedingt betrachtet, obwohl sich die Diagnostikkriterien vielfach überschneiden.

Eine (oppositionelle) Störung des Sozialverhaltens gilt als häufige Begleiterkrankung bei ADHS, ebenso emotionale Störungen. Sie werden noch vielfach so verstanden, als entwickle sich daraus bei ungünstigen sozialen Einflüssen eine dissoziale Persönlichkeitsstörung. Insbesondere in Adoptiv- und Pflegefamilien wird deutlich, wie Eltern für das genetische Erbe ihres früh angenommenen und so betroffenen Kindes verantwortlich gemacht werden. Ähnlich wird fälschlich eine Hypersexualität bei (ADHS-)Kindern quasi automatisch mit einem Missbrauchsgeschehen im (familiären) Umfeld assoziiert.

Was die Häufigkeit der komorbiden Störungen angeht, so ist dazu, wie zur ADHS selbst, zu bemerken, dass eine Befragung der Betroffenen zu Ergebnissen führen muss, die nicht statistisch verwertbar sind.

Analog dazu, wie wir es von den Kindern und Jugendlichen kennen, beschreiben Krause und Krause (2002, S. 169) die Erwachsenen: „Die kognitiven Funktionen Erwachsener mit ADHD sind meist eingeschränkt, so dass die Selbstbeurteilung häufig kein Abbild des wahren Ausmaßes der Beeinträchtigungen darstellt; die Fremdanamnese, alte Schulzeugnisse und die berufliche Entwicklung liefern oft deutlichere Hinweise auf das Vorhandensein und die Ausprägung der Störung. Entscheidend für den Verlauf der ADHD im Erwachsenenalter sind Art und Ausmaß der Symptome in der Kindheit.“

Bis vor einigen Jahren herrschte selbst unter ADHS-Fachleuten noch vielfach die Ansicht, dass die Störung sich „irgendwie“ auswachse. Am Rande Befasste glauben sogar heute noch daran. Vor allem die Abnahme der körperlichen Hyperaktivität verleitet zu diesem folgenschweren Irrtum – in ihr sah man damals, wie z. T. heute noch, anscheinend das größte Problem. Hört man betroffenen Erwachsenen länger zu, die man als Eltern betroffener Kinder kennen gelernt hat, oder liest in der Fachliteratur über die vielfältige Problematik der ADHS im Erwachsenenalter, wird sehr bald klar, dass vielfach ihre begleitenden Störungen denen ihrer leiblichen Kinder ähneln.

Cordula Neuhaus (2005b, S. 64) stellt bezugnehmend auf den 16. Weltkongress der Kinder- und Jugendpsychiater („IACAPAP“) in Berlin im August 2004 fest, „[...] dass die Kriterienkataloge, nach denen diagnostiziert wird, veraltete Beschreibungslisten sind, in denen man nur eher Jungen zwischen sechs und zwölf Jahren wiederfindet. [...] es geht vor allem um den Grad der Beeinträchtigung, den ein Betroffener erleiden muss in seiner sozialen, kognitiven und emotionalen Entwicklung.“ So wird die vielfach vergebliche Suche nach Hilfe für jüngere und ältere Jungen, für Mädchen und für die Erwachsenen verständlich.

Die Bundesärztekammer (2005a, S. 6) resümiert aus verschiedenen großen Langzeitstudien, „dass in mindestens einem Drittel der Fälle die Störung auch bis ins Erwachsenenalter persistiert und gehäuft mit folgenden weiteren Störungen assoziiert ist: affektiven Störungen (z. B. Maior depression bis 26 %), Substanzmissbrauch (bis zu 24 %), antisozialen Persönlichkeitsstörungen (bis zu 25 %), Delinquenz und dissozialem Verhalten (mindestens bis 27 %). [...] Ferner persistieren verschiedene Beeinträchtigungen im sozialen Verhalten wie Abbrüche von Schul- und Berufskarrieren und gestörte zwischenmenschliche Beziehungen, was letztlich ein grundlegendes Defizit in sozialen Anpassungsprozessen dokumentiert.“

Bei Erwachsenen zeigt sich im Rückblick, welche schwerwiegende Beeinträchtigung eines ganzen Lebens das ADHS-Problem bedeuten kann.

Eine 50-jährige Mutter sucht am Selbsthilfetelefon Rat für ihre erwachsenen Kinder und für sich selbst: „Ich bin am Rand, ich schreie nach Hilfe! Ich bin seit 15 Jahren in einer chronischen Erschöpfung, ständig überfordert und sehr stimmungslabil. Mit Antidepressiva war es noch schlimmer geworden. Ich habe Angst um mich!“ Sie weint und bekommt durch Vermittlung sehr kurzfristig einen Termin bei dem einzigen Arzt der Region, der in der Behandlung Erwachsener mit ADHS erfahren ist. Die Anruferin hat die Beschreibung bei Helga Simchen (2003, S. 46) gelesen und ist überzeugt, dass sie ihre Tochter und sich selbst und auch ihren Sohn dort wiederfindet. Sechs Wochen später meldet sich die Mutter wieder: „Ich bin Ihnen zutiefst dankbar – du liebe Güte, wie ruhig ist es in mir! Es war eine Sekunde vor Zwölf.“ Sie berichtet, dass sowohl sie als auch ihre Tochter seit 17 Tagen medikamentös therapiert werden und ein neues Lebensgefühl haben: „So konnte es nicht mehr weitergehen, ich sagte dem Arzt: ‚Ich bin kopfausgebrannt, es ist ein Feuer im Kopf, was alles im Kopf vernichtet‘. Ich habe Sie in meine Gebete eingeschlossen. Ich wünsche mir von ganzem Herzen, dass ein Schneeballsystem sich entwickelt, wenn Mütter anrufen. Auch die Psychologin, die unsere Nachhilfelehrerin behandelt, hat durch meine Erzählungen und die Hilfe für uns erst jetzt die ADHS in ihrer eigenen Familie erkannt.“

Beim verträumten, nicht hyperaktiven Kind und Erwachsenen ist die Gefahr von bleibender Traurigkeit, die bis in die Depression hineinreichen kann, deutlich größer, wie die Kinderneurologin Helga Simchen in ihrem Weg weisenden Buch „ADS – Hilfen für das hypoaktive Kind“ über die verträumten Kinder ausführt. Daher müssen suizidale Andeutungen und Handlungen unbedingt unter dem ADHS-Aspekt betrachtet werden.

2.2.4 Von immerwährender „Pubertät“

„Wenn er mal nicht mehr behütet ist und in ein Loch fällt, wird er merken ...“. Es ist sicher tröstend und Hoffnung stärkend gemeint, was der gute Bekannte der Mutter eines Jugendlichen mit ADHS und einer oppositionellen Störung des Sozialverhaltens sagt. Schön an dieser Aussage ist, dass er das ADHS-Problem nicht in mangelnder Zuwendung sieht. Ob Überbehütung als Verdacht mitschwingt, fragt die Mutter nicht. Sie weiß aber, dass ihr Sohn in viele „Löcher“ fallen wird und ohne leitende, fordernde und kontrollierende Betreuung noch lange nicht annähernd selbstständig existieren können wird. Die Pubertät dauert nun schon viele Jahre, und nach Ansicht seiner Mutter ist er nur wegen der medikamentösen Therapie noch in seiner Familie und in der Schule zu halten.

Wenn nun die mangelnde frontale Hirnaktivität das auffällige Sozialverhalten des hyperaktiven Kindes hervorruft, das sogar Außenstehende teilweise als unerträglich erleben, und das für Eltern zur täglichen Geduldsprobe wird, dann wird verständlich, warum eine Mutter über ihren Dreijährigen seufzt:

„Wann kommt der endlich aus der Pubertät?“ Insbesondere die Kinder mit einer oppositionellen Störung des Sozialverhaltens machen ihrer Umwelt das Leben schwer, zuerst und am heftigsten der Mutter gegenüber. Die Ähnlichkeit mit dem pubertären Gebaren Halbwüchsiger ist unübersehbar, die Ursache jedoch eine andere.

Doch irgendwann droht der Familie die echte Pubertät des ADHS-Jugendlichen und die dauert bekanntlich sehr lange. Cordula Neuhaus (2000, S. 124), die sich schon lange mit den hyperaktiven Jugendlichen befasst, spricht nicht ohne Grund von der „Superpubertät“, so als setze sich die wirkliche Pubertät auf das ausgeprägte oppositionelle Verhalten des Kindes obendrauf: „Es hilft nichts: Rücksicht, Einsicht, Übersicht und Nachsicht entwickeln sich erst spät im Leben.“ Auch von mangelnder Vorsicht kann man hier lesen, die mit motorischer Ungeschicklichkeit früh zu Unfällen, später zu Verkehrsunfällen und durchaus häufig zu frühen Schwangerschaften führen kann. Wie wenig die Lebensläufe vieler erwachsener ADHS-Betroffener von Reife zeugen, lässt ahnen, dass Pubertät, zumindest der seelische Teil dieser Chaoszeit, sehr lange dauert und oft „niemals“ endet...

In der Fachliteratur der Experten, die ADHS-Kinder bis ins reifere Alter begleitet haben, wird der Unerfahrene leicht fündig, und er wird nicht umhin können, den Begriff von „zappeligen Kindern“ – was bedeutet: „nur eine Kinderkrankheit, also vorübergehend“ – zu revidieren. Cordula Neuhaus vergleicht in ihrem Buch „Lass mich, doch verlass mich nicht – ADHS und Partnerschaft“ die Symptomatik des Kindes mit der Erwachsener. Nicht wirklich pubertär, doch pubertär erscheinend im Sinne von teilweise unreif, anstrengend, chaotisch und extrem kommen sie dem Leser vor, und wer mit ihnen umgeht, merkt bald, dass durch die Persönlichkeit ein Riss geht: Auf der einen Seite vielleicht intelligent, ernsthaft und klug, auf der anderen Seite treffen die Diagnostikskalen für Kinder durchaus noch vielfach zu. Man muss sie „nur“ in das entsprechende Alter transferieren.

Zeigt der Jugendliche mit ADHS vielfach Züge des Kindergartenkindes, so sind beim deutlich betroffenen Erwachsenen die Züge des Pubertierenden oft unübersehbar. Die seelische Entwicklungsverzögerung bzw. die bleibende seelische Unreife ist demzufolge ein Kriterium, dem stärker als bisher Beachtung für die Diagnostik zuteil werden muss.

2.3 Mädchen „von der Rolle“

2.3.1 Eine Mutter berichtet

„Immer und immer fragte ich mich: warum schreit dieses Kind so? Ich hatte eine sehr schwere Geburt hinter mich gebracht und war nun voller Stolz, ein gesundes Mädchen auf die Welt gebracht zu haben. Nun schien endlich mein Familienglück komplett zu sein. Ich nahm mir vor, jeden Augenblick mit meinem Kind zu genießen und ihm all meine Liebe zu schenken. Eine Idealvorstellung – wie sich bereits nach kurzer Zeit herausstellte.

Das Säuglingsalter war geprägt von ständigem Stillen, heftigsten ‚Nabelkoliken‘ und stundenlangen abendlichen Schreikrämpfen. Hatte ich mir immer ein ‚Schmusekind‘ gewünscht, so war dieses Mädchen alles andere als das. Körperliche Nähe, Zärtlichkeiten, selbst das Windeln lehnte sie mit heftigstem Geschrei ab. Besonders schlimm waren die Nächte, an denen mein Kind nur zwei bis drei Stunden geschlafen hat. Am Tag hielt sie mich ständig auf Trab. Kein Spiel wurde zu Ende gespielt; das gelang nur, wenn ich mit ihr spielte. Endlich nach drei Jahren kam die langersehnte Nacht, in der sie das erste Mal durchschlief. Die über Jahre anhaltenden abendlichen, stundenlangen Zeremonien waren eine Herausforderung der besonderen Art.

Charakteristisch für das Kleinkindalter meines Kindes waren vor allem das impulsive Verhalten und der unstillbare Bewegungsdrang. Erzieherische Versuche wurden permanent mit Trotzanfällen beantwortet. Diese Attacken waren oftmals so heftig, dass mein Mädchen blau anlief, den Kopf auf den Fußboden schlug und außer sich vor Zorn war. Manchmal half dann nur ein kalter Waschlappen, um sie aus dieser Ekstase herauszuholen. Dieses Verhalten hatte ich bei anderen Kindern noch nicht erlebt.

Aber es gab auch Dinge, die mich immer wieder erstaunten. So hatte dieses Kind eine Logik, die mich faszinierte. Ebenso erstaunte mich immer wieder ihr Gedächtnis. Sie kann sich noch heute an Erlebnisse erinnern, als sie erst anderthalb Jahre alt war. Ihre Sprachentwicklung war erstaunlich. Mit einem Jahr sprach sie vollständige Sätze und redete über sich selbst nicht mehr in der dritten Person. Sie benutzte das ‚Ich‘ – aber das schon wieder extrem: ‚Ich will das nicht; ich will das haben; ich ziehe das Hemdchen nicht an‘. Auch ihre Kreativität setzte mich immer und immer wieder in Begeisterung, und ich war wenigstens stolz auf diese positiven Eigenschaften.

In der Schulzeit gab es viele Probleme. Hausaufgaben hat sie immer nur im Laufe eines ganzen Nachmittags erledigt. Es gab Schwierigkeiten in der Silbenzusammensetzung, sie vertauschte Zahlen. Ihr Tornister glich einer Müllhalde. Die Trotzphase schien nie aufzuhören. Für negative Dinge war sie sehr aufgeschlossen und es reizte sie sehr, verbotene Sachen auszuprobieren. Sie war süchtig nach Aktivitäten, die Nervenkitzel auslösen. Das schnellste Karussell war ihr mit neun Jahren nicht schnell genug, Klettern, Springen, Bungeejumping übten einen besonderen Reiz auf sie aus. Auffällig war auch, dass sie den gesamten Tag über redete, ohne wirklich etwas zu sagen. Sie platzte mit Antworten heraus, ohne abzuwarten. Während der gesamten Schulzeit war sie nicht in der Lage, ein Spiel zu verlieren. In der Schule selbst galt sie als unkonzentriert und schwatzhaft. Ihre Schrift war schlecht. Freundschaften zu halten, war ein großes Problem. Sie sprach oft in Fäkalsprache.

Mit elf Jahren kam sie in die Pubertät. Die bis dahin schon extrem schwierige Zeit wurde zur größten Herausforderung meines Lebens. Ein Jahr lang konnte sie von niemandem und durch gar nichts angesprochen werden. Ein Jahr ‚Auszeit‘. Das als Mutter zu erleben, ist unerträglich. Alle Bemühungen hatten keinen Erfolg. Eins stellte ich aber positiv fest: die motorische Unruhe ließ jetzt endlich nach. Füße, Hände und Finger zappelten aber weiterhin. Bei den kleinsten Verstimmungen lief sie nun auch noch von zu Hause weg – sie kam aber oftmals nach zwei Stunden zurück. Meine Sorgen wuchsen und wuchsen.

Mit zwölf Jahren wurden Tabak, Alkohol und Drogen ausprobiert. Auch die ersten sexuellen Kontakte wurden aufgenommen. Mit 13 Jahren kam noch eine problematische Essstörung hinzu. Die Einweisung in eine Klinik konnte ich gerade noch aufhalten, und nach vielen Gesprächen mit Fachleuten wurde mein Kind medikamentös therapiert. Lange lehnte meine Tochter das Medikament kategorisch ab, denn sie stellte bei sich selbst Veränderungen fest, sie gefiel sich ohne Medikament besser. Als sie 15 war, drängte ich auf die Einnahme der Antibaby-Pille. Die hatte bei ihr positive Auswirkungen auf ihr Verhalten. Mit 16 Jahren schaffte sie so gerade ihren Realschulabschluss, obwohl sie doch sehr begabt ist.

Mein Kind wird in diesem Jahr erwachsen. Sie nimmt jetzt ihr Medikament regelmäßig. Damit ist sie in der Lage, sich selbst zu beobachten und Verhaltensweisen zu reflektieren.

Hatte ich ein halbes Jahr zuvor noch darüber nachgedacht, ob ein Internatsaufenthalt sinnvoll wäre, so schaut nun alles sehr positiv aus: Sie ist ein intelligentes, hübsches Mädchen mit einer netten Art. Sie unterscheidet sich wenig von anderen Mädchen des gleichen Alters.

Ich genieße jetzt die Zeit mit ihr. Wir lachen viel, haben Spaß, unternehmen etwas gemeinsam. Sie ist kritisch geworden und, was mich besonders freut, sie legt in ein paar Wochen ihr Fachabitur ab und beginnt dann eine Berufsausbildung. Es ist schön, dass sie da ist.“

2.3.2 „Chaosprinzessin“ und verträumter Knabe

Der Zappelphilipp ist als Inbegriff des unruhigen Kindes in die Köpfe derer eingegangen, die beginnen, sich mit ADHS zu befassen. Diese alte Kunstfigur eines Jungen oder männlichen Jugendlichen bestätigt die alltägliche Erfahrung, die den als hyperaktiv auffallenden Jungen im Blick hat. Von hyperaktiven Mädchen ist recht selten die Rede. Die Figuren in Heinrich Hoffmanns „Struwwelpeter“ sind bis auf das Paulinchen männlich, was darauf hindeutet, dass schon früher die Jungen nicht nur mehr im Blickpunkt der Erwachsenen standen, sondern auch mehr als die Mädchen so auffielen, dass es reizte, sie in Büchern zu verewigen. Als Nachahmung und zugleich weibliches Gegenstück zum Struwwelpeter kann die „Struwwelliese“ gelten, die von Julius Lüthje und F. Maddalena zu Beginn des 20. Jahrhunderts mit demselben Untertitel in „lustige Geschichten und drollige Bilder“ gesetzt wurde. Lustig und drollig sind beide Bücher nicht, aber für Kinder im Vor- und Grundschulalter gedacht. Von Cilly Schmitt-Teichmann und Charly Greifoner gab es seit den 1950er Jahren bis in die 1990er Jahre neugestaltete Auflagen dieser so schön-schrecklichen Mädchengeschichte.

Die ADHS-Fachliteratur nennt das Zahlenverhältnis der ADHS-Betroffenheit Junge zu Mädchen bisweilen 9:1 oder 3:1. Seit die „Hypoaktivität“ der sehr ruhigen, verträumten Mädchen und Frauen stärker ins Bewusstsein der Experten gerückt ist, schätzen manche das Verhältnis der ADHS-Betroffenheit bei den Geschlechtern als ausgeglichenes ein. Die hyperaktiven Mädchen hingegen sind noch heute in der Vorstellung der Allgemeinheit, auch vieler Profis, kaum vorhanden. Allerdings lehren das persönliche Erleben der Eltern und die Erfahrung des Problems „hyperaktive Mädchen“ in der ärztlichen oder psychotherapeutischen Praxis: Es gibt auch sie.

Als „Chaos-Prinzessinnen“ bezeichnet sie der deutsche Titel des Buches „Women with Attention Deficit Disorder“ von Sari Solden, der Pionierin in der Betrachtung der ADHS/ADD bei Mädchen und Frauen, aus dem Jahr 1995. Schon allein mit dem Titel dieses erfolgreichen und besonders von betroffenen Frauen hoch gelobten Buches ist eine treffende Charakterisierung gelungen. Zur Hyperaktivität schreibt Solden: „Obwohl Mädchen mit ADS ‚mit‘ lebhafter und somit auffälliger sind als die ‚ohne‘, werden auch sie erst später als hyperaktive Jungen erkannt und behandelt, weil sie sich nicht ganz so auffällig aufführen und nicht so viele Probleme machen. Mädchen, die dem Bild des ‚kleinen, lieben Mädchens‘ nicht entsprechen, fallen einem anderen kulturellen Stereotyp zum Opfer; sie gelten als ‚Wildfang‘. Man erkennt aber nicht, dass sie ein Lernproblem haben. Da sie sie sehr oft sehr gesellig und redselig sind und heftige Emotionen haben, etikettiert man sie oft als ‚jungstoll‘, ‚nicht intellektuell‘ oder ‚Party-Mädchen‘.“ (Solden 2005, S. 45) Vermutlich für Betroffene beider Spielarten betont die Ehe- und Familienberaterin: „Es ist von wesentlicher Bedeutung, dass Mädchen möglichst früh erkannt werden, da ihr Selbstwertgefühl, ihre Beziehungen, ihre Leistungsfähigkeit und ihre Psyche langfristig schwer darunter leiden, wenn man sie jahrelang mit falschen Etikettierungen versieht, missversteht oder ganz einfach übersieht“ (Solden 2005, S. 46).

In einem Gespräch, das am 6. Mai 1996 im ADD-Forum von „Compuserve“ stattfand und auf den Internetseiten der „Hypies Berlin“ veröffentlicht ist, nennt Sari Solden die Schwierigkeit der wenig erfahrenen Diagnostiker, die ADHS mit Hypoaktivität von der Depression zu unterscheiden: „Menschen müssen keine Hyperaktivität haben, um ADD zu haben. Tatsächlich ist es, wie Du beschreibst, oft haben speziell Frauen das Gegenteil – Hypoaktivität. Dies bedeutet extreme Schwierigkeiten mit Bewegungen, sich überhaupt in Schwung zu bringen. [...] Die wichtigste Frage ist daher, bist Du depressiv, weil Du desorganisiert bist oder bist Du desorganisiert, weil Du depressiv bist und natürlich kannst Du beides sein“. Auf die Frage einer Chat-Teilnehmerin nach einem von Solden als „emotionale Hyperaktivität“ bezeichneten Charakteristikum erklärt die Autorin: „Mädchen ohne Hyperaktivität sind oft sehr empfindlich gegenüber Kritik und internalisieren (verinnerlichen) viele ihrer Schwierigkeiten. Dies ist ein Unterschied zu den ADHD-Jungen, die es ausleben. Dies führt zu größeren Depressionen bei Mädchen mit diesen Schwierigkeiten und später bei Frauen“ (Solden, 1996).

Vornehmlich Autorinnen haben sich mit der „hypoaktiven“ ADHS der Mädchen und Frauen beschäftigt und sie ins Licht der Fachwelt gerückt. Helga Simchen charakterisiert erstmals ausführlich das „hypoaktive“ Kind in ihrem Buch: „ADS – Unkonzentriert, verträumt, zu langsam und viele Fehler im Diktat“ und schreibt zu seiner depressiven Neigung: „manchmal möchte es am liebsten tot sein“ (Simchen, 2002, S. 11).

Cordula Neuhaus stellt fest:

> „Der allergrößte Teil der Forschung zu ADHS basiert auf Untersuchungen der Jungen. Auch heute noch wird meistens angenommen, dass die Störung vor allem Jungen betreffe. Dies scheint offensichtlich, weil nur wenig Mädchen hyperaktiv sind. Doch Mädchen sind offensichtlich genauso betroffen, nur äußern sich ihre Symptome anders. Denn an Jungen und Mädchen bestehen, bei ohnehin schon biologischen Unterschieden in der Entwicklung, interkulturell auch unterschiedliche Erwartungshaltungen.
> Mädchen neigen dazu, bei Schwierigkeiten ihre Probleme für sich abzumachen oder zu kompensieren, um nicht abgelehnt zu werden. Mädchen mit ADHS vom unaufmerksamen Typ erscheinen tagträumerisch, lethargisch. Im Leistungsbereich sind sie eher passiv, schnell entmutigt. Oft eher scheu, ängstlich, schnell vollständig überwältigt, haben sie bisweilen Schwierigkeiten, sich gewandt und flüssig auszudrücken.“ (Neuhaus, 2000, S. 34)

Übereinstimmend nennen die Autorinnen Depressivität als häufig anzutreffendes Problem der hypoaktiven Mädchen, die natürlich ebenso bei den hypoaktiven Jungen eine Begleiterscheinung sein kann. Neuhaus (2000, S. 39) verweist auf Professor Hill, der 1997 auf dem ersten europäischen ADHS-Kongress in Oxford forderte, „dass hinter Angst, Depression und der Störung des Sozialverhaltens im Kindesalter nach ADHS zu suchen sei“. In der Schule nehmen die Lehrkräfte diese verträumten Kinder eher am Rande wahr, denn ihre Unterrichtsplanung wird von diesen nicht zunichte gemacht, allenfalls in die Länge gezogen, wenn sie – oft vergeblich – zum Mitmachen aufgefordert werden. Als angepasste, langweilig erscheinende, oft unbeholfen wirkende Klassenkameradinnen können sie den Spott der Mitschüler auf sich ziehen und sie werden leicht zu Mobbingopfern.

Andererseits kann man Mädchen erleben, die man als distanzlos bezeichnen muss, die sich ihren Mitschülern „an den Hals werfen“, die mit 16 Jahren nicht davor zurückscheuen, ihrem Lehrer einen Klaps auf das Gesäß zu geben und ihn plump-vertraulich zu duzen. Wegen der Distanzlosigkeit mancher ADHS-Kinder sorgen sich Eltern bereits früh: „Mein Kind würde mit jedem mitgehen.“

Bis die breite pädagogische und sozialpädagogische Fachwelt sich speziell der hyperaktiven wie der verträumten Mädchen und Frauen annimmt, müssen noch Jahre vergehen, so ist zu befürchten. Denn allein die noch immer angezweifelte große Zahl der hyperaktiven Jungen hemmt die Erkenntnis, dass da noch die anderen, nicht als störend empfundenen – vielen antriebsarmen, zerstreuten und unstrukturierten Mädchen und Frauen mit ADHS sind. Es darf bei der typisch weiblichen Form der nicht hyperaktiven ADHS dennoch nicht vergessen werden, dass ebenso Jungen, wenn auch nicht so oft, mit dieser verträumten Variante zu finden sind, die der Hilfe bedürfen.

Wie Sari Solden für den englischsprachigen Raum hat die Schweizer Psychiaterin Doris Ryffel-Rawak im deutschsprachigen Raum die „ADHS bei Frauen“ (2004) als erste zum Buchthema gemacht. Es sollte nun „nur“ noch eine Frage der Zeit sein, bis die verträumten, motorisch nicht hyperaktiven Jungen und Männer zum Thema werden. Deren Probleme stehen vermutlich jenen der Frauen nicht nach.

2.4 Mit zwei Gesichtern

Die Fähigkeit der ADHS-Betroffenen, bei hoher Motivation viel zu leisten, straft Eltern Lügen, die auf der Suche nach Erklärungen für die Probleme mit ihrem Kind sind. Sie erfahren nach den Tests beim Diagnostiker, dass ihr Kind „alles ganz gut gemacht“ hat, obwohl es doch sonst deutliche Lern- und Gedächtnisprobleme hat. Das begabte Kind mit ADHS zeigt aber jetzt alles, was es kann, und in welcher Geschwindigkeit es Aufgaben zu lösen vermag. Es hat sich angestrengt, das weiß die Mutter, und das Kind freut sich, dass es, vielleicht auch ihr zuliebe, erfolgreich war.

Die Mutter kann sich jedoch überhaupt nicht freuen, denn sie weiß, morgen in der Schule und bei den Hausaufgaben wird alles so sein wie immer: Was nicht interessiert, motiviert auch nicht, und die Störfaktoren in der Klasse und die häusliche Vertrautheit wirken sich weiter negativ aus. Die Mutter ist dem Kind als „berechenbare Größe“ schon „ewig“ bekannt, im Lebensmittelpunkt des Kindes fast ständig präsent, sie ist nicht mehr neu und interessant. Sie vermag kaum mehr durch persönliche Ausstrahlung zu motivieren, sondern wirkt aufgrund ihres ständigen Da-Seins sogar eher demotivierend, denn sie muss regeln, was nicht leicht zu regeln ist. Sie regelt das ADHS-Kind in seiner mangelnden Fähigkeit, sich selbst zu steuern und einen gewissen Überblick zu behalten. Das wird vom ADHS-Kind als einengend und unangenehm empfunden und mit negativer Reaktion beantwortet. Darüber hinaus ist das ADHS-Kind sich seiner Mutter so sicher, dass es sich bei ihr und ihr gegenüber so ziemlich alles erlaubt, was ihm in den Sinn kommt. Es verhält sich vielleicht lieblos, obwohl und weil es die Mutter liebt, die ihm Anbindung und Halt gewährt. Der neue und interessante, sich freundlich zuwendende Diagnostiker aber, der „Therapeut als ‚Superreiz‘“, wie Cordula Neuhaus (1996, S. 219) so treffend schreibt, vermag beim Kind vieles von dem hervorzulocken, was einer noch so geschickten Mutter niemals gelingen kann.

Von diesem zwiespältigen Eindruck mag die Verunsicherung von Autoren und Diagnostikern herrühren und damit deren Unfähigkeit, die ADHS in ihrer großen Bandbreite zu sehen, um sie in den Einzelfällen zu erkennen.

Wie sehr die häusliche Umgebung das „normale“ ADHS-typische Verhalten des ADHS-Kindes hervortreten lässt, ist gut erkennbar in der Situation, wenn das Kind, auch der Jugendliche mit Hyperaktivität mit seinen Eltern nach Hause kommt. Kaum dass das Auto anhält und Eltern und Kind aussteigen, lässt es seinen Impulsen wieder freieren Lauf, die es so lange zurückhalten konnte, um sich nicht bei fremden Leuten zu blamieren. Sogar ohne den Druck der Eltern gab das Kind sein Bestes, es hat sich relativ wohlgesittet benommen, war relativ freundlich oder sogar höflich, und jetzt – es beginnt zu grölen, zu trampeln, sich wieder flegelhaft, sogar „ätzend“ zu verhalten, und die Eltern überfällt wieder der übliche Frust: „Eben konntest du dich so gut benehmen, dann benimm dich bitte auch jetzt so gut.“ Doch es ist vorbei! Andere Leute – anderes Benehmen. Die Motivation ist nun gering und das Kind ist je nach seiner Betroffenheit „wie immer“: uninteressiert, langsam, impulsiv, hyperaktiv, störend, wirkt – je nach seiner Betroffenheit – schlecht gelaunt und vielleicht schnell aggressiv, insbesondere dann, wenn eine unbeliebte Anforderung an es gerichtet oder nicht seinem Willen entsprochen wird.

Von Konrad Adenauer ist überliefert, dass er zur Rechtfertigung einer Meinungsänderung gesagt haben soll: „Was interessiert mich mein Geschwätz von gestern?“ Mit dem Zitat soll nun nicht Adenauer schnell eine ADHS angedichtet werden. Der Spruch ist aber vielleicht geeignet, zu verdeutlichen, wie ein Teil der ADHS-Betroffenen in ihrem Lebensstil diesem flotten Wort zuneigt: Wankelmütigkeit, Unzuverlässigkeit, Sprunghaftigkeit, und je nach Ausprägung der komorbiden Störungen auch Unehrlichkeit.

Solcherart beliebig erscheinende Veränderungen im Verhalten, nicht unbedingt aus bewusster Absicht, sind durchaus oft quasi symptomatisch und für die Umwelt gar nicht leicht zu verstehen. In gewissem Grad ist das Verhalten, zwei Seiten zu zeigen, absolut normal und sogar notwendig; jeder Mensch lässt sich zu Hause eher gehen, wahrt außerhalb mehr die Form, so wie es ihm anerzogen wurde: er zeigt sich von seiner besten Seite. Auch in einer neuen Paarbeziehung stellt sich nicht unbedingt sofort das Alltagsgesicht ein – man gewöhnt sich erst mit der Zeit so aneinander, dass man sich von der „wahren“ Seite zeigt. Diesen Neuigkeits-Bonus kennen auch Lehrer, wenn sie eine neue Klasse übernehmen. Nach ein paar Tagen erst zeigt sich, wie die Klasse „wirklich“ ist. Nur die „schlimmsten“ Schüler fallen vielleicht schon nach wenigen Stunden oder sogar sofort auf.

Die Mütter erkennen oft zuerst, wie dieses doppelgesichtige Kind sogar zu Hause seine Eltern gegeneinander auszuspielen versucht, indem es blitzschnell seine Stimmung, den Tonfall, die Wortwahl, die Körperhaltung und die Mimik zu ändern in der Lage ist, wenn sich die Situation ändert. Es wird von der Mutter leicht als Falschheit interpretiert, wenn das Kind, sobald es den Vater nach Hause kommen hört, in eine positivere Stimmungslage wechselt, während die Mutter vom täglichen Stress und der Streitsucht ihres Kleinen noch gezeichnet, dem heimkommenden Partner ihr erschöpftes, übersattes Gesicht zeigt und Ablösung – Erlösung – erhofft. Der Hausaufgabenstress, der beim Kind schnell zum widerwilligen „Gemotze“ mit Schimpfen und Beleidigungen gegen die Mutter führt, wird sogleich in eine mildere Form mit Quengeln oder sogar in plötzliche Ruhe überführt, sobald das Kind den Eindruck gewinnt, der nach Hause kommende Vater oder die Nachbarn könnten sein Geschrei hören.

Ein oft mürrisches Familienkind ist nicht nur am Telefon, sondern generell in fremder Umgebung, in der Familie von Freunden, überall, wo es nur kurz verweilt, vielleicht kaum auffällig, vielleicht überaus zuvorkommend, sogar charmant – bis es dann später „auftaut". Die allbekannte Folge ist dann: Das ADHS-Kind wird nur noch selten eingeladen, es blamiert sich bei den Freunden, die ein gewissermaßen gruppenübliches Sozialverhalten erwarten, und bei deren Eltern fällt es sowieso negativ auf. Es wird folglich meist nur noch da eingeladen, wo man sich aus seinem verqueren Benehmen nicht so viel macht: bei anderen ADHS-Kindern. Wie erleichtert sind Mütter, wenn sie hören, dass ihr schwieriges und hyperaktives Kind wenigstens bei Freunden einigermaßen oder sogar recht gut zurechtkommt. Sie wissen aber, dass das nur solange gilt, wie ein gewisser Neuigkeitswert, wenig Regelung und Anforderung oder viel Fernsehen oder Computerspiele dazugehören. Andernfalls brechen gleich die üblichen Unarten wieder durch, und die Freunde sagen bald Termine nicht mehr zu.

Mütter von hyperaktiven Kindern mit schwierigem Sozialverhalten freuen sich, wenn andere Mütter ihnen berichten, dass sie mit dem Kind gut auskommen. Es ist tröstlich zu wissen, dass die kleine ADHS-Persönlichkeit wenigstens bei anderen gerne einen guten Eindruck macht. Sogar ein charmantes Auftreten wird Müttern über ihr Kind berichtet, das sonst mehr mit seiner deutlichen Störung des Sozialverhaltens auf sich aufmerksam macht. Den Charme versprüht das Kind am ehesten in einer Situation mit einem (fremden) Menschen, der sich nur um es ganz alleine kümmern muss. Hier sei daran erinnert, dass es auch viele Kinder mit ADHS gibt, die meistens lieb, fröhlich und charmant, sogar voller Empathie sind, auch zu Hause. Deren Problem ist vorwiegend ihre Unaufmerksamkeit.

Aus dem Wechselbad der Stimmungen gehen Eltern immer aufs neue enttäuscht heraus. Außenstehende erleben das jedoch nicht; sie sehen eher die Sonnenseite des Kindes. Die Schattenseite existiert für sie kaum, da sie diese nicht oder nur in abgeschwächter Form erleben. Und wer den Schilderungen der Mutter nicht glaubt, lernt das Kind nur so kennen, wie es sich bei ihnen gibt. „Was wollen Sie denn? Ihr Kind ist ein ganz normales Kind!", bekommt die Mutter zu hören: Der Grund für die Auffälligkeiten wird natürlich dort gesucht, wo sie zuerst beklagt werden: zu Hause. Zeigt das Kind im stationären Aufenthalt in der Kinderpsychiatrie in beststrukturierter Umgebung mit vielen positiven Anreizen und mit wenig Anforderungen meist nur unauffälliges Verhalten, fällt aber bei Anwesenheit der Mutter schnell in die gewohnten auffälligen Verhaltensmuster zurück, so wird gleich angenommen, dass die Mutter der Grund ist für alle Probleme. Dass aber nicht nur die Erinnerung an die jahrelang an den Tag gelegten Verhaltensweisen in Verbindung mit der Mutter auftauchen, sondern auch das Gefühl von Sicherheit sich beim Kind wieder einstellt, sobald seine Mutter da ist, und dadurch das „wirkliche" Kind sich zeigt, ist schwer zu verstehen, wenn man als Kliniker das Kind nur sporadisch, aber positiv erlebt.

„Hier bin ich Mensch hier darf ich's sein!“ (Goethe, Faust, S. 32), oder abgewandelt: Hier bin ich Mensch, hier darf ich so sein, wie ich bin – so fühlt sich das Kind, wenn das Gefühl von Geborgenheit sich eingestellt hat. Und das vermittelt ihm nun mal an erster Stelle seine Mutter, seine Eltern, seine Wohnung, auch sein Klassenraum. Prekop und Schweizer greifen dieses Phänomen auf. Sie nehmen aber an, dass ein Kind, das sich vor dem Fernseher durchaus längere Zeit, sogar stundenlang ruhig verhalten kann, also nicht immer hyperaktiv erscheint, sich „von dem klassischen Bild des Zappelphilipps“ unterscheide (1993, S. 20): „Im Unterschied zum Zappelphilipp können die [...] Kinder unter bestimmten Bedingungen ruhig werden, nämlich dann, wenn sie sich für etwas interessieren, wenn sie also mit Lust an einer Sache beteiligt sind: in erster Linie bei den Lieblingstätigkeiten des Kindes [...]. Eine weniger interessante Tätigkeit kann das Kind nur dann konzentriert und mit Ausdauer durchstehen, wenn ein Erwachsener seine Aufmerksamkeit lenkt. Es kann sich bei Unlust nicht selbst steuern.“

Wer hyperaktive Kinder von klein auf kennt, der kennt auch ihre frühe „Sucht“ für bewegte Bilder, für immer etwas Neues, was sie kurz interessiert und dann sofort wertlos für sie ist. Wer daraus schließt, sie seien nicht wirklich von klein auf hyperaktiv, der verkennt auch die Veränderungen, die der Säugling und das Kleinkind, das Schulkind und der Jugendliche wie auch der Erwachsene mit ADHS durchmachen. Ein zufrieden oder igelig wirkender Säugling, ein ängstliches Kindergartenkind, der hochbegabte und speziell interessierte Schüler – sie können dennoch hyperaktiv und nicht hyperaktiv in ihrer Selbststeuerung gestört statt fehlerzogen sein.

Die Verfechter der anerzogenen ADHS hindern diese typischen zwiespältigen Charakterzüge jedoch nicht daran, eine „falsche ADS“ daraus zu deuten. Prekop und Schweizer finden viele ADHS-typische Züge, um sie gegen eine angeborene Störung zu werten: Wenn die Unruhe nicht von Geburt an vorhanden sei, besser hieße es: zu sehen sei, dann müsse sie auch erworben sein. Wer erkennt in Schlaf- und Stillproblemen, in exzessivem Schreien und innerer Unruhe eine Hyperaktivität? Sie sind typisch für sehr viele ADHS-Kinder – aber eben nicht für alle.

Es sind bei ADHS vielfach Sein und Schein in einer Person vorhanden. Selbst vielen „Messies“, den sammelsüchtigen, oder besser: „habensüchtigen“ und im Chaos wohnenden ADHS-Betroffenen, gelingt es sogar, nach außen eine wohlgeordnete Fassade zu wahren, doch kein Fremder oder Bekannter darf die Wohnung betreten, wenn dem „Messie“ sein Problem bewusst ist.

2.5 Grenzen der Erziehung

2.5.1 Ein Vater berichtet

„Unser Sohn zwingt mich immer wieder zu einem Verhalten, das völlig wider meine Natur ist und all meinen Überzeugungen bezüglich des Miteinanders in einer Familie und eines üblichen Vater-Sohn-Verhältnisses widerspricht. Mein Verhalten ihm gegenüber wird nämlich mehr und mehr von Misstrauen bestimmt, das mir oft unerträglich erscheint.

Das war nicht immer so. Als wir ihn als Baby in Adoptionspflege bekamen, fand ich sehr schnell einen ‚Draht' zu ihm. Er ging bereits am ersten Tag freudig und lachend auf meine kleinen Scherze ein. Oft schlief er abends auf meinem Bauch bei meinen Liedern und Geschichten ein und ich trug ihn vorsichtig in sein Bettchen. Ich liebte den kleinen Kerl, und tief in meinem Inneren liebe ich ihn auch heute noch.

Mein Vertrauen zu ihm ist aber im Laufe der Zeit immer mehr geschwunden. Das liegt daran, dass Ehrlichkeit eine Eigenschaft ist, die ihm trotz unseres Vorbildes und aller unserer Erziehungsbemühungen bis heute völlig fremd geblieben ist. Da gibt es einen Mangel an Ehrlichkeit in seinen Aussagen, anders formuliert: seine permanente Lügerei. Wir können nie wissen, ob das, was er gerade erzählt, der Wahrheit entspricht. So kann es vorkommen, dass er über einen schweren Unfall berichtet, den er auf dem Schulweg erlebt haben will, mit mehreren Rettungswagen und mindestens zwei Hubschraubern. In der Zeitung ist allerdings in den nächsten Tagen nichts darüber zu lesen. Es kommt aber auch häufig vor, dass er gezielt etwas völlig Unwahres behauptet, weil er sich davon einen Vorteil verspricht. Dass bald der Schwindel auffliegen muss, interessiert ihn in dem Moment nicht im Geringsten. Bald behauptet er genau das Gegenteil und meint, nie etwas anderes gesagt zu haben. Dabei ist er dann sehr empört und wird aggressiv.

Mindestens ebenso problematisch ist für uns die Tatsache, dass er jetzt als Jugendlicher zwischen Mein und Dein noch immer nicht verlässlich zu unterscheiden gelernt hat. Innerhalb unserer Familie trifft auf ihn absolut der Vergleich zu: ‚Er stiehlt wie ein Rabe.' Nichts, wirklich nichts bei uns ist vor ihm sicher, wenn er es interessant oder gerade brauchbar findet. Wären diese Verhaltensweisen unseres Sohnes irgendwann aufgetreten, dann würden wir uns fragen, wodurch es ausgelöst worden ist. Aber seit seiner Kleinkindzeit zeigen sich diese Probleme als eine andauernde, nicht zu verändernde Eigenart. Wir sind noch immer bemüht, ihm begreiflich zu machen, welch hohes Gut das gegenseitige Vertrauen gerade innerhalb einer Familie ist. Leider scheint er nicht in der Lage zu sein, das nachzuvollziehen, und erst recht nicht, es nachzuleben. Andererseits vertraut er uns, seinen Eltern, voll und ganz. Aber ein Bemühen seinerseits, unser Vertrauen zu gewinnen, scheint ihm völlig unwichtig zu sein. Unsere Konsequenz nach jahrelangem vergeblichen Hoffen auf Besserung: Wir schließen viele Räume zu.

Bietet man ihm irgendwelche Naschereien an, lehnt er sie oft ab und bringt dann später, wenn er sich unbeobachtet fühlt, die ganze Packung an sich. Besonders problematische Nebenerscheinungen entstehen dann, wenn er, wie es schon häufig vorgekommen ist, eine Familienpackung Eis heimlich aus dem Gefrierschrank oder Konservendosen mit in sein Zimmer nimmt, um einige Löffel davon zu essen und den größten Teil irgendwo in seinen Sachen zu verstecken. Dort findet man dann Tage später die verschimmelte und stinkende Bescherung. Darauf angesprochen tut er völlig ahnungslos und ist empört, dass man unverschämter Weise ihn auch nur verdächtigen kann, mit der Schweinerei irgendetwas zu tun zu haben. Solche Vorkommnisse sind zwar ärgerlich, aber sie bewirken noch keinen nennenswerten materiellen Verlust.

Leider macht unser Sohn auch vor wertvolleren Dingen nicht Halt. So hat er mehrfach meinen Laptop und mein Handy entwendet. Nach reiflicher Überlegung haben wir ihm später ein eigenes Karten-Handy geschenkt und mit ihm vereinbart, ihm zweimal jährlich seine Karte aufzuladen. Darüber hinaus gehenden Bedarf sollte er von seinem Taschengeld finanzieren. Die Folge: Die erste Karte war bereits in wenigen Tagen abtelefoniert. Er hatte wahrscheinlich teure 0190-Sexnummern gewählt, die er aus Zeitschriften ausgeschnitten und säuberlich aufgelistet hatte, obwohl Schreiben ihm doch ein Graus ist. Wenig später war mein Handy wieder verschwunden. Erst nachdem ich sehr drohend wurde, gab er zu, es genommen zu haben. Wieder in meinem Besitz, funktionierte es nicht mehr. Er hatte die SIM-Karte entnommen, um damit zu versuchen, sein Handy wieder flott zu machen. Außerhalb der Familie ist es, soweit wir wissen, Gott sei Dank bislang noch zu keinen derartigen Übergriffen gekommen.

Eine ausgeprägte Sexsucht ist, seit er 13 war, ein weiteres Problem, das unseren Sohn und damit auch uns belastet, und an dem der Verhaltenstherapeut auch nichts verändern konnte. Immer wieder finden wir Pornohefte in seinem Zimmer. Wir fragen uns voller Sorge, wohin das führen wird. Auch hat er mehrmals von unserem Festanschluss aus den Service verschiedener Telefonsexanbieterinnen in Anspruch genommen und dabei Kosten von insgesamt mehr als 2000 Euro verursacht.

All diese bitteren Erfahrungen haben dazu geführt, dass wir unser Telefon wegschließen und unser Schlafzimmer sowie unsere Arbeitszimmer hinter uns abschließen, sobald wir den Raum verlassen. Unsere Schlüssel und Geldbörsen müssen wir hüten und dürfen sie auf keinen Fall irgendwo ablegen, wo sie für unseren Sohn zugänglich sind. Wen kann es also wundern, wenn ich mich in meinem Zuhause zunehmend wie in einem Gefängnis und absolut nicht wohl in meiner Haut fühle.“

2.5.2 Wenn man alles veröffentlichen dürfte …

Wie wenig ein Teil der schwerer betroffenen Menschen mit ADHS und einer schweren Störung des Sozialverhaltens in der Lage ist, die (normalen) Moralvorstellungen ihrer Eltern zu verinnerlichen, verdeutlicht der vorstehende

Bericht des Vaters eines hyperaktiven Jugendlichen mit einer oppositionellen Störung des Sozialverhaltens. „Die hyperaktiven Kinder sind nicht böse, sie wären gerne anders, aber sie können sich nur nicht so gut steuern wie nicht betroffene Kinder." Um Verständnis für die Kinder zu wecken, die zwar oft aus der Rolle fallen, andere oft zu sehr necken und ärgern können, aber im Grunde liebenswerte Menschen sind und eigentlich nicht so sein wollen, wie sie erscheinen, ist die Aussage richtig und wichtig. Denn es wäre zu ihrem Schaden, wenn mit ADHS immer zugleich eine schwere Störung des Sozialverhaltens assoziiert würde. Im Interesse der liebenswerten, aber recht durchtriebenen und pfiffigen Kerlchen, die Gut und Böse durchaus zu trennen wissen, ist es daher zwingend erforderlich, zu unterscheiden.

Mütter und Väter, die nicht selber in ihrer Wahrnehmungsfähigkeit und im sozialen Empfinden beeinträchtigt sind, spüren schon früh, in welche Richtung ihr Kind sich entwickelt und sie beobachten es mit großer Sorge. Unter seiner schweren Störung des Sozialverhaltens, im zweiten Lebensjahr bereits deutlich erkennbar, leidet besonders die Mutter des hyperaktiven Kindes, denn ihr gegenüber zeigt es früh und direkt seine seelische Kälte und zunehmende Härte.

Eine starke (oppositionelle) Störung des Sozialverhaltens beim Kind wird später vielleicht Dissozialität des Jugendlichen und Erwachsenen genannt werden müssen. In Jugendarrest- und Jugendstrafanstalten und in den Gefängnissen für Erwachsene sitzen selbstverständlich nicht nur ADHS-Patienten ein, deren Anteil scheint aber hoch zu sein, wie Untersuchungen zeigen. Rösler, Retz und Schneider (2004, S. 25) berichten dazu: „Die vorliegenden Daten legen nahe, dass bis 25 % der betroffenen Kinder von einem späteren Übergang in eine dissoziale Persönlichkeitsstörung betroffen sind." Die Autoren vermuten, dass die Kombination ADHS und Störung des Sozialverhaltens einem besonders schwerwiegenden Subtyp der ADHS entspricht, während die isolierte ADHS eine leichtere Störungsvariante darstellt: „Eine einfache ADHS ist in forensischen Populationen selten – in den meisten Fällen liegt eine hyperkinetische Störung des Sozialverhaltens vor. Dieses komplexe Störungsmuster ist besonders kriminovalent."

Diese Aussichten scheinen Mütter oder Väter bei entsprechend veranlagten Kindern schon früh befürchten zu müssen, wenn sie vergeblich auf eine positive Entwicklung des Seelenlebens ihres Kindes hoffen. Es erfasst sie eine besondere Art von (chronischer) Trauer über einen seelischen Verlust auf Raten, eine tief enttäuschte Hoffnung, wenn sie erkennen, dass sich der „normale" positive Sozialkontakt mit ihrem Kind, seine Fortschritte bei der Übernahme moralischer Familiennormen nicht einstellen „will".

Es gibt unter den schwer ADHS-Betroffenen jene, die wegen mangelnden Unrechtsbewusstseins notorisch in Eigentumsdelikte verstrickt sind. Auch der viel genannte Gerechtigkeitssinn der hyperaktiven Kinder und Erwachsenen, der sich durch die manchmal übersteigerte und impulsive Form sogar negativ für sie selbst auswirken kann, ist leider nicht generell vorhanden. Bei einigen tritt er nur zutage, wenn es um die Bewertung des Verhaltens anderer geht. Bei sich selbst kann ein Kind, der Jugendliche, der Erwachsene absolut blind sein für Richtig und Falsch.

Man neigt vielfach dazu, einem Straftäter seine Sicht in die Vergangenheit abzunehmen: Er sieht seine Umwelt als ungünstig, sucht die „Schuld“ bei seinen Eltern. Vielleicht wird diese Sicht deshalb vielfach akzeptiert, weil es in der Tat Familien gibt, in denen die Eltern selbst nicht viel anders handeln als ihr „missratenes“ Kind. Dies ist insbesondere dann oft der Fall, wenn sie mit eigenen schweren neurobiologischen Störungen neben der eigentlichen Aufmerksamkeitsstörung schwer belastet sind und mit den entsprechenden Folgen zu kämpfen haben. Zu den genetischen Vorbedingungen ihres Kindes gesellen sich dann die ungünstigen Umweltbedingungen: Vielleicht muss die Entwicklung dann zwangsläufig fehlschlagen. Würde man aber Eltern bzw. den Elternteil solcher Delinquenten befragen, die nicht selbst betroffen sind, dann ergäbe sich vermutlich oft die traurige Tatsache, dass sie ihr Kind bereits sehr früh als „gefährdet“ oder sogar als „später vielleicht gefährlich“ eingeschätzt und vergeblich Hilfe gesucht haben.

Thom Hartmann zeichnet noch eine andere Facette des Syndroms, die hohe Suchtanfälligkeit: „Es ist auch interessant, dass die überwältigende Mehrheit der Häftlinge [in den USA; die Verf.] bereits lange vor ihrer Inhaftierung mit Drogen experimentiert hat oder psychoaktive Medikamente eingenommen hat.“ Er fragt: „Könnten das vielleicht Versuche zur Selbstmedikation ihres ADD, zur ‚Heilung‘ ihrer medizinischen ‚Funktionsstörung‘ oder ‚Fehlfunktion ihres Gehirns‘ gewesen sein [...]?“ (Hartmann, 1997, S. 83). Die ADHS-Experten teilen heute durchweg diese Ansicht. Das Problem der Drogenbeschaffung statt medikamentöser Therapie ist durch Studien auch in Deutschland belegt. Insofern ist befremdlich, wenn ein Suchtberater „gucken will, wo die Drogenabhängigkeit herkommt“, wie die Mutter eines erwachsenen ADHS-Patienten berichtet, der sich bisher weigerte, Medikamente zu nehmen, aber seit Jahren Marihuana raucht, was hier heißt, die Ursache wieder im Umfeld suchen zu wollen.

In einer Veröffentlichung des Bundesverbandes Aufmerksamkeitsstörungen/Hyperaktivität (2002) geben Autoren Auskunft über das außerordentlich hohe stoffliche wie nicht stoffliche Suchtrisiko bei ADHS. Die beruhigende Wirkung von Nikotin und Kokain beispielsweise und deren verfehlte selbstverordnete Einnahme, um schlafen, arbeiten oder den Alltag „überleben“ zu können, lässt verstehen, wieso Sucht als Folge einer nicht oder unzureichend therapierten ADHS als hochwahrscheinlich gilt. Insofern sind frühe Befürchtungen von Müttern auch nicht als schwarzseherische Übertreibung abzuqualifizieren. Sie erleben bereits sehr früh, wie sehr ihr Kind manche Verhaltensweisen bereits exzessiv zeigt: Fernsehsucht, später Computersucht, Internetsucht oder die Sucht, alles mögliche haben und planlos im Kinderzimmer „aufbewahren“ zu wollen.

Auch eine früh erkennbare übersteigerte sexuelle Aktivität mancher Hyperaktiver kann durchaus den Begriff der Sucht zulassen. Krause und Krause (2005, S. 66) berichten: „In Studien, bei denen das mögliche anamnestische

Vorliegen einer ADHS im Kindesalter bei Männern mit sexuell abnormem Verhalten untersucht wurde, fand sich eine entsprechende Häufung; allerdings lagen meist Komorbiditäten mit antisozialer Persönlichkeitsstörung und Drogenabhängigkeit vor [...]." Diese Komorbiditäten bilden nicht selten das größere Problem neben der eigentlichen Aufmerksamkeitsstörung; sie bleiben bei der Kontroverse über die „Zappelphilippe" mangels eigener Erfahrung nicht selten ausgeblendet, wie in verharmlosenden Abhandlungen zu erkennen ist.

In den Veröffentlichungen früherer Jahre spielen diese Erkenntnisse weniger eine Rolle, weshalb sich „kritisch" gebende Autoren auch nicht am realistischen Bild orientieren (müssen). Autoren, die über den „Zappelphilipp" schreiben, die hochproblematischen Entwicklungen aber nicht sehen, haben ihr Wissen vermutlich aus zweiter Hand – nicht aus eigener langjähriger Erfahrung. Oder aber sie haben ihre persönliche Erfahrung nur mit Kindern, die glücklicherweise nicht so schwere und vielfältige Störungen und Defizite aufweisen, andererseits aber genügend intellektuelle und emotionale Talente besitzen.

Eine grundsätzliche Frage beschäftigt ADHS-Experten: Wie viel Schlimmes darf man über das Störungsbild mit seinen Komorbiditäten berichten, ohne die Betroffenen generell, vor allem die nicht derart betroffenen ADHS-Kinder und -Jugendlichen damit herabzuwürdigen und ihnen Unrecht zu tun? Würde in den Berichten über Missetaten von ADHS-Patienten ihre Erkrankung beim Namen genannt, dann stünde zu befürchten, dass schon die Jüngsten beim Verdacht auf eine ADHS vorverurteilt und in die Übeltäter-Ecke gestellt würden. Der Begriff „Stigmatisierung" warnt bereits in wesentlich harmloseren ADHS-Zusammenhängen. Bringt man alle ADHS-Patienten in Misskredit, wenn man schwer wiegende Vorfälle offen schildert? Schadet man damit jenen wundervollen aufmerksamkeitsschwachen Kindern, die so voller positiver Emotion sind, voller Fröhlichkeit und voller genialer Ideen, die ihren Eltern viel Freude bereiten können, auch wenn es deutlich anstrengender ist, mit ihnen zu leben, als mit „normal" aufmerksamen Kindern?

Verallgemeinerungen und grobe Raster, wie sie in den Medien, aber auch im alltäglichen Klatsch und Tratsch üblich sind, wird man nicht ganz verhindern können. Jeder muss sich entscheiden, wie offen und wie nah an seiner persönlichen Wahrheit er sich ausdrücken will. Es ist eine Gratwanderung. Dazu ist jedoch mehr vonnöten als Buchwissen.

Der Zappelphilipp aus dem „Struwwelpeter"-Buch, seit 150 Jahren zum Inbegriff des unruhigen Kindes geworden, prägt auch heute noch in Deutschland das Bild, das man sich von hyperaktiven Kindern macht. Der Nervenarzt Dr. Heinrich Hoffmann, der Verfasser dieses ältesten „ADHS-Buches", nahm in diesem für seinen vierjährigen Sohn gedachten Bilderbuch eine Reihe anderer Figuren auf, die weniger zur Unterhaltung als zur Abschreckung dienen. Unwillkürlich stellt man sich die Frage, wieso ein Vater für sein Kind die Buchfiguren derart drastisch zeichnet. Wären es nur Produkte seiner Beobachtungen als Leiter einer „Irrenanstalt", er hätte sie vermutlich statt seinem Vierjährigen der psychiatrischen Fachwelt vermacht.

Der Kinderarzt Eichlseder (1999, S. 77) sagt bereits 1992: „Das aggressive Verhalten ist bei den hyperkinetisch-aggressiven Kindern ein primär vorhandener Zug und schon im Kindergarten exakt nachweisbar. Dieses Verhalten ist nicht bedingt durch andere. Es ist keine Reaktion auf das ablehnende Verhalten anderer, [...] sondern ein primäres Fehlverhalten des HKS-Kindes.“

Aggressive Kinder werden vermutlich nicht selten von ihren Eltern und auch von Erziehern geschlagen, weil ihnen mit Worten und mit Pragmatismus kein Einhalt geboten werden kann. Das bedeutet nicht, dass Schläge irgendeinen positiven Effekt haben, aber nicht selten ist es eine Reaktion, weil das Unerträgliche nicht mehr zu ertragen ist, ohne selber aggressiv zu reagieren. Eltern mit besonders aufsässigen und aggressiven Kindern können durchaus leicht in eine Situation geraten, die sie annehmen lässt, sich durch den Einsatz körperlicher Gewalt selbst verteidigen zu müssen. Sie mögen sich vielleicht auch nur „genötigt“ fühlen, dem Treiben ein Ende zu setzen, weil ihr Kind sie sonst als hilflos und schwach empfinden und sein Verhalten evt. noch verstärken könnte.

Mütter von schwer betroffenen Kindern und Jugendlichen, die eine ausgeprägte aggressive Störung des Sozialverhaltens haben, berichten über Drohungen ihres Knaben bereits im Kindergartenalter. Dass dem Bericht einer Mutter zufolge ein Vierjähriger das auf dem Küchenschrank liegende Schälmesser ergreift, um damit in einer konfliktreichen Erziehungssituation seine Mutter zu bedrohen, als hätte er Ähnliches hundert Mal im Fernsehen gesehen, ist schockierend und zeigt, wie schwierig und unerfreulich die Erziehung eines solchen Kindes sein kann. Es zeigt auch, was Mütter solcher Kinder zu ertragen haben, wenn sie ihrem Kind immer wieder die Richtschnur für halbwegs angemessenes Verhalten zeigen wollen, aber mangels Wissens über die Gründe für das kindliche Verhalten selber an der „Aufregungsspirale“ drehen. Es sind nicht unbedingt schwache Mütter, die von ihrem hyperaktiven Sohn in Wort und Gestik bedroht werden. Vor der Ausführung schreckt der Junge vielleicht zurück, solange die Mutter keine Angst zeigt. Bei diesen besonders schwierigen Sorgenkindern ist nicht nur die Konzentrationsschwäche und die motorische Unruhe das zentrale Problem, sondern die damit verbundene Ausprägung ihrer Störung des Sozialverhaltens, ihre Aggressionsbereitschaft und oft auch ihre mangelnde emotionale Begabung.

Zuweilen tun sich zwischenmenschliche Abgründe auf, aus denen es für Kind und Mutter oder Vater kein Entrinnen gibt, solange die Ursache für ein derartiges kindliches Verhalten nicht geklärt und beim Erkennen einer schweren ADHS keine entsprechende medikamentöse Therapie begonnen wird. Dass eine unerkannte elterliche ADHS-Problematik sich nur verschärfend auswirkt, ist naheliegend.

Hallowell und Ratey sehen eine Überschneidung der ADHS mit bisher anders genannten psychischen Erkrankungen wie beispielsweise dem Borderline-Syndrom (2002, S. 284): „Wir wissen nicht, wie verbreitet dieses Bild des Borderline-Syndroms wirklich ist. Es wäre nicht überraschend, wenn es mit zunehmendem Bekanntheitsgrad der Diagnose ADD häufiger konstatiert werden würde. Das Symptomenbündel aus Jähzorn, Jagd nach Nervenkitzel, Selbsttötungsphantasien, Leistungsschwäche und Zerstreutheit, das sich wie die Beschreibung einer Borderline-Persönlichkeit anhört, könnte gut eine larvierte ADD sein."

In seinem Buch „Celebrities. Vom schwierigen Glück, berühmt zu sein" widmet sich Borwin Bandelow der Borderline-Störung bekannter Weltstars: „Auffällig ist, dass viele Borderline-Persönlichkeiten Eltern haben, die auch schon an einer solchen Persönlichkeitsstörung litten. Das Risiko, eine Borderline-Störung zu bekommen, ist dreifach erhöht, wenn man einen Verwandten ersten Grades hat, der auch schon unter einer derartigen Erkrankung gelitten hat" (Bandelow, 2006, S. 83). Die ADHS taucht in diesem Buch sporadisch auf, wobei ein genereller Zusammenhang mit der Borderline-Störung nicht dargestellt wird.

Auch Helga Simchen greift diese tiefgreifende Persönlichkeitsstörung auf (2003, S. 156):

> „Das Borderline-Syndrom, eine schwere Form der Persönlichkeitsstörung, wird zunehmend als eine mögliche Folge des ADS betrachtet. Stimmt diese Sichtweise, könnte eine intensive, rechtzeitige und fachgerechte Behandlung des ADS die schweren Langzeitfolgen der Borderlinestörung verhindern. [...] Beim Borderline-Patienten besteht eine ‚schwerwiegende, biologisch bedingte affektive Dysregulation verbunden mit einer krankhaften Persönlichkeitsorganisation', so die Definition. Sie entwickelt sich erst im Erwachsenenalter zur Persönlichkeitsstörung, lässt sich aber bei einigen Jugendlichen mit ADS bereits im Ansatz als eine Borderline-Struktur erkennen."

Zur Erklärung der Borderline-Störung nennt das „Kursbuch Seele" von Krista Federspiel und Ingeborg Lackinger Karger (1996, S. 105 ff.) zu den Symptomen unter anderem folgende Stichworte: leicht verletzt, Minderwertigkeitsgefühle, wahnhafte Vorstellungen, misstrauisch, leicht reizbar, Unsicherheit, wechselnde Beziehungen, Abhängigkeit von Drogen, Alkohol, gewalttätige Beziehung. Die Verwandtschaft zu einer gewissen ADHS-Ausprägung ist offensichtlich. Als Ursachen nennt das „Kursbuch Seele" z. B. schwere seelische Verletzungen, Vernachlässigung, Gewalttätigkeit, seelischen Missbrauch, Vergewaltigung. Zum Verlauf heißt es: „Borderline-Störungen sind oft sehr hartnäckig als Charakterstruktur in der Person verfestigt und zwingen die Betroffenen zu jahrelangen Therapien."

Simchen (2003, S. 156) meint: „Eine solche Borderlinestörung muss als Folge einer Veranlagung verbunden mit einem ganz besonderen psychischen Entwicklungsverlauf betrachtet werden. Als Ausgangspunkt wird hierfür eine tiefgreifende Störung der Mutter-Kind-Beziehung angenommen." Bei dieser gestörten Mutter-Kind-Beziehung, so Simchen weiter, „entspricht die Zuwendung und Pflege der Mutter nicht dem Bedürfnis des Kindes. Dies ist in der Beziehung zwischen seelisch instabilen Müttern, die zum Teil selbst an einem ADS leiden, und ihren von ADS betroffenen Kindern häufig der Fall. Viele Mütter von ADS-Kindern berichten, wie sie gleich nach der Entbindung von den Ansprüchen ihres jungen Säuglings an den Rand ihrer Leistungsfähigkeit gebracht wurden. Dabei konnte kein sog. Urvertrauen zwischen dem jungen Säugling und seiner Mutter ausgebildet werden, da die Mutter physisch und psychisch überfordert war.“

Man möchte warnen vor dieser vertrauten Art der Zusammenhangsfindung, denn nicht nur diejenigen Mütter von hyperaktiven Babys können absolut überfordert sein, die selbst an der Störung leiden, sondern auch bisher psychisch gesunde Mütter von derart regulationsgestörten Kindern stoßen nicht selten bald an ihre Grenzen und sie können aus dem seelischen Gleichgewicht und in depressive Erschöpfungsphasen geraten. Psychisch gesunde Frauen, die ein hyperaktives Neugeborenes pflegen, kommen durchaus bald an die Grenzen ihrer Leistungsfähigkeit, wenn das Baby anhaltend schreit und nicht zu beruhigen ist. Inwieweit die gestörte Mutter-Kind-Beziehung wirklich den Ausgangspunkt oder aber „nur“ eine Verschärfung der Borderline-Störung bildet, bedarf der Überprüfung, denn diese gängigen Ursachenzuschreibungen bei jugendlichen Fehlentwicklungen liefen und laufen noch immer unhinterfragt nach dem schlichten Schema: Im Zweifel war's die Mutter.

Vielmehr scheint bedeutend zu sein, inwieweit viele ADHS-Kinder überhaupt in der Lage sind, stabile Beziehungen aufzubauen. Denn Bindung braucht die Fähigkeit zur Bindung auf beiden Seiten. Wer die körperliche Abwehr des hyperaktiven Babys und die unfreundlich verbalisierte Abwehr des älteren Kindes und des Jugendlichen („Geh weg!“; „Lass mich!“) kennt, die keine pubertär bedingte Abgrenzung ist, der muss fragen: Kommen alle Menschen mit einer genügenden Fähigkeit zu Beziehung und Bindung an andere Menschen auf die Welt oder gibt es nicht doch Kinder, die hierzu notwendige Fähigkeiten nicht im erforderlichen Maß entwickeln können? Simchen (2003, S. 157) schreibt dazu: „Sicherlich gilt es in der Wissenschaft die Annahme weiter zu erhärten, dass eine Borderlinestörung eine mögliche Folge einer pathologischen Erlebnisverarbeitung einer durch ein ausgeprägtes ADS bedingten Beziehungsstörung zwischen Mutter und Kind sein könnte. Hierzu sind weitere Studien erforderlich. In der Praxis gibt es jedoch deutliche Hinweise auf einen Zusammenhang zwischen einer Borderline-Persönlichkeitsstörung und einem schweren ADS bei ungünstigen familiären Entwicklungsbedingungen mit einer selbstunsicheren, überforderten Mutter.“

Auch die Frage, ob ADHS-Kinder mit einer schweren Störung des Sozialverhaltens häufiger eine Borderline-Störung entwickeln, deren Mutter ebenfalls eine ADHS mit einer Störung des Sozialverhaltens hat, das sie nicht nur vererbt, sondern durch ihre eigenen Bindungs- und Beziehungsdefizite auch noch verstärkt, oder ob dies für Kinder ebenso zutrifft, deren Väter als zweitrangige Bezugsperson entsprechend schwer betroffen, die Mütter aber psychisch gesund sind, sollte eine Untersuchung wert sein.

Es stellt sich zudem die Frage danach, ob nicht die schwere ADHS-Ausprägung eine Grundlage für eine Borderline-Störung auch dann ist, wenn beide Eltern ihre starken ADHS-Anteile auf das Kind vererbt haben, das Kind aber früh in eine liebevolle geordnete Familie kommt, beispielsweise durch Adoption. So könnte sich auch die Tatsache erklären, dass aus schwierigsten sozialen Verhältnissen oft besonders problembeladene Kinder hervorgehen, über deren Entwicklung sich Adoptiv- und Pflegeeltern entsetzen.

Vielleicht ändern sich in Zukunft vermehrt die Zuordnungen von Symptomen zu den heute gängigen Krankheitsbildern in der Weise, dass man den in ihnen liegenden Kern „Aufmerksamkeitsstörung und Konzentrationsschwäche“ und die ziellose Suche nach Reizen und Impulsen mehr wahrnimmt und die ADHS als eine vielen psychischen Erkrankungen zugrundeliegende Störung versteht. Veränderungen in diese Richtung deuten sich bereits an.

Ebenso wird in der Sucht- und Kriminalitätsprävention vermehrt der genetische Anteil an den Störungen beachtet werden müssen, wenn man Erfolge erzielen will. Das Kriminalitätsgen schlechthin gibt es nicht. Es gibt aber eine genetische Grundlage, auf der je nach ihrer Vielfalt und Ausprägung ein mehr oder weniger hohes Risiko besteht, sich in diese Richtung zu entwickeln. Eine noch so gute Erziehung kann das ohne frühzeitige geeignete Therapie nicht immer verhindern. Und selbst mit frühzeitiger multimodaler Therapie, so ist zu befürchten, wird ein von der Natur sehr ungünstig bedachtes Kind später nicht unbedingt zu retten sein, selbst wenn das Milieu, in dem es aufwächst, ihm die bestmöglichen Chancen zu seiner Entwicklung geben kann.

Wer über ADHS schreibt und öffentlich spricht, sieht sich also in einem Dilemma: Sachliche Offenheit, die der großen Bandbreite der vorkommenden ADHS-Ausprägungen Rechnung trägt, schadet dem Image der ADHS-Betroffenen und kann zur Diskreditierung der betroffenen Kinder missbraucht werden. Stellt man aber „nur“ das zappelige und unkonzentrierte ADHS-Kind in den Vordergrund, dann malt man mit nur wenigen Farben aus dem großen Spektrum. Damit überlässt man jenen das Feld, die nicht mehr zu sehen bereit sind als Kinder, die durch vermeintlich elterliches Fehlverhalten unruhig geworden sind: gestörte Kinder als Opfer ihrer schädlichen, störenden Umwelt.

2.6 Wie viele Menschen haben ADHS?

Der amerikanische ADHS-Experte Paul Wender bezeichnet nach 25 Jahren praktischer Erfahrung die ADHS als „häufigste chronische (d.h. bleibende) psychiatrische Störung des Kindesalters“ (2002, S. 14). Auch in Deutschland wird dies von den ADHS-erfahrenen Psychiatern so gesehen. Döpfner, Frölich und Lehmkuhl (2000, S. 4) berichten zur Häufigkeit internationale Zahlen zwischen 1,7 % und 17,8 %, je nach den Diagnosekriterien. Das Vorkommen der ADHS scheint hier sehr vorsichtig geschätzt zu werden. Michael Huss zeigt in seinem Abschlussbericht an das Bundesgesundheitsministerium (o. J., S. 4 ff.) die Schwierigkeiten der Erhebung zutreffender Ergebnisse auf und nennt zum Vorkommen der ADHS in Deutschland einen oberen Schätzwert von 3,9 %, während er Ergebnisse internationaler Publikationen mit Größen zwischen 4 % und 26 % berichtet und vor transkulturellen Verallgemeinerungen warnt. Krause und Krause (2005, S. 7 f.) nennen Studienergebnisse mit Raten zwischen 2,4 % und 19,8 %. Die Bundesärztekammer beziffert 2005 etwa „3–5 Prozent (300 000 – 500 000) der Kinder und Jugendlichen in Deutschland“ als ADHS-betroffen. Die Arbeit des Wissenschaftlichen Beirats der Bundesärztekammer unter Federführung von Helmut Remschmidt führte auch zu der Einschätzung, dass Jungen gegenüber Mädchen zwei- bis viermal häufiger betroffen seien. (Bundesärztekammer 2005b, S. 4) Es kursieren vielfach Zahlen zwischen 3 % und 6 %, wobei das Verhältnis in den Geschlechtern mal als ausgewogen, mal als drei- bis neunfach zu Lasten der Jungen angegeben wird.

Wenn man bedenkt, dass die nicht hyperaktiven, nicht aggressiven Mädchen mit ihren Störungen eher wenig auffallen und folglich kaum erfasst sind, dann kann man die bisher im Vergleich zu ihnen deutlich höheren Zahlen für Jungen nur aufaddieren zu Lasten eines größeren ADHS-Vorkommens insgesamt.

Die Arbeit in Schulklassen nährt den Verdacht, dass deutsche Zahlen oft knapp ausfallen. Es scheint, als wagten manche hocherfahrenen Praktiker nicht, ihre eigenen höheren Schätzungen zu veröffentlichen, um im gegenwärtig noch andauernden Meinungsstreit zur ADHS nicht innerhalb der Fachwelt ausgegrenzt zu werden. Besonders außerhalb der „ADHS-Szene“ gilt sowieso vielfach das Motto: So viel „echte“ ADHS wie behauptet wird, könne es gar nicht geben. Angeblich werde es überdiagnostiziert und überstrapaziert.

Nutzt man zur Datenerhebung die Methode der Befragung zu Selbsteinschätzung Betroffener wie Nichtbetroffener, so wird daraus kaum eine realistisches Bild zur Verbreitung der ADHS und seiner Begleitstörungen entstehen können. Der Grund: Viele Betroffene können mangels Selbstwahrnehmung ihre Probleme nicht erkennen. Auch die Zuverlässigkeit, d.h. Ausdauer, Genauigkeit und Ehrlichkeit bei der Fragebogenbearbeitung und bei strukturierten Interviews muss vielfach angezweifelt werden.

Es ist zu erwarten, dass sich zukünftig viele psychiatrische Diagnosezuordnungen in ihrem Verhältnis zur ADHS verändern werden, da man erst zu erkennen beginnt, welche Rolle die komorbiden Störungen bei ADHS überhaupt spielen. Vermutlich werden erst breite genetische Analysen genauere Aussagen zur Häufigkeit möglich machen können, sofern die Identifizierung und Zuordnung aller an ADHS und ihren komorbiden Begleiterkrankungen beteiligten Gene gelingt. Insgesamt ist festzustellen, dass die Angaben sich sehr im Fluss befinden, was sich vermutlich auch erst dann ändern kann, wenn man allgemein die Diagnostik beherrscht und nicht mehr darüber streitet, ob ein primär biologisch bedingtes Problem ADHS überhaupt existiert.

2.6.1 Gab es früher ADHS?

Die ADHS sei eine neue Erfindung vornehmlich von Eltern, um Erziehungsschwächen zu überdecken, und von willfährigen Ärzten, so ist von Seiten derer zu hören, die nicht glauben können, dass sich vieles genau so ereignet, wie die Mütter erzählen. Auch um eine medikamentöse Therapie ins Abseits zu stellen, werden Begriffe wie „Modeerscheinung“, „Modediagnose“ und „Modeerkrankung“ ins Spiel gebracht.

Versucht man für Deutschland den Blick in die Vergangenheit zu richten, um ein ungefähres Bild über die frühere Häufigkeit von ADHS zu erhalten, so kann man hilfsweise nur grundsätzlich fragen: Wie viel verhaltensauffällige Kinder, worunter nicht nur solche mit ADHS zu verstehen sind, wurden früher in Statistiken erfasst? Norbert Myschker (2005, S. 73) gibt einen Überblick über mehrere von ihm als stark variierend eingeschätzte Veröffentlichungen und bemerkt dazu: „Der quantitative Aspekt der Verhaltensstörung ist in Deutschland wegen methodischer Schwierigkeiten einerseits und des für eine gegenstandsadäquate Untersuchung zu treffenden zeitlichen, personellen und materiellen Aufwands andererseits nicht so gründlich bearbeitet, wie es seiner Bedeutung entspricht. Es gibt nur wenige Untersuchungen, die wissenschaftlichen Kriterien einigermaßen genügen.“ Nach Myschker (2005, S. 72 ff.) geben die Kultusministerkonferenz und der Deutsche Bildungsrat 1972/1973 an: „1 % eines schulpflichtigen Jahrgangs [ist] verhaltensgestört und damit behindert“ und „3 % bis 4 % sind durch andauernde Misserfolge in der Schule oder negative soziale Bedingungen von Behinderung bedroht“. Myschker bewertet diese Zahlen als „Schätzzahlen“ und als „zu niedrig angesetzt“. Er zitiert eine Studie von 1968, die Thälmann 1971 veröffentlichte, wonach von 150 Reutlinger Jungen von sieben bis zehn Jahren 29,3 % mäßig symptombelastet, 18,7 % stark symptombelastet (Problemkinder), 1,3 % stark belastet und als Anstaltsfälle bezeichnet werden. Die Erhebung geschieht mittels halbstandardisierten Interviews mit Müttern, Vätern und Lehrern.

Myschker resümiert: „Der Anteil der Kinder mit Verhaltensstörungen beträgt also 20,0 %.“ Die 29,3 % der als „mäßig symptombelastet“ bewerteten Jungen lassen sich wie folgt beschreiben: „Das Kind zeigt eine Reihe leichte oder einige mittelschwere Symptome, aufgrund derer es bereits eine gewisse Sonderstellung in der Familie, unter den Spielkameraden oder in der Klasse einnimmt. Es kann aber seine Probleme mit Mühe gerade noch selbst bewältigen. Dieser Gruppe wurden Kinder zugeteilt, für die psychohygienische Präventivmaßnahmen als notwendig erachtet wurden.“ (Myschker, S. 75)

Berücksichtigt man, dass sehr intelligente Kinder mit nicht sehr schwerer ADHS in den ersten Schuljahren, teilweise auch länger die Schulzeit bewältigen können, insbesondere wenn die familiäre Situation günstig ist, dann scheint die Annahme begründet, dass in der als mäßig belastet bezeichneten Gruppe mehrere ADHS-betroffene Kinder zu finden sind. Schon allein die Sonderstellung in mehreren Lebensbereichen deutet darauf hin.

Die obigen Zahlen können für die ADHS-Perspektive nur vage Anhaltspunkte bieten. Da die ADHS-Experten heute davon ausgehen, dass ADHS die häufigste und chronische kinderpsychiatrische Erkrankung ist, kommt man nicht umhin anzunehmen, dass sich unter den alten Erhebungszahlen viele deutlich und schwer ADHS-betroffene Kinder befunden haben müssen.

Thom Hartmanns Ableitung der hyperaktiven ADHS als eine von Anfang an notwendige Spielart menschlicher Eigenschaften, die es ermöglichte, die Art zu erhalten, indem sie Jäger („Hunter“) hervorbrachte, ist nicht ohne Reiz:

„Darf man aber bei einer so großen Ausbreitung in unserer Bevölkerung vernünftigerweise annehmen, dass ADD einfach eine Laune des Schicksal[s] ist? Dass es eine Art Absonderlichkeit ist, die durch schadhafte Gene oder Kindesmisshandlung verursacht wurde? Wenn es so weit verbreitet ist, erheben sich doch unvermeidlich die Fragen nach dem *Woher*? Und *Warum*? Die Antwort ist: Leute mit ADD sind die genetischen Erben der Sammler. Sie sind diejenigen, deren prähistorische Vorfahren sich vor Tausenden von Jahren in Jäger-und Sammler-Gesellschaften entwickelt und spezialisiert haben.“ (1997, S. 32)

Hartmanns positive Sichtweise klingt plausibel. Für hyperaktive Männer ist sie gut lesbar, da sie ihrer Männlichkeit schmeichelnde Effekte besitzt.

Die Geschichtsschreibung scheint voll zu sein von denen, die wir unter dem Vorzeichen der ADHS betrachten können. Dass eine ADHS bei solchermaßen verdächtig erscheinenden Persönlichkeiten der Vergangenheit natürlich keineswegs bewiesen werden kann, versteht sich von selbst, da wir sie ohne den Einsatz bildgebender Verfahren und Genanalysen selbst bei den heute lebenden noch nicht im Einzelfall beweisen können. Mit dem Wissen um die typischen, von der Allgemeinheit abweichenden Eigenschaften und Verhaltensweisen der hyperaktiven ADHS-Betroffenen kommt man jedoch nicht umhin, aus den Charakterisierungen von Trägern bedeutender Namen oder anhand ihrer Taten und Untaten eine Hyperaktivität herauszuhören oder zu lesen.

Der Pädiater Detmar Roloff hat ein Bild Hermann Hesses aus dessen Werken, aus Biografien und Schilderungen seiner Familie herausgearbeitet: „Hesses ganzes Leben war eine Wanderung auf dem Grat zwischen der Erfüllung seines Genies und seinem Scheitern.“ Roloff zeigt dem Leser eine geniale Persönlichkeit, mit dem Vollbild einer komorbiden ADHS belastet (Roloff, 2005, S. 5).

Manchmal erschließen sich alte Texte auf einmal ganz anders, wenn man sie unter dem Blickwinkel einer möglichen ADHS-Beschreibung liest. Nicht konkrete Personen, aber die typische Charaktere heutiger ADHS-Betroffener erkennt der ADHS-Erfahrene beim Lesen. Man kann in der Bibel beginnen: „Einst kochte Jakob ein Gericht. Da kam Esau ganz hungrig aus der Steppe heim. Esau sagte zu Jakob: ‚Gib mir doch schnell zu essen von dem Roten, dem roten Gericht da; denn ich bin ganz hungrig.‘ Jakob entgegnete: ‚Verkaufe mir zuvor dein Erstgeburtsrecht!‘ Esau erwiderte: ‚Ach, ich muss ja doch sterben. Was nützt mir das Erstgeburtsrecht?‘ da sagte Jakob: ‚Schwöre es mir zu!‘ So schwur er ihm und verkaufte so sein Erstgeburtsrecht an Jakob. Nun gab Jakob dem Esau Brot und von dem Linsengericht. Der aß und trank, stand auf und ging davon. So gering schätzte Esau das Erstgeburtsrecht“ (Genesis 25, 29–34). Das Erstgeburtsrecht gab Anrecht auf den doppelten Anteil am väterlichen Erbe, nämlich auf die Würde des Familienoberhauptes und auf den Verheißungssegen. Esau bietet uns ein uraltes Beispiel für die Bevorzugung der augenblicklichen Wunsch- oder Trieberfüllung – das höherwertige Erstgeburtsrecht interessiert zur Zeit nicht, denn dieses Recht bedeutete auch, (später mal) Pflicht und Verantwortung zu übernehmen. Später, als Esau den Vater vergeblich um seinen Segen bittet, beklagt er sich über Jakob: „Schon zweimal hat er mich überlistet: Mein Erstgeburtsrecht hat er mir genommen, und jetzt hat er mich auch noch um den Segen gebracht.“ Esau wird Jakobs Feind und sinnt auf Rache: „Bald kommt die Zeit, dass man um meinen Vater trauert; dann schlage ich meinen Bruder Jakob tot.“ Immer sind die anderen schuld – dies ist z. B. eine typische Denkweise von Menschen mit ADHS. Die Bibel beschreibt, dass Esau „ein tüchtiger Jäger, ein Mann der Steppe“ ward, im Gegensatz zu seinem Zwillingsbruder Jakob, „ein stiller Mann, der bei den Zelten blieb“. Thom Hartmanns Bild des Hunters für den Hyperaktiven passt schön auf Esau – ein Beweis ist dies selbstverständlich nicht dafür, dass es schon immer hyperaktive ADHS-Persönlichkeiten gab.

Wenn die antike Lehre von den Temperamenten den „Choleriker“ als leidenschaftlichen, reizbaren und jähzornigen Menschen beschreibt, ist die Nähe zu ADHS offensichtlich.

Wohl jedem bekannt ist das Grimmsche Märchen von „Hans im Glück“, der einen Klumpen Gold, seinen Lohn für sieben Jahre Dienst, gegen ein Pferd eintauscht, danach sein Pferd für eine Kuh, die Kuh für ein Schwein, das Schwein für eine Gans, sich die Gans für einen Wetzstein und einen Feldstein abschwatzen lässt, die ihm dann in den Brunnen fallen. Nach jedem Tausch ist Hans froh und zufrieden, natürlich auch nach dem Verlust seiner letzten Last. „So glücklich wie ich“, rief er aus, „gibt es keinen unter der Sonne“. Ob seine Mutter sich nur gefreut hatte, als ihr Hans „mit leichtem Herzen und frei von aller Last“ nach Hause kam? Oder mag sie bei ihrer Freude auch einen Seufzer getan haben, denn er war noch immer so, wie er als Kind schon gewesen war: sehr unreif. Um im Märchen zu verweilen: Die Märchensammlung der Gebrüder Grimm bildet natürlich keine realen Personen ab. Dennoch ist unverkennbar, dass die gezeichneten Charaktere aus der Erfahrung ihrer Erzähler stammen. Hans im Glück, ein Ausbund an Beliebigkeit und fröhlicher Naivität, dem die praktische Vernunft nicht gerade in die Wiege gelegt zu sein scheint, erkennen wir in jenen ADHS-Kindern, die in der Laune des Augenblicks ihre Entscheidung treffen und auch bei ihren Tauschgeschäften und Käufen nicht abwägen, wie weit es ihnen nützen wird. Nun kann man einwenden, dass es doch eine große Tugend ist, wenn Kinder nicht alles nach seinem materiellen Wert bemessen. Das wäre es auch, wenn sie dieses Prinzip ihrer Vernunft unterordnen könnten. Dieses Märchen zeigt unter anderem, dass Planlosigkeit ein altes Problem ist.

Die typische Großspurigkeit eines anderen Typs Hyperaktiver hat Reinhard Leibrand im Jahr 1957 in der kleinen Erzählung von „Junker Prahlhans“ verewigt.

Pinocchio, den Carlo Collodi 1881 realen Vorbildern liebevoll nachempfunden zu haben scheint, steht in Italien, nicht anders als hierzulande das Struwwelpeterbuch, als eher unterhaltsame denn wirksame „Erziehungshilfe“ zur Verfügung.

So lassen sich viele Kunstfiguren finden, aus grauer Vorzeit oder aus unserer Zeit, die doch eigentlich sehr deutlich machen, dass das Phänomen ADHS etwas Uraltes und Reales ist. Romanhelden oder Antihelden zeigen die Mischung, mit der die ADHS zusammengewürfelt sein kann. Nur dort wendet sich ohne Therapie oft alles zum Guten – zumindest für die positiven Helden. Das Ereignis, das den Höhepunkt im Roman und den Wendepunkt im Leben des schwierigen Romancharakters markiert, wirkt dort oft heilsam. Im Selbstmord landen im Roman und im unterhaltenden Spielfilm oft nur die, die es nicht anders „verdient“ haben. Die Parallelen zum realen Leben mit ADHS sind vielfach offensichtlich.

Aus der Werbung eines pädagogischen Fachverlages in seiner Kurzbeschreibung für ein heute nicht mehr verfügbares Buch aus dem Jahr 1969 (Werner Dietrich: „Der junge Lehrer und die Schulzucht“): „Das Buch ist einer der seltenen originalen Beiträge zur Psychologie des schulischen Alltags. Es kennzeichnet die innere Lage des jungen Lehrers, nennt Orientierungshilfen, untersucht Mangelformen des Leistungs- und Kontaktverhaltens (Faulheit, Lässigkeit, Lügen und Täuschen, Frechheit und Formlosigkeit, Unruhe) sowie autoritätsrelevante Faktoren und behandelt Erziehungsmittel unter schulpraktischem Aspekt.“ Diese negativen Eigenschaften werden mangels Wissens über die ADHS auch heute noch betroffenen Schülern zugeschrieben.

Wer von den Älteren an seine Volksschulzeit zurückdenkt, wird sich erinnern, dass manche Mitschüler mit dem Lernen große Probleme hatten, obwohl sie doch eigentlich nicht dumm waren. Es gab die „rotzfrechen“ Jungen, die vom Lehrer vielleicht über die Bank gelegt und mit dem Rohrstock verprügelt wurden, weil er nicht weiter wusste, obwohl zu dieser Zeit Disziplin noch allgemein als Tugend galt und eingeübt wurde. Manche hielten sich dennoch häufiger nicht an die Regeln und bekamen ihre körperliche Strafe. Auch die allzu stillen, verträumten Mitschüler, die viel gehänselt wurden, dürften manchem im Gedächtnis haften.

Wer in einem Dorf aufgewachsen ist, kann sich vermutlich an Familien erinnern, die nicht den üblichen Vorstellungen von Lebensführung, häuslicher Ordnung und Sauberkeit entsprachen, sondern in chaotischen Verhältnissen lebten. Eine in Schmutz und Unordnung verkommene Wohnung, die ungepflegte Erscheinung der Mutter und der Kinder, Kinder, die gemieden wurden, weil andere sie als abstoßend empfanden. Nicht die soziale Armut aus finanziellen Gründen, sondern weil die (ADHS-betroffene?) Mutter selbst für das Chaos verantwortlich war und der Vater vielleicht nur seiner Arbeit nachging und die Misere nicht als so schwerwiegend empfand, um sie zu beheben. Betrachten wir Menschen, die uns einst begegnet sind, mit dem Wissen um ADHS, so müssen wir erkennen: ADHS ist keine „neue Erfindung".

2.6.2 Gibt es heute mehr ADHS?

Wohin man auch schaut: überall Hektik, Zeitdruck, Nichtgelassenheit – es scheint, als bringe unsere an Reizen so reiche, hyperaktiv wirkende Welt so viel mehr hyperaktive oder ADHS-Kinder als vor wenigen Jahrzehnten hervor. Sollte es tatsächlich einen Anstieg der ADHS geben, so lassen sich dafür auch jenseits von Umwelteinflüssen und Erziehung hypothetische Begründungen finden: Die Umweltorganisation WWF veröffentlichte (Neue Osnabrücker Zeitung, 20.10.04) einen Bericht, dem zufolge 55 von 103 gesuchten Chemikalien im Blut von 14 europäischen Ministern aus 13 EU-Ländern in einer Mischung von durchschnittlich 37 verschiedenen Substanzen gefunden wurden: „Einige stehen im Verdacht, das Hormonsystem des Menschen negativ zu beeinflussen."

Christopher Williams wirft in einem Essay mit dem Titel „Die bedrohte Intelligenz" die Frage auf, wie weit Umweltgifte chemischer und physikalischer Art und Mangelernährung in Bezug auf Mikronährstoffe durch ausgelaugte und überdüngte Böden in schädlicher Zusammenwirkung nicht nur für Krebs, sondern auch für eine (statistisch gemeinte) geistige Leistungsminderung verantwortlich sind. Über die Bedeutung von Umweltgiften, einer schlechten Immunlage sowie erblicher Faktoren für die Krebsentstehung wird heute nicht mehr gestritten, denn die Hinweise sind überdeutlich. Der von Williams geäußerte, das Gehirn betreffende Verdacht erscheint nicht abwegig, weiß man doch seit langer Zeit, wie sehr beispielsweise Jod- oder Zinkmangel oder Schwermetallvergiftungen Verhalten und geistige Fähigkeiten verschlechtern können. Williams schreibt: „Erbsubstanzgifte lösen in Spermien oder Eizellen genetische Veränderungen aus, die zu Gehirnstörungen des ungeborenen Kindes nach der Befruchtung oder zu Chromosomen-Anomalien führen. Einige Pestizide, Blei oder radioaktive Strahlung gehören dazu" (Williams 2003, S. 40 f.). Diese früheste Art der Schädigung wäre beim betroffenen Kind dann als Ursache kaum mehr nachzuweisen.

Die Frage nach der Übertragbarkeit dieser von Williams beschriebenen Zusammenhangsmöglichkeiten auf die ADHS-Problematik drängt sich geradezu auf, zumal solche Verdachtsmomente gegen Ernährung auf die Entstehung einer ADHS nicht neu sind. Bekannte Autoren wie B. F. Feingold, Herta Hafer und Josef Egger und insbesondere der Selbsthilfeverband Bundesverband Arbeitskreis Überaktives Kind e. V. (ehemals „Phosphat-Liga") haben sich stets der Bedeutung der Ernährung und möglicher Nahrungsmittelunverträglichkeiten bzw. Allergien als Auslöser für Verhaltensauffälligkeiten angenommen. Diese Diskussion ist auch heute noch nicht an ihrem Ende angelangt, da es vereinzelt Erfolge mit entsprechender Diät zu geben scheint.

Des Weiteren stellt sich die Frage danach, ob nicht auch der medizinische Fortschritt einen relativen Anstieg von ADHS begünstigt: Dass Impfungen sogar für schwerste geistige und körperliche Behinderungen verantwortlich sein können, ist an den offiziell anerkannten Impfschäden zu erkennen. Könnten Impfungen aber auch an der Entstehung von Lern- oder Verhaltensstörungen beteiligt sein? Dies zu klären, ist vermutlich sehr schwierig. Ob die Möglichkeiten der Intensivmedizin für besonders früh und unreif geborene Kinder ein vermutetes Anwachsen des ADHS-Vorkommens mitzuverantworten haben, ob lange Liegezeiten Schwangerer ein verstärkendes oder ausschließlich begleitendes Verhältnis zur ADHS haben, können vielleicht Studien klären, wenn sie die genetischen Erkenntnisse berücksichtigen.

Trotz der heutigen Verfügbarkeit von Verhütungsmitteln sind frühe Schwangerschaften bei ADHS-Mädchen häufig, da sie z. B. die Pille vergessen oder unregelmäßig nehmen. Bei beiden Geschlechtern kann Hypersexualität oder sogar Sexsucht mit Hyperaktivität vergesellschaftet sein, wodurch die Gefahr einer verfrühten bzw. ungewollten Schwangerschaft noch erhöht ist.

Es stellt sich auch die Frage, inwieweit andere gesellschaftliche Gründe dafür sorgen, dass es vielleicht tatsächlich mehr ADHS-Betroffene gibt als noch vor vierzig Jahren:

Renate Schmidt prangert als Bundesfamilienministerin in ihrem Buch „S.O.S. Familie“ bereits 2002 die dürftige Kinderbetreuungssituation in Deutschland an und fordert mehr Betreuungsmöglichkeiten, damit auch berufstätige Frauen Kinder haben können und wollen. Die Ministerin beklagt Nachrichten zufolge in späteren Aussagen, dass vor allem die gut gebildeten Mittelschichtfamilien statistisch immer weniger Kinder haben. Vorausgesetzt, dass dies so ist: Könnte eine Schlussfolgerung also lauten, dass diese kinderarmen Familien der gebildeteren und erfolgreicheren Mittelschicht einer wenig(er) erfolgreichen Unterschicht gegenüber stehen, die entsprechend mehr Kinder mit ADHS hat?

Der Schluss erscheint gewagt, vor allem, weil man mit ihm schnell in ein sozialdarwinistisches oder „rassistisches“ Umfeld gerückt werden kann. Walter Eichlseder, der als erster Kinderarzt in Deutschland die medikamentöse Therapie beim Hyperkinetischen Syndrom eingesetzt haben soll, thematisiert bereits 1992 in seinem Buch „Unkonzentriert“ den ursächlichen Zusammenhang von ADHS (HKS) mit der sozialen Schicht, was unter 3.5.1 weiter ausgeführt wird (Eichlseder, 1999, S. 113 f.). Um einer möglichen relativen Zunahme der ADHS in einer wie auch immer definierten Unterschicht nicht blindlings das Wort zu reden, ist zu bedenken, dass sie in allen Milieus zu finden ist, auch in hochgebildeten, reichen, erfolgreichen, adligen oder besonders angesehenen Familien. Sie kommt in allen Schichten vor.

Dennoch: Wer erkennt, wie verheerend sich eine ADHS mit entsprechender Komorbidität, insbesondere Lernschwierigkeiten und eine schwerwiegende Störung des Sozialverhaltens, auf die berufliche Entwicklung besonders in Zeiten hoher Arbeitslosigkeit auswirken muss, der kann nicht übersehen, dass ein sozialer Abstieg, auch aus einem guten Milieu, besonders wegen der ADHS-Betroffenheit oft nicht zu verhindern ist. Niedrigere Bildungsabschlüsse als die Intelligenz vermuten lässt, ein unüberlegter Umgang mit Geld und nachfolgende Verschuldung, vielleicht eine Sucht – auch so kann ein direkter Zusammenhang zwischen ADHS und sozialer Schicht entstehen (siehe hierzu Eichlseder, 1999, S. 113).

Die bei ADHS-Betroffenen vielfach mangelnden „Schlüsselqualifikationen", die als „Primärtugenden" oder „Sekundärtugenden" bezeichneten „Kardinaltugenden", also Zuverlässigkeit, Pünktlichkeit, Fleiß, Ordnung, mitunter auch Ehrlichkeit, sind oft Stolpersteine bereits auf dem Weg in die Berufswelt, ganz bestimmt auf der Karriereleiter – es sei denn, die ganz individuelle Nische zur Entfaltung der eigenen Fähigkeiten ist gefunden, der ideale Arbeitgeber oder der ideale Beruf, der Spaß macht.

Eine weitere Hypothese für einen möglichen Anstieg des ADHS-Vorkommens entsteht aus dem Faktum, dass die Befreiung in unserer Gesellschaft seit den späten 1960er Jahren auch eine große Wandlung der Familienstrukturen bewirkt hat: häufigere Auflösung von Familien, Neugründung von Zweitfamilien oder Zusammenfügung von Patchwork-Familien. Das alleine sagt noch nichts aus. Es gilt aber zu bedenken: Hyperaktive neigen mehr als andere dazu, ihre Lebenspartner(in) bald langweilig zu finden und sich auf die Suche nach neuen, auch kurzen Liebesabenteuern zu begeben. Sie verfügen anscheinend nicht selten über ein höheres sexuelles Aktivitätsniveau, so dass der genetisch mit ADHS belastete Nachwuchs sich vielleicht häufiger oder früher als geplant bzw. ungeplant einstellt.

Der TV-Bericht des WDR (21.9.05) über eine Familie Schmitz, der das Familiengericht das Sorgerecht für einige ihrer vierzehn Kinder entzieht, von denen eines als „hyperaktiv" diagnostiziert ist und im Heim lebt, zeigt ein Beispiel dafür, dass es Eltern ohne genügende elterliche Fähigkeiten gibt, die ihren Kinderreichtum durchaus planen, aber ihre eigenen Möglichkeiten und Fähigkeiten zur Organisation des vielköpfigen Familienlebens sowie ihre erzieherischen Fähigkeiten weit überschätzen. Die Mutter, deren 15-jähriger Sohn bereits ein Baby hat, ist durch Hormontherapie mit Zwillingen wieder gewollt schwanger – eine ADHS-Betroffenheit vermuten hier die Zuschauer, die über ADHS einiges wissen. Von mangelnder Einsichtsfähigkeit der Eltern ist im Film die Rede. Deutlich wird aber auch: Die Eltern kämpfen um das Sorgerecht, weil sie ihre Kinder lieben.

Inwieweit auch Zuwanderer von Hyperaktivität betroffen sind, bedarf einer genaueren Untersuchung und sollte nicht voreilig als fremdenfeindlich motivierte Herabwürdigung verstanden werden. Wer sich in Hauptschulen und in der Sozialarbeit mit den durchaus nicht unintelligenten Jugendlichen befasst, die nicht nur starke Anpassungsschwierigkeiten haben oder mit (anerzogenem?) Machogehabe befremden, sondern auch mit den typischen Verhaltensweisen von hyperaktiven ADHS-Betroffenen auffallen, der kann sich des Eindrucks nicht erwehren, dass bei ihnen vielleicht zu einem höheren Prozentsatz ADHS vorliegt.

2.7 IQ und EQ

Mehr noch als die „eigentliche“ Aufmerksamkeitsstörung scheint eine zusätzlich emotional defizitäre Charakterstruktur den Weg zu einer gesellschaftlich akzeptierten Lebensweise zu versperren. Um dem Eindruck entgegenzutreten, ADHS sei gleichbedeutend mit emotionaler Flachheit oder charakterlicher Verdorbenheit, sei hier ausdrücklich darauf hingewiesen, dass viele Mütter berichten, dass sie ein empathisches, hilfsbereites, zugewandtes und sensibles ADHS-Kind haben, das sie als ihren „Sonnenschein“ betrachten können. Es ist bekanntlich typisch für viele ADHS-Betroffene, dass sie neben einer guten kognitiven Intelligenz ein sehr engagiertes positives Sozialverhalten zeigen und aufgrund ihres impulsiven Einsatzes für andere oder für eine noble Idee Nachteile einstecken müssen. Viele verfügen über ein hohes Einfühlungsvermögen und sie besitzen eine ausgeprägte Hilfsbereitschaft, weshalb sie später oft einen Helferberuf ergreifen, der ihnen neben Erfolg auch eine tiefe Zufriedenheit verschaffen kann.

Doch leider gibt es auch die anderen, von denen hier die Rede sein soll. Hier geht es um den Mangel an dieser positiven, „mitmenschlichen“ oder auch warmherzigen Emotion. Unabhängig von seiner vielleicht hohen kognitiven Intelligenz gibt sich mancher ADHS-Betroffene früh als Wirrkopf zu erkennen, um den sich die Eltern große Zukunftssorgen machen müssen. Dies um so mehr, wenn eine schwache emotionale Ausstattung und eine (oppositionelle) Störung des Sozialverhaltens vorliegen. Nach Döpfner, Frölich und Lehmkuhl weisen „etwa 50 % aller Kinder mit hyperkinetischer Störung [...] begleitend eine oppositionelle Verhaltensstörung auf [...]. Neben den oppositionellen Verhaltensstörungen treten in weiteren 30 bis 50 % der Fälle dissoziale Verhaltensstörungen auf, vor allem im Jugendalter.“ Die Autoren verweisen auf verschiedene Studien, nach denen die Langzeitprognose besonders ungünstig ausfällt: „Hyperkinetische Kinder und Jugendliche mit einer besonders früh einsetzenden, ausgeprägten komorbiden Störung des Sozialverhaltens haben ein deutlich höheres Risiko für spätere Delinquenz, Substanzmissbrauch und die Entwicklung einer antisozialen Persönlichkeitsstörung [...]“ (Döpfner, Frölich & Lehmkuhl, 2000, S. 8). Auch Neuhaus (2000, S. 83) betont, sich auf Petermann, Kusch und Niebarth beziehend: „Antisoziale Persönlichkeitsstörungen mit frühem Beginn sind inzwischen weitgehend klar ADHS zugeordnet.“

Krause und Krause (2005, S. 92) geben Entscheidungshilfe für die Abgrenzung der oppositionellen Störung des Sozialverhaltens zur ADHS: „Durchgängig vorhandenes oppositionelles Verhalten, dagegen bei ADHS-Betroffenen Wechsel von oppositionellem Verhalten mit Phasen guter emotionaler Zugewandtheit; bei ADHS-Betroffenen rückblickend Scham und Schuldgefühle vorhanden, bei oppositionellem Verhalten durchgehend fordernde Einstellung der Umwelt gegenüber."

Eine „erhöhte Tendenz zur Entwicklung einer antisozialen Persönlichkeitsstörung" berichten die Autoren nach Biederman et. al. über derart belastete Erwachsene. Inwieweit hier der Begriff „Entwicklung" angemessen ist, bedarf der Klärung, da schon junge Kinder mit ADHS deutlich antisoziale Verhaltensweisen den Geschwistern und auch ihren Eltern gegenüber an den Tag legen, die durch Erziehung nicht zu verhindern und nicht umkehrbar zu sein scheinen.

Bei entsprechend auffallenden Kindern fragen sich Eltern bereits früh, ob ihr Kind eine eigentümlich wirkende Erkrankung oder einen Defekt dort im Gehirn hat, wo Emotionalität, Gefühl und Moral ihren Sitz haben.

Der Neurologe Antonio R. Damasio veranschaulicht die Bedeutung der emotionalen Intelligenz in seinem Buch „Descartes' Irrtum – Fühlen, Denken und das menschliche Gehirn". Er schildert hierzu das Unglück des 25-jährigen Phineas Gage, das sich im Sommer 1848 in Neuengland ereignete (Damasio, 1995, S. 26 ff.):

„In den Augen seiner Vorgesetzten ist Gage [...] mehr als nur ein brauchbarer Vorarbeiter. Nach ihrer Einschätzung ist er der ‚tüchtigste und fähigste Mann' ihres Unternehmens. [...]

Doch wenden wir uns nun dem eigentlichen Geschehen zu. Halb fünf ist es, ein heißer Nachmittag. Gerade hat Gage Pulver und Zündschnur in einem Bohrloch verstaut und seinen Helfer aufgefordert, das Ganze mit Sand abzudecken. Da ruft jemand von hinten, und Gage blickt einen Augenblick lang über seine rechte Schulter zurück. Dadurch abgelenkt, beginnt er, noch bevor sein Helfer Sand eingefüllt hat, den Sprengstoff direkt mit der Eisenstange zu bearbeiten. Augenblicklich schlägt er Funken aus dem Felsen, und die Sprengladung explodiert ihm ins Gesicht. [...]

Die Eisenstange tritt durch Gages linke Wange ein, durchbohrt die Schädelbasis, durchquert den vorderen Teil seines Gehirns und tritt mit hoher Geschwindigkeit aus dem Schädeldach aus. In einer Entfernung von mehr als dreißig Metern fällt die Stange herunter, mit Blut und Hirngewebe bedeckt. Phineas Gage ist zu Boden geworfen worden. Da liegt er in der Nachmittagshitze, benommen und stumm, aber wach."

Gage überlebte das Unglück mit dem Verlust der Sehkraft seines linken Auges, aber ohne Beeinträchtigung von Motorik und körperlichen Sinneswahrnehmungen, was durch seinen Arzt Dr. John Harlow dokumentiert wird. Die Eisenstange mit einem Durchmesser von dreieinachtel Zentimetern hat Teile von Gages Gehirn entfernt, was nach seiner „Genesung" drastische Veränderungen seiner Persönlichkeit offenbart: „Gage war nicht mehr Gage" (ebd., S. 30). Damasio zitiert Dr. Harlow, der den „neuen" Phineas Gage beschreibt:

„Sein Gang war sicher, die Bewegung der Hände geschickt, und er hatte keine erkennbaren Schwierigkeiten mit Artikulation und Sprache. Und doch war gewissermaßen, wie Harlow berichtet, das ‚Gleichgewicht zwischen seinen geistigen Fähigkeiten und seinen animalischen Neigungen' gestört. Sichtbar wurden diese Veränderungen, sobald

die akute Phase seiner Hirnverletzung abklang. Er ist jetzt ‚launisch, respektlos, flucht manchmal auf abscheulichste Weise, was früher nicht zu seinen Gewohnheiten gehörte, erweist seinen Mitmenschen wenig Achtung, reagiert ungeduldig auf Einschränkungen und Ratschläge, wenn sie seinen Wünschen zuwiderlaufen, ist gelegentlich entsetzlich halsstarrig, und doch launenhaft und wankelmütig, macht ständig Zukunftspläne, die er, kaum gefaßt, schon wieder fallen läßt [...] Während er sich in seinen geistigen Fähigkeiten und Äußerungen auf der Entwicklungsstufe eines Kindes befindet, hat er doch die animalischen Leidenschaften eines starken Mannes.‘ Seine Ausdrucksweise war so gemein und abscheulich, daß man Frauen aus Rücksicht auf ihr Feingefühl riet, nicht zu lange in seiner Gegenwart zu verweilen. Auch die strengsten Vorhaltungen von Dr. Harlow vermochten unser Unfallopfer nicht zu einem besseren Benehmen zu bekehren.
Diese neuen Persönlichkeitszüge standen in krassem Gegensatz zur ‚Mäßigung‘ und ‚auffallenden Charakterstärke‘, die man vor dem Unfall an Phineas Gage beobachtet hatte. Damals hatte er sich durch ‚besonnene Wesensart ausgezeichnet und galt bei den Menschen, die ihn kannten, als gerissener und kluger Geschäftsmann, der alle seine Pläne energisch und ausdauernd in die Tat umsetzte. [...] Die Wandlung, die er erfuhr, war so tiefgreifend, daß ihn Freunde und Bekannte kaum wiedererkannten. Traurig stellten sie fest, daß ‚Gage nicht mehr Gage war‘.
[...]
Rapide setzte sich der Abstieg fort. Da Gage für die Arbeit als Vorarbeiter nicht mehr taugte, nahm er Stellungen auf Pferdefarmen an. Man muß annehmen, daß er immer wieder aus einer Laune heraus kündigte oder wegen Disziplinlosigkeit entlassen wurde. Wie Harlow anmerkt, besaß er eine besondere Begabung, ‚stets Stellungen zu finden, für die er sich nicht eignete‘. Dann begann seine Laufbahn als Zirkusattraktion. Gage trat in Barnums Museum in New York City auf, wo er prahlerisch seine Narben und das Stopfeisen zur Schau stellte. (Harlow berichtet, von der Eisenstange habe er sich nie mehr getrennt, und weist in diesem Zusammenhang darauf hin, daß er eine große Anhänglichkeit gegenüber Gegenständen und Tieren bewies – ein neuer und etwas ungewöhnlicher Zug. Dieses Merkmal – man könnte es ‚Sammlerverhalten‘ nennen, habe ich öfter an Patienten mit ähnlichen Verletzungen und an Autisten beobachtet.)“ (ebd., S. 31 f.)

Hanna Damasio setzte Dr. Harlows Arbeit insofern fort, als sie in detektivischer Recherche den Verlauf der Eisenstange in Gages Gehirn mit Hilfe von modernen neurowissenschaftlichen Bildtechniken rekonstruierte (vgl. Damasio, 1995, S. 50 ff.). A. Damasio fasst diese Ergebnisse zusammen, wobei der Zusammenhang zwischen den Verletzungen bestimmter Hirnareale und dem Zusammenbruch der emotionalen Intelligenz des Phineas P. Gage offensichtlich wird: Verletzt wurden insbesondere die vorderen Hirnregionen, von denen wir auch im Zusammenhang mit ADHS immer wieder lesen.

Nicht anatomische Verletzung, sondern Mangelfunktionen in verschiedenen Hirnarealen, insbesondere in den vorderen Teilen des Gehirns werden als Grund für die auffälligen ADHS-Verhaltensweisen verantwortlich gemacht. Wer sich mit der schweren Störung des Sozialverhaltens oder Dissozialität mancher ADHS-Betroffener auskennt, dem ist deren frappierende Ähnlichkeit mit dem oben beschriebenen verändertem Wesen von Gage augenfällig. Die emotionale Intelligenz, die Handlungsplanung des Menschen, das Gewissen, von Freud als „Über-Ich“ bezeichnet, die blitzschnelle Entscheidung, was man tut oder lässt – der körperliche Sitz dieser geistig-seelischen Intelligenz ist hauptsächlich im vorderen Hirnbereich angesiedelt.

Vermutlich können auch Menschen ohne ADHS eine unzureichende emotionale Intelligenz besitzen – wie die Würfel der Genetik bei der Menschwerdung eben so fallen. Es besteht Anlass anzunehmen, dass besonders unter den ADHS-Betroffenen einige in gerade diesem Bereich mehr oder weniger starke Defizite haben, worauf eine schwere Störung des Sozialverhaltens bereits sehr früh hinweist. Glücklicherweise haben nicht alle diese verminderten Fähigkeiten im emotionalen Bereich, und ihr moralisches Empfinden entwickelt sich mit ganz „normaler" Erziehung.

Zur Moralerziehung schreibt Myschker (2005, S. 224): „Die schwierige Situation, in der sich Erziehungsagenturen wie Familie, Schule, Heim usw., aber auch viele junge Menschen befinden, hängt – wie einige Analysen erbringen – bedeutsam mit einer Überbetonung egoistisch-hedonistischer Werte und Normen zusammen, die sich im Sinne missverstandener emanzipatorischer Erziehung seit den siebziger Jahren etablierte. [...] Aus dieser Krisensituation gehen zunehmend orientierungslose und sozial normativ entkoppelte Kinder und Jugendliche hervor [...]."

Bei der mit ADHS verbundenen oppositionellen Störung des Sozialverhaltens/Dissozialität ist zu erkennen, wie wenig solche von der Pädagogik tradierten Erklärungen von Verhaltensstörungen dann zutreffen, wenn das familiäre Umfeld auf das früh zu erkennende Anderssein des so betroffenen Kindes entsprechend günstig reagiert. Eine früh vermisste mangelnde emotionale Intelligenz im Verbund mit der Selbststeuerungsproblematik zwingt dazu, umzudenken, andersherum zu interpretieren. Wenn eine ungünstige Erziehungssituation auszuschließen ist, dann muss die Ursache in einer mangelnden biologischen Ausstattung des Kindes gesucht werden.

Hört man manchen Müttern solcher Kinder zu, dann wird deutlich, warum ihre Moralerziehung nicht fruchtet: Es fehlt der Boden, der die Saat aufnehmen und wachsen lassen kann. Eine Adoptivmutter formulierte es so: „Unser hyperaktiver Sohn verhält sich so, als hätte er in seinem Gehirn schwarze Löcher. Unsere Erziehung und Moralvorstellungen finden keine Stelle, um zu gedeihen. Er fühlt nicht, was wir fühlen."

Eine Mutter berichtet über das mangelhaft ausgeprägte Gewissen ihres Sohnes mit ADHS, dass er, nachdem sie ihn nach einer „Untat" fragt, ob er denn wenigstens ein schlechtes Gewissen habe, keine Gefühlsregung zeigt und seine Antwort lautet: „Ja ich möchte jetzt gerne etwas Süßes". Das Komma in dem Antwortsatz muss der Lauttreue wegen fehlen.

Jeder hat wohl schon die Erfahrung gemacht, dass er bei manchen Mitmenschen die Gefühlsebene vermisst. Man empfindet diese als kühl, nur sachbezogen, nicht verbindlich, andere vielleicht als kaltherzig, egoistisch, rücksichtslos und vielleicht sogar als skrupellos. Das können gut integrierte Menschen sein, die erfolgreich ihrem Beruf nachgehen, die in einer intakt scheinenden Familie leben, und nach außen fällt nicht unbedingt auf, dass sie dort ebenfalls als defizitär empfunden werden.

Hoch intelligente Gesetzesbrecher, die allenfalls rein intellektuell die Tragweite ihres Tuns „verstehen“, nicht aber gefühlsmäßig erfassen, nachvollziehen und ermessen können, sind durch Zeitungslektüre oder nach Spielfilmen der entsprechenden Art auch dem Laien präsent. Bei den Fachleuten, die sich mit Delinquenten und den Versuchen zu ihrer Rehabilitation abmühen, scheint noch das Erklärungsmuster allgemeingültig zu sein, dass die als „emotionale Analphabeten“ bezeichneten Straftäter in diesem Punkt (mangels Erziehung?) nicht genug gelernt hätten. Das suggeriert, alle Menschen könnten in einem „normalen“ Maß emotional dazugewinnen, wenn man ihnen nur ermöglicht, das emotionale Alphabet zu lernen. Sollte hier nicht eher von einer emotionalen Blindheit gesprochen werden? Das Beispiel von Phineas Gage verdeutlicht, dass der Sitz der Emotionalität eine biologische Heimat im Gehirn braucht, um durch Vorbild und Erziehung entwickelt werden zu können.

Warum manche (jugendliche) Straftäter kein Mitleid empfinden, keine Reue entwickeln und folglich auch keine Chance auf Besserung erkennen lassen, wird neu zu untersuchen sein, statt (allein) den „Verhältnissen“, in denen sie aufwachsen, die Verursachung zuzuschreiben. Das funktionelle Defizit des Gehirns scheint positiven Erziehungseinflüssen dann den Rang abzulaufen, weil die moralische Bewertungsinstanz nicht genügend entwicklungsfähig ist.

Vor diesem Hintergrund, dem Wissen, dass die Bewertungsmaßstäbe und die Selbststeuerung des Menschen – auch die Moral – ihren Sitz im Gehirn haben, ist es auch notwendig, über die Störung des Sozialverhaltens, über die mangelnde Entwicklung moralischen Handelns bei diesem Teil schwer ADHS-Betroffener neu nachzudenken. Beim impulsiven hyperaktiven Menschen kann die praktische Moral deutlich von seinem anerzogenen moralischen Wissen abweichen – eigentlich will er ja nach den Regeln seiner Familie und der Gesellschaft handeln, aber es überkommt ihn ein Impuls, dem er nachgeben muss, ohne vorher überlegen zu können. Kommt aufgrund eines für ihn negativen Reizes eine aggressive Stimmung dazu, kann das Handeln sehr unmoralisch ausfallen.

Hält man sich vor Augen, mit welchem Automatismus die Impulsivität und Aggressivität bei derart schwer betroffenen Kindern, Jugendlichen und Erwachsenen ablaufen, und wie schwer dieser „Entwicklung“ Einhalt zu gebieten ist, dann ist die Annahme vieler Autoren über ADHS, diese Störungen seien durch ungünstige Erziehung oder Folge der nicht angemessen therapierten ADHS entstanden, fragwürdig. Oft scheint sich Aggressivität nicht allmählich zu entwickeln, sondern sie scheint nur ihr Gesicht zu verändern, eben wie sich die Statur, die Ausdrucksmöglichkeiten eines Kindes und seine hormonelle Biochemie im Laufe der Jahre verändern. Diese Einsicht ist allerdings dazu angetan, die elterlichen Hoffnungen auf eine grundlegende Veränderung ihres derart betroffenen Kindes zu trüben.

Simchen (2003, S. 143) schreibt jedoch: „Aggressives Verhalten ist nicht angeboren. Wohl aber können hyperaktive Kinder unter nicht günstigen Bedingungen infolge ihres neurobiologisch bedingten Ungleichgewichts der

Botenstoffe eine Bereitschaft entwickeln, aggressiv zu reagieren.“ Simchen führt weiter zum aggressiven Verhalten aus: „[Hyperaktive Kinder] verlernen sehr schnell, Konflikte verbal auszutragen. Biochemisch scheint die Aggressivität die Folge eines erhöhten Noradrenalinangebots in bestimmten Zellgruppen (Basalganglien) im Gehirn zu sein, die mit dem Stirnhirn in Verbindung stehen. Serotonin dagegen soll aggressives Verhalten bremsen. Über diese biochemischen Prozesse ist in der Wissenschaft noch zu wenig bekannt, hier besteht weiterer Forschungsbedarf.“

Für Eltern eines aggressiven Kindes oder Jugendlichen ist es durchaus nicht gleichgültig, ob die „nicht günstigen Bedingungen“ der Grund für Aggressivität sein sollen oder ob das Kind allein aufgrund seiner biochemischen oder hirnstrukturellen Ausstattung oft nicht in der Lage ist, ohne aggressive Gefühle zu sein, wenn etwas nicht nach seinen Wünschen läuft. Es ist zu fragen, ob nicht die von Simchen angeführte Ausdrucksweise „eine Bereitschaft entwickeln, aggressiv zu reagieren“ dem aggressiv gearteten Kind größere Veränderungsmöglichkeiten zuschreibt, als es tatsächlich hat.

Natürlich kann die Aggressivität eines Kindes auch eine angemessene Reaktion auf unklare, ungerechte, willkürliche oder aggressive Behandlung sein. Wie oft aber ist ein solches Kind der Aggressor, dem irgendwann elterliche Aggressionen entgegen- oder vielmehr zurückgebracht werden?

Das hyperaktive Baby ist, außer durch Schreien, nicht in der Lage, sein Unbehagen so zu äußern, dass wir es als aggressiv wahrnehmen. Wenn wir aber einen hyperaktiven Einjährigen beobachten, der beim Laufen eine hoch energiegeladene, aggressiv anmutende Mimik zeigt, indem er seine Oberlippe auf die unteren Schneidezähne presst, dann wundern wir uns zunächst, warum er dies gerade so macht. Jahre später, wenn er (nicht nur bei seinen Hausaufgaben, die oft mit Wut und Aggression verbaler Art verbunden, von Drohungen und aggressiver Gestik begleitet sind) denselben Ausdruck des Mundes zeigt – nur stärker und an Zähnefletschen erinnernd, ist er eindeutiger als aggressive Mimik einzuordnen. Zeigt sich dieser Junge auch tätlich zerstörerisch, indem er früh seine Bauklötze gegen die Türen und später gezielt knapp neben Menschen wirft, statt damit zu spielen, fällt er später auch verbal und körperlich eindeutig aggressiv auf, kommt man nicht umhin, zu vermuten, dass Aggressivität durchaus angeboren sein kann.

(Der zornige Gehalt der beschriebenen Mimik des kleinen und später des großen Hyperaktiven wird uns am ehesten bewusst oder nachfühlbar, wenn wir es selbst ausprobieren: Mit einer solchen Mundhaltung – die Mundwinkel wandern dabei automatisch nach unten – fühlen wir uns negativ, böse und sie suggeriert uns ein aggressives Gefühl. Dasselbe funktioniert andersherum mit Lächeln.)

Konflikte mit Worten und in endlosen Diskussionen austragen zu wollen, reizt Hyperaktive generell, ebenso den aggressiven Hyperaktiven, wenn er genügend wortgewandt ist. Allerdings weicht die Aggressivität nicht, solange die Stimmung nicht positiv genug ist. Es scheint mit der Aggressivität doch mehr ein körperliches Gefühl, und wie die Neurologin Simchen dann doch berichtet, eine biochemische Angelegenheit zu sein als ein Problem des (Ver-)Lernens, wie man Konflikte verbal austrägt. So können Eltern erleben, dass ihr oft übellauniges Kind dann eine normale Stimmung zeigen kann, wenn es für sehr bald etwas sehr Angenehmes wie Fernsehen oder eine besondere Unternehmung erwartet. Das Belohnungssystem im Gehirn ist angefüttert, das Kind ist umgänglicher.

Allerdings wirkt sich der tägliche Interaktionsmechanismus beim aggressiven Hyperaktiven fatal aus: Eltern „verlernen“ mehr und mehr den freundlich zugewandten Ton dem aggressiven Kind gegenüber, denn er bringt zu selten Erfolg. Der aggressive Jugendliche zeigt besonders zu Hause seine übelsten Launen, am meisten der Person gegenüber, die sich am meisten um ihn kümmert, und das ist in der Regel die Mutter. Er weiß vermutlich: sie verlässt mich nicht, auch wenn ich den Bogen mal wieder überspanne. Dass er den Bogen überspannt, merkt er mal wieder nicht. Sie aber hat gelernt, mit Nachdruck, manchmal nicht ohne Aggressivität, als die Stärkere zu erscheinen, damit sie ihn überhaupt noch mit ihrer „Autorität“ erreicht. Das „Recht des Stärkeren“ scheint in Familien mit einem aggressiven oppositionellen ADHS-Kind ein unschönes, aber notwendiges Prinzip zu sein, wenn die Eltern als „Alpha-Tier“ ihre erzieherische Einwirkungsmöglichkeiten und den gewissen Respekt nicht einbüßen wollen.

Simchen deutet eine Aussicht auf Besserung des aggressiven Verhaltens an: „Nur durch eine frühzeitige Behandlung, die mit mehr Erziehungskompetenz innerhalb der Familie verknüpft wird, kann ein solches Verhalten dauerhaft vermieden werden.“ (Simchen, 2003, S. 143). In vielen Fällen scheinen Zweifel angebracht an dieser optimistischen Sicht. So manche kompetent erziehenden Eltern sind erschrocken über ihr großes Kind, wenn es die Wut packt, als sei es noch im Trotzalter. Sie können dieser starken Reaktion auf kleine Reize nichts entgegensetzen, das stark genug ist, den nächsten aggressiven Ausbruch zu verhindern. Es geht hier nicht um die kindliche Explosion, wie sie typischerweise im Trotzalter vorgeführt wird, um die Grenzen auszutesten, sondern es geht um Aggression, die immer wieder da ist, wenn irgendein missliebiger Widerstand – auch eine Grenze – Anlass zum Wütendwerden bietet. Schlechte Laune alleine scheint dem Aggressiven zu genügen, Streit zu suchen bzw. zu provozieren, als ob Streit sein Bedürfnis sei. Die Anwesenheit der vertrauten Person genügt da schon. Streitsucht, Lust an der „Reibung“ mit anderen Menschen, „Lust am Krieg“ in der Familie könnte man einem aggressiven Kind unterstellen. Leider äußert sich das emotional schwach begabte ADHS-Kind oder der Jugendliche nicht so, dass man dieses Verhalten und die auslösenden Gefühle als eher nicht aggressiver Mensch nachvollziehen kann. Selbstreflexion gelingt eben nur mit emotionaler Kompetenz.

Dass die Biochemie den Menschen wenig oder eben mehr aggressiv sein lässt, wird deutlich daran, dass sich das männliche Geschlecht statistisch gesehen durchaus stärker aggressiv verhält als das weibliche. Allein die Statistik der Straffälligkeit mit Gewaltdelikten unterstreicht diese Erfahrung. Auch die Überfunktion der Schilddrüse oder hohe Cortisondosen sind geeignet, ansonsten friedliebende Menschen ungeduldig, schnell auffahrend und eben aggressiver werden zu lassen.

Der oben geschilderte Fall des Phineas Gage, bei dem der Verlust bestimmter Hirnareale die Probleme verursachte, und das beobachtete aggressive ADHS-Kind stellen augenfällig dar, dass Erziehung und Umwelteinflüsse nicht so stark für die Entwicklung haftbar gemacht werden können, wie man es gemeinhin noch tut. Träte Damasio für die Anerkennung der ADHS ein, behielte auch sein im Folgenden zitierter Satz bis auf das Wort „Veränderung" volle Gültigkeit: „Doch um Gages Verhaltensveränderung zu verstehen, hätte man sich zu der Auffassung durchringen müssen, dass normales Sozialverhalten auf eine bestimmte Gehirnregion angewiesen ist, und an ein solches Konzept mochte man weit weniger glauben als an eine entsprechende Lokalisierung der Bewegung, der Sinneswahrnehmung oder auch der Sprache" (Damasio, 1995, S. 38).

In der Pubertät erhalten aggressionsbereite Jungen durch das Sexualhormon Testosteron noch zusätzlich einen „Drive" in Richtung Aggressivität. Möglicherweise kann körperlich auslastende Arbeit diesen hyperaktiven Jugendlichen und Erwachsenen helfen, ihre Aggressionsneigung abzubauen oder ins Positive zu kanalisieren. Auch diesen Aspekt sollten angesichts hoher und stetig ansteigender Arbeitslosenzahlen Politiker und Arbeitgeber nicht unterschätzen. Wie soll ein sich langweilender (junger) Arbeitsloser mit Impulsivität und einem hohen Energiepotential, mit vermindertem Selbststeuerungsvermögen, mit einer Neigung, aggressiv zu reagieren, sich ausagieren? Fernsehen und PC alleine genügen sicher nicht, auch wenn er es viele Stunden vor der Flimmerkiste oder beim Surfen im Internet aushält. Auch der Körper fordert seine Aktivierung, und die Zufriedenheit über gute Arbeitsleistung in einem Betrieb mit entsprechendem Betriebsklima hebt auch die Grundstimmung. Sport als mögliches Ventil ist für diese Jugendlichen mit einer Störung des Sozialverhaltens leider oft unattraktiv und mit Negativerfahrungen aus der Kleinkindzeit verbunden.

Es scheint, als könne man bei den schwer betroffenen ADHSlern als Eltern und Erzieher nur versuchen, nicht noch mehr Öl ins Feuer zu gießen, indem man Gelassenheit auch da zeigt, wo man sie kaum mehr hat. Doch zumindest besteht mit den richtig dosierten und über den ganzen (!) Tag andauernden Medikamentengaben eine Chance, dass der aggressive Jugendliche seine schwersten Jahre mit Hilfe von Eltern und Pädagogen übersteht, ohne tief einzubrechen. Indem sich Eltern an das unerfreuliche Verhalten ihres Sprösslings „gewöhnen", gelingt es ihnen vielleicht mehr und mehr, nicht mehr schockiert und enttäuscht zu sein. Ihn innerlich loslassen und äußerlich fest im Griff behalten – vielleicht ist das die Mischung, die Eltern aushalten können und die einem schwer betroffenen ADHSler eine Zukunft innerhalb der Gesellschaft ermöglicht.

Zur Diagnosefindung beim ADHS-Kind werden neben der Anamnese, die hauptsächlich mittels der Beschreibung durch die Mutter erfolgt, der körperlichen Untersuchung, psychologischen Tests und Verhaltensbeobachtung auch

Eltern- und Lehrerfragebögen verwendet, von denen manche das Sozialverhalten miterfassen. Erst die Häufigkeit und Dauer sowie die Intensität eines Merkmals verrät, dass das betreffende Kind unter einem großen Problem leidet, vielleicht ohne es selbst wahrzunehmen. Hierzu gehört auch die mit „Ehrlichkeit“ bezeichnete Charaktereigenschaft.

In der Tat ist es eines der größten Probleme mancher Betroffener, dass sie noch lange nach ihrer Kindergartenzeit „Fantasiegeschichten“ erzählen. Dieser harmlos klingende Begriff beschreibt nicht mit Deutlichkeit, was die Menschen im Umfeld des älteren Kindes oder Jugendlichen als Lüge bezeichnen würden. Wenn Fantasiegeschichten als kreative Leistung eines Kindes oder Jugendlichen erzählt werden, dann kann man das loben und unterhaltsam finden. Notorisches Lügen eines emotional sehr schwach begabten Jugendlichen bedeutet aber: Man weiß nie, ob das, was er jetzt sagt, wahr ist. Widerspricht er sich in jedem nächsten Satz auf immer andere Weise, sodass irgendwann offensichtlich ist, dass schon der Ausgangssatz nicht der Wahrheit entsprochen haben kann, bleibt vielleicht nur noch Resignation beim Erzieher. Auch einen Anflug von Scham sucht man bei dem stets Lügenden vergeblich. „Ich kann mich darauf verlassen, dass ich mich nicht auf ihn verlassen kann“ ist die Aussage einer Mutter, deren Zwölfjähriger nicht nur unzuverlässig im Handeln, sondern auch in Rede und Antwort ist.

Wenn ein älteres Kind mit ADHS Lüge und Wahrheit nur rein theoretisch auseinanderhalten kann, im praktischen Alltag aber immer wieder und ohne erkennbare Gründe fern der Wahrheit antwortet, so muss nicht das elterliche Erziehungsversagen den Grund dafür abgeben.

Wenn ein Jugendlicher mit ADHS sich Dinge aneignet, wie es ihm beliebt, so dass die Eltern irgendwann die Tür abschließen, sobald sie das Zimmer verlassen, dann muss dieses Verhalten (das man auch Stehlen nennen kann) nicht aus Mangel an elterlicher Liebe und Zuwendung oder einem Zuwenig an eigenem Besitz erklärt werden.

Wenn ein Kind mit ADHS keine Wissensfragen stellt, außer nach dem Fernsehprogramm, keinen Ehrgeiz wenigstens in den Schulfächern entwickelt, die ihm leichtfallen, wenn es in der selbstgewählten Jugendgruppe einer Hilfsorganisation durch wenig Eifer auffällt, dann sollte man nicht nur fragen, was die Eltern mit diesem Kind tun oder nicht tun, dass es so uninteressiert ist.

Wenn ein Kindergartenkind mit ADHS nicht weiter traurig erscheint, wenn der Familienhund begraben wird, wenn es seiner vor Erschöpfung weinenden Mutter sagt: „Heul doch!“, wenn es nach großem Ärger oder nach einer Untat keinen entsprechenden Anflug von Reue oder Scham, überhaupt keine spontane Reaktion zeigt, die als Entschuldigung aufgefasst werden kann, dann kann man annehmen, dass sein kindliches Gehirn nicht in der Lage ist, das zu fühlen, was andere Trauer, Mitleid oder Gefühl – Emotion – nennen.

Wenn ein Kind kaum lächelt, nicht über die Feinabstimmung der Gefühle verfügt, sondern sich nur in groben Rastern der Extreme wie ausgelassene, lautstarke Fröhlichkeit oder heftiges Wutgeschrei in langanhaltender Anfallsform mit Tritten gegen Möbel oder sogar Menschen und Tiere auslassen kann, dann sollte man Eltern nicht unterstellen, dass sie diesem Kind nicht die gewissen Nuancen vorgelebt hätten oder dass dem Kind das Lächeln vergangen ist, weil es so viel Ärger mit seinen Eltern hat. Anscheinend kann nicht jedes Kind lächeln lernen, aber Eltern können verlernen, ihr Kind anzulächeln. Auf das Lächeln der Eltern mit einem Lächeln zu antworten ist dem Kind normalerweise angeboren. Genauso ist es den Menschen angeboren, auf das Lächeln eines Kindes mit einem eigenen Lächeln zu reagieren. Selbst beim Betrachten eines Films, sogar eines Zeichentrickfilms, ertappt sich der Zuschauer, dass er lächelt, wenn ihm Lächeln vorgeführt wird. In ähnlicher Weise ist der Mensch dazu von Natur aus „gezwungen", das Kleinkindgesicht (wie auch die Physiognomie junger Tiere) niedlich zu finden. Damit ist, sozusagen zur Erhaltung der Art, der Beschützerinstinkt des Erwachsenen wachgerufen. Das „Kindchenschema" und seine entsprechende Antwort des Gegenübers sind eine sehr sinnvolle „Erfindung" der Natur.

Ohne die emotionale, die empfindende Intelligenz, über die Damasio so fesselnd schreibt, gelingt das Leben nicht genügend. Das muss jedoch keinesfalls bedeuten, dass der emotional „unterkühlte" Mensch so gefühlsarm ist, dass er kein sozial angemessenes Leben führen kann. Es kann bedeuten, dass das Leben mit diesen vermutlich meist männlichen Menschen für die Familie nicht immer leicht zu ertragen ist. Bei einem schwereren Grad aber und zusätzlicher ADHS-Betroffenheit können die alltäglichen Attacken eines impulsiven oder sogar tyrannischen Menschen derart zerstörerische Auswirkungen haben, dass er seine Familie, auch ohne Absicht, sprengt.

Ein hoher Intelligenz-Quotient (IQ) stellt ohne eine gute emotionale Intelligenz (EQ) anscheinend nicht viel Positives dar. Rationale Intelligenz mit großer Aktivität verbunden ist in der Lage, viel zu bewirken; ohne eine moralische Kontrollinstanz kann sie allerdings auch sehr viel Negatives bewirken.

Eine mangelnde mitfühlende Mitmenschlichkeit erleichtert zuweilen Menschen den Zugang zur Macht. Ihre Machtfülle „erspart" es ihnen dann wiederum, sich wieder auf das Menschliche einzulassen. Mit ihrem ungebremsten Tatendrang und ohne entsprechende Fähigkeit zum Mitfühlen, ohne Skrupel können machtbesessene intelligente Macher in Politik, Wissenschaft oder Wirtschaft in die Position gelangen, die es ihnen ermöglicht, ganze Völker, Landschaften und unseren Globus zu Grunde zu richten. Papst Johannes Paul II. forderte in einer seiner Ansprachen „Barmherzigkeit". Sein Wort muss bei den Menschen ohne die Fähigkeit zum Mitfühlen im Nichts verhallen.

Der Emotionalität sollte größere Beachtung zukommen, auch bei der Diagnostik der ADHS. Wie man dieser emotionalen Behinderung eines Teils der ADHS-Patienten wirksam begegnen kann, ist anscheinend eine bisher noch unbeantwortete Frage.

2.8 Des Menschen Wille …

„Der Mensch hat Verstand und einen freien Willen“ wurde uns im Religionsunterricht beigebracht, auch um uns zu erklären, wie wir uns vom Tier unterscheiden. Unser freier Wille endet jedoch an den inneren Grenzen, die uns unsere persönlichen Eigenarten setzen, sowie an den äußeren Grenzen, die uns unser (soziales) Umfeld setzt. Normalerweise spüren wir die Grenzen, die unsere Umwelt unserem Willen setzt. Bestimmte individuelle Eigenarten aber, auch Krankheiten, engen diese Fähigkeit ein, die Grenzen des eigenen „freien“ Willens zu erkennen und zu akzeptieren.

Am Beispiel sehr impulsiver Hyperaktiver ist zu erfahren, wie Menschen spontan ihren momentanen, teilweise diffusen Eingebungen und Bedürfnissen nachgeben, ohne die Folgen für sich und andere zu bedenken. Mit Hilfe einer richtig dosierten medikamentösen Therapie sind sie jedoch eher in der Lage, ihrem eigentlichen Willen zu folgen und den Filter aus Vernunft und Moral zwischen Impuls und Handeln zu setzen.

Das Dilemma des nur scheinbar freien Willens wird dann auch zum Dilemma der Justiz, wenn es um die Feststellung einer Absicht, eines Affektes oder um die eher zufällige Verstrickung in ein Delikt geht. Über den „freien“ Willen des Delinquenten mit ADHS muss also bei Gericht und insbesondere in der Jugendgerichtshilfe neu nachgedacht werden. Was wissen Gutachter über den Willen der ADHS-Persönlichkeit? Welche Bedeutung haben Strafe und Therapie? Welchen Sinn haben Strafgesetze für den (jungen) Drogenkonsumenten? Wie steht es um die Einsichtsfähigkeit, Schuldfähigkeit und Besserungsfähigkeit eines schwer ADHS-betroffenen Jugendlichen mit einer Störung des Sozialverhaltens? Noch wichtiger: Was müsste getan werden, um eine Kriminellenkarriere zu verhindern?

Barkley bemerkt über den Willen aus neurologischer Perspektive:

> „Diese entwicklungsneurologische Betrachtungsweise steht im Widerspruch zu der weit verbreiteten Überzeugung, dass Selbstkontrolle und freier Wille ausschließlich Sache des Individuums und der Erziehung seien. Meiner Meinung nach liegt hier die Ursache für einen großen Teil des Widerstandes der Gesellschaft dagegen, die ADHS als Entwicklungsbehinderung zu betrachten und den Betroffenen das Maß an Verständnis, Unterstützung und Sonderrechten zu gewähren, das Menschen mit anderen Beeinträchtigungen ohne weiteres zugebilligt wird. Es passiert nicht zum ersten Mal, dass die Gesellschaft mit wissenschaftlichen Erkenntnissen konfrontiert wird, die im Widerspruch zu weit verbreiteten Auffassungen stehen. Auf die Dauer haben sich die neuen Einsichten immer durchgesetzt und meine Hoffnung ist, dass dies auch in diesem Fall passiert.“ (Barkley, 2002, S. 106)

Barkley meint jedoch nicht, dass Menschen mit ADHS ihrer Verantwortung enthoben seien, und sie seien „nicht völlig unempfänglich für die Konsequenzen ihres Tuns, ihnen fällt es nur schwer, den Zusammenhang zwischen diesen Konsequenzen und ihrem eigenen Verhalten zu sehen, was an dem zeitlichen Abstand zwischen Verhalten und Konsequenzen liegt. Daraus ergibt sich, dass wir die Betroffenen, um ihnen zu helfen, eher *mehr* zur Verantwortung ziehen müssen, anstatt weniger."

Des Menschen Wille ist sein Himmelreich – dieser Satz gilt bei vielen ADHS-Betroffenen jedoch nur für den Augenblick der Willenserfüllung. Im nächsten Moment wird bereits ein neues kurzlebiges Ziel angepeilt. Die unstete Kurzsichtigkeit auf die nächste Zukunft, das impulsiv-planlose Handeln, die unreifen, übereilten oder gar nicht getroffenen Entscheidungen zeigen, wie wenig frei eine schwerere ADHS die Betroffenen macht. Einige unter ihnen erkennen dies vielleicht nicht einmal.

3 Steine im Weg

„Es ist schwieriger, eine vorgefasste Meinung zu zertrümmern, als ein Atom."
Albert Einstein

Dass sich die Erde auch schon um die Sonne drehte, als die Gelehrten noch glaubten und verkündeten, dass die Erde als Scheibe das Zentrum des Universums bilde, das wussten zuerst nur jene, die sich die Zeit nahmen, mit eigenen Augen zu beobachten, dass es anders ist. Das heliozentrische Weltbild des Kopernikus passte nicht in die Auffassung der spätmittelalterlichen kirchlich dominierten „Wissenschaft", die vom Glauben und Machterhalt beseelt ihren Wahrheitsanspruch gegen Galileo Galilei mit Freiheitsentzug durchsetzen wollte. Der Legende nach soll Galilei seinen vom Inquisitionsgericht erzwungenen Widerruf mit den Worten: „Und sie (die Erde) bewegt sich doch (um die Sonne)!" zurückgenommen haben. Beinahe vier Jahrhunderte dauerte es, bis Galilei durch Papst Johannes Paul II. 1979 rehabilitiert wurde. Ob der Papst sich die Zeit genommen hat und höchstselbst Galileis Sicht auf die Weltdinge (durch ein Fernrohr) nachvollzogen hat, oder ob er sich durch Literatur über den heutigen Wissenschaftsstand informiert hat, ist nicht bekannt. Hätte sich die Heilige Inquisition die Mühe gemacht, mit Galilei durchs Fernrohr zu schauen, sie hätte schon damals viel gelernt. Ihre Abwehr war jedoch stärker.

Der Vergleich mag etwas hoch angesiedelt erscheinen. Was er jedoch verdeutlichen kann, ist die Schwierigkeit, Außenstehende oder vermeintlich „Wissende" von einer Sache zu überzeugen, die eine intensivere Betrachtung erfordert, um sie zu verstehen oder nachzuvollziehen.

Zur Behandlung der ADHS gibt es verschiedenste Meinungen und Ansätze, die über die Medien verbreitet werden. Im Folgenden sollen einige Veröffentlichungen herausgegriffen, durchleuchtet und ihre Aussagen vor unserem Erfahrungshintergrund kritisch überprüft werden.

Dass die Elternschaft kranker und behinderter Kinder und die Elternselbsthilfeverbände aus ihrem Selbstverständnis heraus der Medizin kritisch gegenüberstehen, ist manchen Autoren zu ADHS z. B. leider entgangen. Eltern haben vielfach jahrelang mit alternativen Verfahren, mit Diäten, mit Frühförderung, Ergotherapie, therapeutischem Reiten, mit allerlei anderen prinzipiell förderlichen Unternehmungen versucht, ihr Kind ohne pharmakologische Therapieversuche zu einem normaleren Verhalten zu bringen. Viele Eltern wollten oder konnten es lange nicht glauben, das ihr Kind Medikamente braucht, um normaler lernen und sich normaler verhalten zu können –

„zu funktionieren“ nennen es die Kritiker. Hätten die anderen Therapien einen deutlichen Nutzen gehabt, dann wäre das den Elternverbänden sicher nicht entgangen.

Könnte man die ADHS so leicht erkennen wie eine deutlich sichtbare körperliche Behinderung, dann wäre es heute absolut nicht vorstellbar, wie sich Autoren mit eigentlich hochstehenden ethischen Grundsätzen zu manchen ihrer Aussagen und Buchpassagen hinreißen lassen.

3.1 Erziehungsratgeber allerorten

Seit einiger Zeit haben verschiedene Fernsehsender eine Möglichkeit entdeckt, die mit Erziehungsproblemen überforderten Eltern, meistens Mütter, und ihre Kinder zu Hauptdarstellern mehr oder weniger unterhaltsam belehrender, anscheinend einschaltquotenträchtiger Erziehungsberatungsshows zu machen. „Supermamas“ und „Supernannis“ sagen hilflosen Eltern am Ort des Geschehens ein paar Tage lang, wie es gehen könnte, die Kleinen erträglich zu machen. Die Tipps sind nicht alle schlecht, doch das Vorführen schwacher Erziehungsleistungen oder schwieriger Kinder ist an sich kritikwürdig. Die Persönlichkeitsrechte der Kinder werden angetastet – schließlich werden sie ja fast ausschließlich negativ vorgeführt. Bisweilen sind dort Kinder zu erleben, denen man eine qualifizierte ADHS-Diagnostik plus Therapie wünscht. Davon scheinen die Profi-Mamas noch nichts zu wissen. Statt dessen sperrt man Tobsüchtige ins Kinderzimmer ein, um sie per Kamera zu beobachten.

Doch das hohe Maß an Konsequenz, wie es die Supernannis fordern, die strikte Grenzsetzung, die zuweilen an Drill erinnern mag, ist auch Anlass, den Protest der Fernsehredakteure hervorzurufen: „Kuschen statt kuscheln – Kleine Untertanen sind wieder gefragt“ überschrieb das TV-Magazin Monitor (ARD, 11.11.2004) seinen Beitrag dazu. Erlebten die Redakteure die notwendigerweise kurzen und prägnanten Anweisungen von Eltern an ihre ADHS-Kinder, so wären sie vielleicht auch entrüstet.

Die Katholische Elternschaft Deutschlands (KED) würde sich vermutlich dagegen verwahren wollen, mit solchen Sendungen des Privatfernsehens auf einer Linie gesehen zu werden. Sie hat in ihrer Broschürenreihe im Jahr 2003 ein kleines Werk von Rainer Winkel herausgegeben, das sich in gefühlvoller, Verständnis signalisierender Sprache engagiert den „Problemkindern“ widmet: „Wenn Kinder uns Sorgen machen – zwölf Kinder – zwölf Schicksale“. Wie vermutet, wendet sich der Autor den Begriffen „ADS, Hyperaktivität, Konzentrationsstörung“ zu. Winkels „Pädagogische Einführung“ hält Rückschau auf das Buch „Das gehetzte Kind“ von David Elkind: „Seine Grundthese lautete: Wer Kinder so hetzt, von einem Termin zum anderen jagt, viel zu früh erwachsen macht, zerstört sie als Kinder und muss sich nicht wundern, wenn eines Tages die Krankheitsbezeichnungen grassieren: MCD, ADS, Hyperaktivität, Konzentrationsstörung etc.“ (Winkel, 2003, S. 7). Mit diesem

Zitat des amerikanischen Autors deutet Winkel seine Grundeinstellung zur ADHS an.

Elkind ist ebenfalls Autor des Buches: „Wenn Eltern zu viel fordern". Mit seinem darin abgedruckten Rat (Elkind, 1987, S. 196), Kindern von fünf Jahren einen täglichen Fernsehkonsum von bis zu zwei Stunden zu erlauben, liegt er allerdings nicht auf der Linie der deutschen Pädagogen, vermutlich würde auch Winkel ihm hier nicht folgen wollen. Bei den ADHS-Experten kann Elkinds Rat erst recht keine Zustimmung finden.

Weiter erinnert Winkel an ein bekanntes Buch aus den USA: „Das Verschwinden der Kindheit". Sein Autor war Neil Postman, Professor für Medienpädagogik an der New York University. Dessen Grundthese lautete, nach Winkel (2003, S. 7): „Wer Kindern den uneingeschränkten Zugang zu den elektronischen Medien erlaubt, ihnen über die Bilderflut jegliche Geheimnisse nimmt, zerstört letztlich literale Kultur und macht aus den denkenden gaffende Menschen, muss sich also nicht wundern, wenn auch hier sich die Krankheitssyndrome häufen: Funktioneller Analphabetismus, Fernsehsucht, Zapperitis, Egomanie, Infantilität etc."

Will der Autor damit andeuten, dass man eine ADHS als durch negative Zeiterscheinung verursacht zu betrachten habe und dass ihr ausschließlich pädagogisch beizukommen sei? Es finden sich in der Broschüre keinerlei Hinweise auf ADHS als erblich bedingte, nicht durch Erziehung verursachte biochemische Störung, wohl aber die folgende Beurteilung über den 15-jährigen Kevin (Winkel, 2003, S. 33). „[...] der Schulpsychologe diagnostizierte ihn als ein ADHD-Kind, ein Kind mit der ‚Krankheit' Hyperaktivität [...]." Für Winkel ist der Junge jedoch „weder anormal noch krank, wohl aber unerzogen – im wörtlichen Sinn".

Geschildert werden in der Broschüre zwölf Einzelschicksale, von denen mehrere den ADHS-Verdacht unausweichlich machen. Schlimmer noch: An eine ADHS-Betroffenheit mancher Eltern, die das Schicksal ihrer Kinder zusätzlich durch Verwöhnung, Vernachlässigung, fehlende Grenzsetzung schwer belasten, denkt man in der Situationenbeschreibung anscheinend nicht. Würde Winkel sich mit der ADHS-Problematik eingehend beschäftigt haben, dann stünden in seiner Broschüre nicht nur Fallbeschreibungen und Empfehlungen zur Lösung, sondern er könnte, nicht ohne berechtigte Zufriedenheit, von erfolgten Lösungen bzw. Verbesserungen berichten.

Wer mit auffälligen Kindern und Jugendlichen arbeitet und der ADHS noch immer eine Ausredenfunktion zuschreibt, lehnt konsequenterweise hilfreiche Therapien ab bzw. lässt sie einfach außen vor: „Deshalb bleibt nur der simple und doch so schwer einzulösende Rat: Mit Kevin und seinen Eltern müssen sogenannte Existenzgespräche geführt werden, in denen sich allmählich ein Lebens-Sinn aufbauen kann. Dies aber ist keine Therapie und keine Strafe, wohl aber Erziehung, Nacherziehung, die für viele heutige Kevins so dringend geboten ist. Denn deren Eltern mögen vieles gut meinen, aber eines machen sie mit Sicherheit falsch: Sie praktizieren eine Nicht-Erziehung, die nur Leere und verzweifelte Kompensationsversuche zurücklässt" (Winkel, 2003, S. 33).

Es ist außerordentlich bedauerlich, dass diese einnehmende Broschüre nicht der ADHS ihre sachgerechte Stellung einräumt. Viele gute, besonders auch auf die ADHS-Kinder anzuwendende pädagogische und verhaltenstherapeutische Ansätze werden aufgezeigt, Ergebnisse jedoch nicht berichtet. Waren sie nicht positiv und berichtenswert? Diese kleine Broschüre, bestimmt in bester Absicht zusammengestellt, liegt im Trend: Probleme werden berichtet, die vermeintlichen Gründe werden mitgeliefert, Vorschläge für eine bessere Erziehung angedeutet. Dass aber die Pädagogik nicht so oft von Erfolgen sprechen kann, wie es wünschenswert ist, wird nicht weiter hinterfragt, da man kaum einen anderen Grund in den Schwierigkeiten der Kinder und Jugendlichen zu sehen bereit ist als die versagenden Eltern.

Der Büchermarkt bietet nun von prominenten und populären Autorinnen und Autoren aus Kirche, Politik, Fernsehen und Journalismus Überlegungen zur Familienerziehung an. Bücher, die sicher ihren Wert und viel Wahrheitsgehalt besitzen – wenn manche Autoren denn nicht locker eingestreut so tun, als wüssten sie, weshalb so viele Kinder unruhig, aggressiv, aufmerksamkeitsgestört, hyperaktiv oder fernsehsüchtig sind.

Vor Neid erblassen müssen Mütter eines schwerer betroffenen ADHS-Kindes, wenn sie das mit Erlebnissen und Bekenntnissen, auch mit offenen Fehlerbekenntnissen geschmückte Buch „Erziehung als Herausforderung" der Landesbischöfin Margot Käßmann (2002) zur Hand nehmen: Mit ihren Grundsätzen im Kapitel „Kinder erziehen" (2002, S. 93–141) spricht die Autorin der lesenden Mutter aus der Seele, doch wie viel davon hat die Mutter angewandt oder zumindest versucht – und mit wie wenig Erfolg hat sie Rituale gepflegt, Grenzen gesetzt, ihr ADHS-Kind wahrgenommen, Geduld aufgebracht, sich als Vorbild verhalten? Dem ADHS-Jugendlichen „Verantwortung zutrauen" – nein, das tat sie nicht. Das hat ja von Beginn an noch nie geklappt. „Freiräume respektieren" – nein, dieser Jugendliche konnte mit Freiräumen noch nie umgehen, er „schreit" noch mit 16 und 18 Jahren nach Kontrolle und Konsequenz. „Abgrenzung ertragen" – sie erträgt die Abgrenzung des Kindes seit seiner Geburt – die körperliche Nähe zur Mama war dem Kind schon immer unangenehm. „Werte vermitteln" – wie vermittelt eine Mutter einem Kind, das sich kaum oder nicht wahrnehmbar Gedanken über die Gefühle seiner Mitmenschen macht, feste Maßstäbe und moralische Werte? „Freiheit gewähren" – Jahre später, als die Mutter es eigentlich will, wird sie dem um Jahre unreiferen jungen Erwachsenen seine Freiheit gewähren müssen, wenn er sagt: „Ich bin jetzt 18, ich darf machen, was ich will, du hast mir jetzt gar nichts mehr zu sagen!"

Wie weit muss das Familienleben der Käßmanns doch entfernt sein von der Andersartigkeit mancher ADHS-Familie: „Allzu oft wird Verantwortung den Kindern heute von vornherein abgenommen. Da kann es dann auch Formen von Überbehütung geben. So finde ich es lächerlich, wenn eine Mutter noch den Ranzen eines Zehnjährigen packt. Wenn er etwas vergisst, wird er in diesem Alter selbst dafür gerade stehen müssen. Spätestens beim dritten Mal lernt er, selbst zu schauen, ob der Inhalt mit dem Stundenplan übereinstimmt"

(2002, S. 137 f.). Für die vielen Mütter der ADHS-Kinder ist das Alltag, was die Landesbischöfin „lächerlich“ findet: Selbst dem Vierzehnjährigen muss die Mutter noch oft den Tornister durchwühlen, um die fliegenden Blätter zu finden, ihm nach den betreuten Hausaufgaben den üblichen Spruch zum Tornisterpacken mitgeben oder tagelang nach einem zurückerhaltenen Test fragen. Der ADHSler wird nach vielfachem Reinfall in der Schule nicht unbedingt gelernt haben, sich für seine Schulsachen verantwortlich zu fühlen. Seine Mutter wird ihn gängeln müssen, bis er es tut, denn er braucht einen Schulabschluss. Sie wird ihn zur Lehrstelle gängeln, wenn er es braucht – Überbehütung? Ein Jugendlicher, der für seine Taten, Nichttaten und Untaten gerade stehen kann, macht nicht die allergrößten Sorgen.

„Ich habe kein Patentrezept“, dieses ehrliche Bekenntnis von Renate Schmidt in ihrem Buch „S.O.S. Familie. Ohne Kinder sehen wir alt aus“ (2003), die sich schon vor ihrer Zeit als Familienministerin für Familien stark gemacht hat, dürfte sich jeder zur Überschrift machen. Sie fragt zu Recht (Schmidt, 2003, S. 114 f.): „Was aber, wenn sich Eltern ihrer Verantwortung gänzlich entziehen oder gar zur Übernahme von Verantwortung nicht fähig sind?“ Hier wäre die richtige Stelle, um über das Problem der ADHS bei Erwachsenen zu reden, doch leider gibt Schmidt nur Aussagen „einer Freundin“ wieder, die „mit verhaltensgestörten Kindern“ arbeitet und über deren benachteiligte Familien berichtet, die unwillkürlich mit einem ADHS-Verdacht in Verbindung zu bringen sind. Es steht für sie aber fest, dass die Verhaltensstörungen in der Familie erworben sind – von ADHS und ihrem über Generationen vererbten sozialen Elend solcher manchmal „Sozialhilfedynastien“ genannten Familien hat auch die Freundin anscheinend noch nicht gehört (ebd., S. 114 f.):

> „Eine Freundin von mir arbeitet mit verhaltensgestörten Kindern. Nicht wenige von ihnen kommen aus benachteiligten Familien, nicht wenige aus kinderreichen benachteiligten Familien. Familien, in denen körperliche Gewalttätigkeit und Alkoholmissbrauch zum Alltag gehören, Familien, in denen einer oder beide Elternteile ebenfalls bereits Opfer familialer Gewalt waren, Familien, die manchmal bereits in zweiter oder dritter Generation Sozialhilfe empfangen. Meine Freundin erzählte mir, dass diesen Familien angesichts der hohen Kinderzahl monatlich erhebliche Beträge zur Verfügung stehen (die für die vielen Kinder auch gebraucht werden). Zusätzliche Mittel erhalten sie, weil verhaltensgestörte Kinder Anspruch auf Zuschläge nach dem Bundessozialhilfegesetz haben. (Wohlgemerkt: Verhaltensstörungen, die in der Familie erworben wurden!) […] Wenn die Einrichtung, in der meine Freundin arbeitet, in den Sommerferien vier Wochen schließt, kommt es vor, dass die Kinder dieser materiell nicht schlecht ausgestatteten Familien hungern. Auch weil ihre Eltern nie gelernt haben, mit Geld umzugehen, oder weil ihre Väter das Geld vertrinken. Wie erreichen wir, dass diese Kinder nicht die nächste Generation von Sozialhilfeempfängern bilden? Ich habe kein Patentrezept. Familienberatung erreicht solche Familien viel zu selten und ist in Deutschland personell zu schlecht ausgestattet.“

Gewalt in der Familie, Alkoholismus, Eltern, die wegen ihrer eigenen ADHS-Betroffenheit auch finanziell chaotisch handeln – schon klischeehafte ADHS-

Indizien von Familien, mit denen sich die Sozialpädagogische Familienhilfe oft vergebens plagt, weil sie das ADHS-Problem nicht erkennt, werden hier angeführt. Renate Schmidt glaubt daran, dass das Vorbild der Eltern sowie Kindergarten und Schule derart schwierige Familienprobleme verhindern können (2003, S. 115):

„Insbesondere bei der Erziehung für Partnerschaft und Familie hat die Schule (und der Kindergarten) einen bisher noch nicht wahrgenommenen Erziehungs- und Bildungsauftrag – ergänzend zur Familie. Gerade in diesem Bereich haben Kinder und Jugendliche als ‚Anschauungsmaterial' nur ihre eigenen Eltern, ihre eigene Familie. Sind dies gelungene ‚Modelle', haben diese Kinder eine große Chance, auch wieder eine glückliche Partnerschaft und Familie zu gründen.
Ist die eigene Familie weniger gelungen, dann ist die Gefahr groß, dass sich dies in der künftigen eigenen Familie wiederholen wird. Dies gilt insbesondere, wenn in der Herkunftsfamilie Konflikte mit Gewalt gelöst wurden. Da nimmt sich der kleine achtjährige Junge fest vor: ‚Wenn ich mal groß bin, schlage ich meine Frau und meine Kinder nie.' Leider lehrt die Erfahrung von Beratungsstellen und Frauenhäusern, dass prügelnde Männer als Kinder selbst geschlagen wurden. Und noch schlimmer, mit beinahe schlafwandlerischer Sicherheit finden diese Männer Partnerinnen, die selbst als Kinder Opfer von Gewalt wurden."

Die Autorin hat Recht in der Schilderung des sich immer wieder fortpflanzenden Unglücks in impulsiv-aggressiven Gewaltfamilien. Betroffen macht aber, wie wenig sie über den Mechanismus der ADHS weiß, die als erbliche Krankheit für dasselbe Elend in der nächsten Generation sorgen kann. Die genetische Weitergabe als defizitäre Grundlage und dazu durch Fehlerziehung und schlechtes Vorbild verstärkende negative Einflüsse – ein Kind einer solchen Familie muss schon sehr hohe Begabungen haben, um heil da herauskommen zu können.

„Krisenherd Familie", „Krisenherd Schule", „sprachgestörte Kinder, ausgebrannte Lehrer, verhaltensauffällige Schüler, disziplinlose Schulklassen und gewalttätige Jugendliche", das sind nur einige und wahrlich genug Gründe, ein Buch zu schreiben, womit die Journalisten und Eltern Petra Gerster und Christian Nürnberger in „Erziehungsnotstand – Wie wir die Zukunft unserer Kinder retten" (2003) die in Deutschland neue Erziehungsdiskussion in Gang hielten. Mit Hilfe der Darstellung selbst erlebter Situationen und in den Medien berichteter Vorfälle geben die Autoren ein Bild wieder, das Lesern von Tageszeitungen und politischen Magazinen vertraut sein dürfte. Die Begründung für die Zustände sehen sie im familiären Erziehungsnotstand und im maroden Bildungssystem, in den abträglichen Einflüssen von Fernsehen und Konsumterror. Wenn nun die mangelnde Erziehung, das Wegsehen oder Nichteingreifen, Nicht-zur-Ordnung-gerufen-werden durch Erwachsene, Eltern oder professionelle Erzieher, durch Fernsehen und Videofilme mit jugendungeeigneten Inhalten, schlicht gesagt die Umwelteinflüsse als Ursache für die zunehmenden Schwierigkeiten von und mit Kindern und Jugendlichen gesehen werden, dann wird das Buch der Wirklichkeit teilweise gerecht, aber eben nur teilweise.

Alles, was an Beklagenswertem zu lesen steht, ist beklagenswert, wenn es denn auch immer den Tatsachen entspricht. Wie zu erwarten, spielt eine Veranlagung zu Unaufmerksamkeit, Lernschwächen, motorischen und sprachlichen Problemen, zur niedrigen Frustrationstoleranz, zu emotionaler Mangelausstattung, Unangepasstheit oder Aggressivität keine Rolle. Die Umwelt macht's, oder sie verhindert's – ADHS „existiert nicht". Es ist nicht zu verlangen, dass aus einem von Journalisten zusammengetragenen Erziehungsbuch ein ADHS-Buch wird, aber diese Lücke fällt denen auf, die in dieser Hinsicht um Aufklärung und Hilfe bemüht sind.

Viele der heutigen pädagogischen Erfolgsautoren haben viele ansprechende Erziehungsratgeber veröffentlicht, die den Eltern normgesteuerter Kinder sicherlich helfen können, ihr erzieherisches Handeln zu überdenken und zu korrigieren. Die Eltern von ADHS-Kindern können beim Lesen regelmäßig nur enttäuscht feststellen: Der Autor versteht nichts von meinem Kind.

Ein Vertreter unter den Autoren, die für die Stärkung der elterlichen Erziehungskompetenz arbeiten, ist der Familienberater Jan-Uwe Rogge. Gemeinsam mit der Journalistin Bettina Mähler hat er in „Irgendwie anders: Kinder, die den Rahmen sprengen … und wie man mit ihnen umgeht" (2001) auch das Thema ADHS mit aufgenommen. Die Autoren nähern sich ihm mit Vorsicht. Kinder mit Wahrnehmungsstörungen, Kinder mit ADHS und Kinder mit Lernstörungen werden jeweils in gesonderten Kapiteln abgehandelt, sodass der Eindruck entsteht, als lägen hier drei getrennt voneinander auftretende Störungen vor. Über die Ursachen der Wahrnehmungsstörungen machen die Autoren Angaben, die für Eltern (zwar nicht immer, aber doch immer wieder) eine gewisse Mitverursachung bedeuten (Rogge & Mähler, 2001, S. 61): „Die Ursachen für Wahrnehmungsstörungen können vielfältig sein: Sie reichen von einer problematischen Schwangerschaft, einer Frühgeburt über die Auswirkungen einer schwierigen Geburt bis hin zu Bewegungsarmut und einem einengenden oder gefühlsmäßig vernachlässigenden Erziehungsstil." Da haben die Mütter es wieder! Entweder haben sie als Schwangere oder Gebärende unfreiwillig dafür gesorgt, dass das Kind Störungen der Wahrnehmung zeigt, oder sie haben es zuwenig bewegt und sich bewegen lassen, ja sogar zu sehr eingeengt oder vernachlässigt. ADHS-Kinder sind typischerweise und teilweise massiv von Wahrnehmungsstörungen betroffen und diese sind vielfach genetisch bedingt.

Wessen Kind aber bereits eine Diagnose erhalten hat, der oder die kommt in dem Erziehungsratgeber deutlich besser weg. Unter der Überschrift „Primäre und sekundäre Ursachen" heißt es (ebd., S. 74):

> „Dem Aufmerksamkeitsdefizitsyndrom liegt primär eine neurologische Störung zugrunde, während die sekundären Symptome durch Umwelteinflüsse und Lernerfahrungen geprägt sind. Bei ADS-Kindern ist die normale Funktionsweise des Gehirns gestört, weil es seine Impulse nur unzureichend oder gar nicht kontrollieren, steuern oder regeln kann. Seine Konzentration ist gestört, die Stimmung schwankt, sein Durchhaltevermögen ist gering. Es springt von Impuls zu Impuls, von Reiz zu Reiz ohne zu entscheiden, welcher nun der bedeutsamere und situationsangemessenere ist."

Nun fragt sich die lesende Mutter, für welche sekundären Symptome sie sich denn nun verantwortlich zu fühlen hat, weil die ja durch Umwelteinflüsse hervorgerufen sein sollen. Aber immerhin, die Autoren haben die neurologische Störung erwähnt.

Das ADHS-Kind wird jedoch nicht als möglicherweise schwer betroffenes vermittelt, denn mit der richtigen Einstellung zum ADHS-Kind und der therapeutischen Begleitung ist ADHS nicht weiter schlimm:

> „ADS ist keine Willensschwäche, Zeichen für mangelnde Intelligenz, oder Ausdruck von Provokation. ADS ist auch kein Schicksal, sondern kann therapeutisch begleitet werden, sodass alle Beteiligten mit dem Kind leben, sich gemeinsam achten und respektieren können. Anders ausgedrückt: Auch wenn ADS generell nicht heilbar ist, kann ein Kind damit leben lernen – wie beispielsweise auch mit der Schüchternheit.
> Für Eltern von ADS-Kindern mag es befreiend und ermutigend zugleich sein, wenn sie erfahren, dass sich im ADS nicht Erziehungsfehler bündeln. Ziel jeder therapeutischen Begleitung sollte es deshalb sein, dass ein Kind lernt, sich so anzunehmen, wie es ist. Und dass die Umwelt, die das Kind umgibt, eine ähnliche Einstellung vorlebt. So steigert man das Selbstwertgefühl des Kindes und entlastet die Familie." (ebd., S. 74 f.)

Die Autoren haben vermutlich noch nicht viele ADHS-Kinder oder deren Mütter kennen gelernt, sonst hätten sie sicher Situationen erlebt oder Geschichten gehört, die nicht in eine derartige schwammige und verharmlosende, ja verniedlichende Erklärung der oft schwer wiegenden Erkrankung ADHS passen. Familiäre Katastrophen wegen ADHS scheinen nicht hierhin zu gehören. Aber vielleicht wollen die Autoren die positive Grundeinstellung ihres Ratgebers nicht trüben. Hilfreich für Eltern von ADHS-Kindern kann er leider nicht sein, Verständnis bei der Umwelt wecken leider auch nicht.

Viel Verwirrung, auch zur medikamentösen Therapie, würde vermieden, wenn sich Autoren wie hier Jan-Uwe Rogge und Bettina Mähler nicht auf das ADHS-Trittbrett schwingen würden, oder sich genügend, am besten mit eigener Anschauung, kundig machten. Im Anschluss an die ADHS-Kinder beschreibt das Buch (Rogge & Mähler, 2001, S. 88) „Kinder, die nicht lernen können". Auch Legasthenie und Dyskalkulie werden thematisiert. Es handelt sich bei den geschilderten Fallbeispielen um recht intelligente Kinder, sodass sich sogar schon nach nur drei Monaten die Leistungen verbessern.

Schade, dass der häufig bewiesene Zusammenhang dieser Störungen mit ADHS, genauso wie die ebenfalls vergesellschafteten Wahrnehmungsstörungen, nicht in diesem Erziehungsratgeber gesehen und vermittelt wird. Wohl aber können die pädagogischen Konsequenzen dieses Ratgebers, die mit Schlagworten wie Struktur, Konsequenz, liebevolle Zuwendung, Ermutigung und ressourcenorientierte Stärkung des Selbstwertgefühls kurz zu skizzieren sind, unter dem Blickwinkel der ADHS positiv vermerkt werden.

Im Zuge der neu entflammten Erziehungsdebatten ist es nicht anstößig, von „verlernter Erziehung" zu sprechen, so als hätten „früher" Eltern Erziehung gelernt und besser gekonnt und ihre Kinder auch mehr erzogen. Dabei vergisst man, dass die Eltern, z. B. vor 50 Jahren noch, vielfach viel weniger Zeit für ihre Kinder hatten: Der Vater arbeitete zehn Stunden täglich oder mehr, auf dem Land war ständig Arbeit für alle angesagt. Die Mütter hatten ohne Waschmaschine, Spülmaschine, mit der Notwendigkeit zum Nähen, Stricken, Strümpfestopfen etc. so wenig Zeit für die vielen Kinder, dass man ihnen heute vielleicht Vernachlässigung vorwerfen möchte. Der große Garten oder die kleine Landwirtschaft nebenbei verlangte außerhalb des Winters viel Einsatz – übrigens auch der Kinder. Größere Kinder, Mädchen, hüteten die Kleinen, wie es hier und heute noch in türkischen Familien vielfach üblich ist, wie Lehrkräfte nicht selten beklagen. Erziehung wurde wenig thematisiert, nur besonders interessierte Mütter suchten Informationen zu Kinderpflege und -erziehung. Erziehungsratgeber in Buchform spielten kaum eine Rolle; es wurde so erzogen, wie man es für richtig hielt, wie man es konnte. Konnte man aber besser als heute erziehen?

Auf vielen Ebenen unternehmen Fachleute Anstrengungen, um den Eltern Erziehungshilfe zu leisten. Es werden Seminare und Projekte auf die Beine gestellt, Vernetzungen zwischen Institutionen hergestellt und Eltern ermutigt, an den Kursen teilzunehmen. Dann zeigt sich aber nicht so selten, dass sich nur sehr wenige Eltern anmelden, vielleicht gar nicht jene Eltern, die es nach Meinung der Anbieter besonders nötig hätten, über Erziehung zu lernen. Da es aber keinen Zwang gibt, Erziehung zu lernen, kein Fach „Erziehungslehre“ in den allgemeinbildenden oder berufsbildenden Schulen, verpuffen diese Anstrengungen sehr oft mit wenig Erfolg. Es gilt, neue Wege zu suchen, um an die Eltern der „schwierigen“ und verhaltensauffälligen Kinder heranzukommen, denn die sind es ja, weswegen man sich Prävention zur Aufgabe gemacht hat. Da diese „schwierigen“, oft von Schulversagen und Sucht bedrohten Kinder, die man hier im Auge hat, mehr als bisher allgemein bekannt ist, ADHS-Kinder sind, können diese teuren Projekte naturgemäß nicht so, wie von den Akteuren erwartet, fruchten, da deren Vorzeichen im Allgemeinen nicht an das wirkliche Problem angepasst sind.

Wohin man auch schaut, welchen Erziehungsratgeber man liest, welche Quelle man anzapft, um eine den Problemen von ADHS-Familien gerecht werdende Hilfe, wenigstens Tipps zu erhalten – von der ADHS-Fachliteratur der ADHS-Praktiker abgesehen – meist umsonst!

Eines kann so gut wie sicher angenommen werden: All diese Autoren haben selber kein Kind mit schwererer ADHS. Ihre erstaunliche Selbstsicherheit, manchmal Selbstzufriedenheit bei der Beurteilung von Gründen für das unerfreuliche Anderssein von Kindern und Jugendlichen ist zumindest dazu angetan, darauf zu schließen.

Folgt man aber den vielfältigen Ursachenzuschreibungen für die Jugend-Probleme, wie sie die zitierten, vornehmlich wegen ihrer Popularität ausgewählten Autorinnen und Autoren meist aufzählen, die selber oft ein hektisches Leben führen, teilweise als Vielschreiber und Workaholics, wie sie selbst einräumen, häufiger zu wenig Zeit für ihre Kinder haben, die berufstätig und ehrenamtlich aktiv und viel unterwegs sind, also nach ihren eigenen Vorstellungen die besten Voraussetzungen bieten, ihre Kinder hyperaktiv zu „machen“, dann sollte es eigentlich verwundern, dass sie nicht nur „normale“, sondern sogar sehr erfolgreiche, nicht „auffällige“, sondern im positiven Sinn „auffallende“ Kinder haben. Es verwundert dann aber doch nicht, denn ihre Kinder haben, so wie vermutlich die Autoren selbst, keine schwerwiegende ADHS mit vielfacher Komorbidität (geerbt).

Till Bastians Buch „Kinder brauchen böse Eltern – Erziehung zur Selbständigkeit“ (2001) kann den Eltern mit tyrannischen ADHS-Kindern zwar nicht helfen. Erfrischend ist darin aber die Ermutigung, als Eltern nicht alle Frechheiten und Ungezogenheiten des tyrannischen Nachwuchses ohne Zurechtweisung hinzunehmen und so zu tun, als empfänden sie dieses Verhalten als nicht so schlimm. Insbesondere Bastians Eingeständnis, dass man heute gemeinhin den Eltern eine übergroße Verantwortung für die Entwicklung ihrer Kinder anlastet, ist für Eltern generell, insbesondere für die Eltern der Kinder mit Problemen in ihrer Entwicklung wenigstens wohltuend:

„Die Leitvorstellung heute sieht völlig anders aus: Wie sich das Kind entwickelt, ob ‚etwas Gutes aus ihm wird‘ – all dies wird ganz überwiegend dem Verantwortungsbereich seiner Eltern zugeschoben. Ob sie ihre Kinder fördern oder traumatisieren, ob diese glücklich werden, Karriere machen oder im Gefängnis landen – das elterliche Milieu und die dadurch geprägten Erfahrungen in frühester Kindheit werden allemal als ausschlaggebend erachtet.
Diese Theorie soll hier nicht kritisch hinterfragt werden. Obwohl es möglicherweise Anlaß zu einigen Relativierungen gibt, [...] ist es sicher unstrittig, welch große Bedeutung das vorrangig von den Eltern gestaltete – und daher auch von ihnen zu verantwortende – Milieu für die kindliche Entwicklung bedeutet; es wäre gewiß kein Fortschritt, wenn wir wieder das Walten des Satans bemühen würden, um den Umgang mit unseren Kindern einfacher zu gestalten.
Dennoch muß darauf verwiesen werden, welche Last die bisweilen ins Unmäßige übersteigerte Theorie von der Verantwortung der Eltern für die Eltern selbst bedeutet. Größenwahn und Perfektionismus einerseits, chronifiziertes schlechtes Gewissen, Angst zu versagen und fortwährende Selbstzweifel andererseits liegen eng beieinander.“ (Bastian, 2001, S. 136 f.)

Wie schade, dass Bastian hier nicht tiefer in die Kritik oder zumindest Relativierung einsteigt. Er wäre sicher fündig geworden. Doch immerhin thematisiert er die Aggression von Kindern gegen ihre Eltern bzw. Mütter und die Elternangst. Würde er von der komorbiden Störung des Sozialverhaltens bei ADHS wissen – von ihm könnte man dann womöglich auf ADHS zutreffende Äußerungen jenseits der Beschuldigungsrhetorik erhoffen. Sein Ansatz, der die Eltern ermutigt, „böse“ zu sein, könnte dann ADHS-Kind-geplagten Eltern den Rücken gegen und zugleich für ihre kleinen und großen Tyrannen stärken.

Insgesamt ist festzustellen: Für Familien mit ADHS-Kindern müssen die gut gemeinten Ratschläge in der politischen oder pädagogischen Erziehungsliteratur, genauso wie in den vielen engagierten Projekten zur Stärkung elterlicher Kompetenz, hohle Phrasen bleiben, wenn der Kern dieses Problems von den Autoren und Projektplanern nicht (an-)erkannt worden ist.

Wenig hilfreich, dafür aber kostenlos, oft ungefragt und nicht selten mit zurechtweisendem Ton versetzt, sind so manche Ratschläge in Sachen Kindererziehung von guten Bekannten und Freunden. Auch wenn die ADHS-Diagnose gestellt und bekannt ist, wagen es die einen den Eltern, ihnen ihr als Fehler interpretiertes Verhalten vorzuhalten. Glücklicherweise halten sich andere zurück, da sie sich womöglich bewusst sind, von der ADHS-Problematik nur recht wenig zu verstehen. Nicht Erziehung nach den gängigen Tipps, sondern Umdenken und Umlernen stehen an: eine familiäre Sonderpädagogik.

Ob das „Bündnis für Erziehung", das die Bundesregierung auf Initiative von Bundesfamilienministerin Ursula von der Leyen im April 2006 ins Leben gerufen hat, sich der ADHS-Problematik als vermeintlichem Erziehungsversagen so zuwenden wird, wie es den Betroffenen zu wünschen ist, wird sich zeigen. „Werte geben Kindern Halt und Orientierung" heißt der Untertitel der Pressemitteilung vom 20. April 2006. Vorsichtig wird angedeutet: „Zu viele Eltern fühlen sich in der Erziehung ihrer Kinder verunsichert. Nicht selten fehlt es ihnen in Erziehungsfragen selbst an Orientierung. Wir beobachten heute zunehmend Erziehungsdefizite" (Bundesministerium für Familie, Senioren, Frauen und Jugend, 2006). Die Tatsache, dass die Ministerin Ärztin ist, lässt Hoffnung auf eine Verbreitung der biologischen, medizinischen und pädagogischen Erkenntnisse zu ADHS aufkeimen.

Ein speziell auf die ADHS bezogenes Elterntraining nach den Vorgaben der pädagogischen ADHS-Experten, wie beispielsweise Cordula Neuhaus, kann in die problematische Erziehungs- und Beziehungssituation der Familie helfend eingreifen. Es bildet einen ersten Baustein in der multimodalen Therapie des ADHS-Kindes, das darüber hinaus meist weiterer Therapien bedarf: der qualifiziert durchgeführten Verhaltenstherapie und, wenn nötig, der medikamentösen Therapie.

Die altmodisch, autoritär und rückwärts gewandt anmutenden ADHS-Erziehungsregeln fordern von den Eltern unliebsames Verhalten. Till Bastian nennt es augenzwinkernd „böse". Und so empfinden sich liebevolle Eltern bei der stur-konsequenten Erziehungsarbeit an ihrem ADHS-Kind schon bisweilen. Lieber wären sie nett und verbindlich, eben so, wie es sich normalerweise für Eltern ihren Kindern gegenüber gehört. Das wissen Eltern aber erst, wenn sie die ADHS und ihre eigentümlichen „Regeln" verstanden haben. Dann greifen sie vielleicht nie mehr zu einem für sie untauglichen Erziehungsratgeber, sondern nur noch zu der ADHS-Fachliteratur, die ihnen konkret weiterhelfen kann. Angebote eines ADHS-Elterntrainings werden sie noch lange vergeblich suchen müssen, denn die Krankenkassen sehen sich aufgrund der Gesetzeslage derzeit nicht in der Pflicht, hier Angebote zu finanzieren, wie es bei dem Elterntraining zu anderen Erkrankungen, beispielsweise Asthma, Diabetes mit Insulinpflicht oder beim Training des Heimdialysepartners üblich ist.

3.2 Von Sigmund Freud zu einer tiefenpsychologisch denkenden Gesellschaft

„Die analytische Einsicht ist weltverändernd; ein heiterer Argwohn ist mit ihr in die Welt gesetzt, ein entlarvender Verdacht, die Verstecktheiten und Machenschaften der Seele betreffend, welcher, einmal geweckt, nie wieder daraus verschwinden kann." (Thomas Mann am 8. Mai 1936 in Wien aus Anlass des 80. Geburtstages von Sigmund Freud; Mann, 1971, S. 150)

Praktisch erfahrene ADHS-Kenner, betroffene Laien wie Fachleute der verschiedenen Disziplinen, betrachten das Festhalten an tiefenpsychologischen Ableitungen und Einstellungen als hinderlich für eine erfolgreiche Arbeit im Thema ADHS, weil sie sich einer tiefenpsychologischen Betrachtung weitgehend entzieht – es ist ja ein medizinisches, genauer: ein neurologisch zu erfassendes Problem, das sich in Nervensystem und Psyche der betroffenen Person auswirkt.

Dass sich in Deutschland nicht nur die psychologische Fachwelt, sondern darüber hinaus die Gesellschaft insgesamt schwer tut, die Störung zu durchdringen, hat seine tiefen Wurzeln auch in der „Erfindung" der Tiefenpsychologie und der Psychoanalyse. Laut Heinrich Meng (1956^3, S. 8) „[...] ist die Kenntnis der für die Pädagogik und Erziehungskunde wichtigen Funde der Psychoanalyse in den letzten Jahrzehnten in weite Kreise gedrungen, aber die Erschütterungsphase nicht weniger Erwachsener ist noch nicht abgeklungen. Sie wurde ausgelöst, als die ‚harmlose' Auffassung von der Kindheitsperiode sich durch S. Freud zu wandeln begann. Eine neue Erkenntnis brach sich Bahn. Ihr Kern ist: Nach Ablauf der ersten, für das spätere Erwachsensein so entscheidenden fünf Lebensjahre ist die Grundlage geprägt für das spätere Gefühls-, besonders Liebesleben, auch für Ich und Gewissen des Erwachsenen."

Der dritte Begriff des von Freud entwickelten Begriffsdreiecks „Es – Ich – Über-Ich" nimmt im Problemfeld ADHS einen zentralen Platz ein, jedoch vielfach anders, als die Psychologie es bisher erklärte und anders, als sie es heute noch größtenteils wahrhaben will. Das „Über-Ich" wird gleichgesetzt mit dem im Lauf der Kindheit sich entwickelnden Gewissen, der Instanz, die entscheidet, ob das Handeln eines Menschen nach den anerzogenen und in wenigen Jahren verinnerlichten Normen geschieht und wie dieser Mensch dazu steht. Das entwickelte „Über-Ich" bewertet Ideen, Entscheidungen, Handlungen und Unterlassungen, es führt zwangsläufig zum „schlechten Gewissen" bei verbotenen Handlungen, und man bereut und möchte es „nie wieder" tun.

Bei ADHS zeigt sich nun das Problem: Die mangelnde Impulskontrolle lässt besonders schwer ADHS-Betroffene Verbote und Gebote in ihrem Tun missachten, obwohl das Wissen der Regeln, der Gebote und Verbote durchaus vorhanden – eben anerzogen – ist. Das impulsive Handeln von besonders schwer

ADHS-Betroffenen aber, das sich an die Umweltnormen, an die moralischen Werte zu schwach anlehnt, ist nicht selten der zentrale Punkt, den tiefenpsychologisch denkende Menschen nicht verstehen können. Dass viele ADHS-Betroffene die gültigen Regeln nicht stets präsent haben, sie vergessen haben oder nicht genügend bewerten können, vergrößert das Problem. Das Gewissen kann bei ADHS nicht gleichgesetzt werden mit der Impulskontrolle, der „Bremse“, um etwas, das interessant erscheint, zu unterlassen. Dem Impulsiven schlägt das Gewissen erst später – oft zu spät.

Die Entwicklung des kindlichen Gewissens durch die Erziehung ist ein Punkt, den es auch unter dem Stichwort der emotionalen Intelligenz (EQ) zu betrachten lohnt.

Freud widmet sich auch ausgiebig der sexuellen Entwicklung und den vielfältigen Möglichkeiten der Fehlentwicklung, und nach ihm viele honorige Vertreter der Tiefenpsychologie. Auch die Freiheitsbestrebungen der 1960er und 1970er Jahren hinterlassen mit der „sexuellen Revolution“ ihre Spuren, die im Verbund mit tiefenpsychologischen Deutungen durchaus zu skurrilen Ansichten führen, zu einer Überstrapazierung des Sexuellen bei Störungen, wie sie z. B. bei ADHS häufig sind. Diese sind natürlich nicht wissentlich auf das ADHS-Kind mit seinen begleitenden Störungen gemünzt, da man zu dieser Zeit von ADHS noch nichts wusste, aber sie lassen sich gerne als allgemeine Verdächtigungen psychologisch auswalzen:

Tobias Brocher befasst sich in seinem Werk „Psychosexuelle Grundlagen der Entwicklung – Informationen für Lehrer und Eltern“ (1971) mit der Sexualerziehung in der Schule, womit er vermutlich Lücken zu füllen beabsichtigt. Er berichtet:

> „Es gibt in der psychologischen und kinderpsychotherapeutischen Fachliteratur zahlreiche langfristige Einzeluntersuchungen und Nachweise, in welchem Umfang zum Beispiel Rechen-, Schreib-, Sprach- und Lernstörungen mit unbewältigten, verdrängten Sexualphantasien des Kindes zusammenhängen. Dies sind keineswegs Einzelfälle. Es leidet also nicht nur die Persönlichkeits- und Ich-Entwicklung, sondern u. U. auch die Entfaltung der vorhandenen Intelligenzanlage. Deutlich läßt sich das nachweisen, wenn z. B. bei einem hohen Intelligenzquotienten im Test eine Unmöglichkeit für das Kind besteht, diese gute Intelligenz in die Schulpraxis umzusetzen. Die genauere Untersuchung dieser Diskrepanz ergibt häufig einen früh beginnenden Konflikt, dessen Inhalte mit der Sexualentwicklung im Zusammenhang stehen.“ (Brocher, 1971, S. 65 f.)

Man fragt sich nun, ob Brochers Deutungen anders ausgefallen wären, wenn er von ADHS gewusst hätte. Brocher zeigt in Fallbeispielen auf, dass die genannten Lernprobleme, auch ein Schreibkrampf, auf sexuelle Konflikte zurückzuführen seien. Brocher war kein psychologischer Exot, sondern Psychiater, praktizierte analytisch-psychotherapeutisch, gründete eine Einrichtung zur Familien- und Elternberatung, dozierte am Sigmund-Freud-Institut bei Alexander Mitscherlich und in den USA, war langjähriger Vorsitzender der Deutschen Gesellschaft für Psychotherapie und Tiefenpsychologie und wurde 1967 dem Fernsehpublikum bekannt durch seine „Fernseh-Elternschule“ des ZDF zur Kinder- und Jugendentwicklung sowie Fernsehfilme zur Psychologie des Alltags: „Das unbekannte Ich“. Von neurobiologischen Ursachen für erzieherische Probleme ist im genannten Buch, das vermutlich von vielen Lehrern in der Aufbruchzeit der 1970er gelesen wurde, leider keine Rede, die Neurose ist die dominierende Vokabel im Hintergrund.

Ein anderes Beispiel ist Arthur Janov, der in seinem Buch „Das befreite Kind“ die „primärtherapeutische Erziehung“ und Sexualität thematisiert:

„Die normale Entwicklung der Sexualfunktionen ist mithin keine Frage sexueller Erziehung. Sie ist vielmehr eine Frage von Erziehung im weitesten Sinne des Wortes – von Erziehung, die deutlich macht, daß Gefühle wünschenswert sind. Ein so erzogenes Kind wird bei Eintritt in die Pubertät ein fühlender Mensch sein, der unter dem Eindruck sexueller Aktivierung, die mit der Pubertät einhergeht, obendrein sexuelle Gefühle hat. Sexualerziehung heißt, daß Eltern ihren Kindern die Möglichkeit geben, ausdrucks- und reaktionsfreudige Menschenwesen zu werden, die später auch in der Lage sind, in ihrem Sexualverhalten ausdrucks- und reaktionsfreudig zu sein. Sexualerziehung heißt ferner, daß den Kindern gestattet wird, sich ohne Einschränkung körperlich zu entfalten, ständig ihre Bewegungsmöglichkeiten voll auszuschöpfen, daß ihnen nicht fortwährend vorgehalten wird: ‚Sitz endlich still‘[...].“(Janov, 1977, S. 190 f.)

Ob Janov wusste, dass Hyperaktive nicht selten eine höhere sexuelle Aktivität, auch Hypersexualität, besitzen, die manche Eltern schon lange vor Beginn der Pubertät veranlasst, sich Gedanken zu machen? Dass Janov es in seiner „Primärtherapie“ vermutlich mit problembeladenen Hyperaktiven zu tun hatte, deutet sich bereits mit dem oft gehörten elterlichen Tadel: „Sitz endlich still!“ an. Mit einem letzten Zitat von Janov sei die in der Psychologie weit verbreitete, bei ADHS aber oft nicht zutreffende Ableitung verdeutlicht, zuwendungssüchtige Kinder – und ADHS-Kinder sind vielfach zuwendungssüchtig – hätten zu wenig Zuwendung erhalten, deshalb seien sie „so“ (Janov, 1977, S. 7): „Die Primärtherapie hingegen hat deutlich gemacht, daß Kinder nicht verwöhnt werden können, sondern daß der Mangel an angemessener Bedürfnisbefriedigung ‚verwöhntes‘, übermäßig anspruchsvolles Verhalten geradezu erzeugt.“

Diese Annahme von Zuwendungsmangel stellt sich bei genauerem Hinsehen in ADHS-Familien nicht selten als Irrtum heraus. Auch die Suche nach negativer Zuwendung („er schreit förmlich nach der strafenden Hand“) wird gerne als „lieber negative Zuwendung als gar keine“ interpretiert, wobei man übersieht, dass schon viele kleine hyperaktive ADHS-Kinder trotz viel Zuwendung so lange ihre Mutter tyrannisieren, bis ihr tatsächlich die Hand ausrutscht.

Auch umgekehrt werden die Mütter von ADHS-Kindern oft gefragt: „Haben Sie ihn verwöhnt?“ Zumindest vermutet man das gerne, insbesondere dann, wenn es ein Einzelkind ist, wenn es das älteste Kind ist, wenn es das jüngste Kind ist, wenn es ein besonders hübsches Kind ist, wenn es ein dickes Kind ist usw.

Wenn nun die tiefenpsychologisch orientierte Diagnostik bei ADHS nicht greifen kann, dann ist leicht einzusehen, warum der Heilerfolg bei einer tiefenpsychologischen Therapie ausbleiben muss. Tiefenpsychologie hat ihren

Platz in der Diagnostik und Therapie da, wo andere, aus Beziehungsproblemen oder Traumata entstandene Erkrankungen vorhanden sind.

Hans Zulliger, berühmter Schweizer Analytiker und Autor, der für die analytische Spieltherapie bekannt geworden ist, mag mit vielen Eltern, die tatsächlich ihre Kinder zu schwierigen Kindern neurotisiert haben, beratend und therapeutisch gearbeitet haben. Zulliger, der in seinem Buch „Heilende Kräfte im kindlichen Spiel" (von 1951–1970 aufgelegt) psychologische Beratungsstellen fordert, scheint eine ausschließlich neurologisch verursachte Störung beim Kind nicht in Erwägung zu ziehen. Er schreibt zu einem bestimmten Fallbeispiel: „Was die Eltern suchen, ist eben etwas anderes als die Heilung. Sie suchen eine *Bestätigung*. Nämlich die Überzeugung, daß andere Leute den Fehler an ihrem Kinde ‚*auch nicht*' beseitigen können. Zugleich können sie sich vortäuschen, sie hätten alles unternommen, um ihr Kind auf einen besseren Weg zu bringen, sie hätten keine Mühe und Kosten gescheut. Was sie erwartet hätten, habe sich eingestellt: Es sei eben nichts anzufangen, und man habe sich mit der Tatsache abzufinden, vom Schicksal durch ein fehlentwickeltes Kind geschlagen worden zu sein" (Zulliger, 1971, S. 104). Diese Argumentation könnte genauso gut von heutigen Kritikern der ADHS stammen, die ihr den neurobiologisch bedingten Krankheitswert absprechen.

Vielfach wird die Stellung in der Geschwisterreihe verantwortlich gemacht für allerlei Probleme von Menschen. Nicht anders bei den Auffälligkeiten des ADHS-Betroffenen. Ohne ADHS zu kennen, bezieht man aus psychologischer Sicht Eigenarten von Klienten gerne auf diese schicksalhafte Konstellation. Ob ältestes, jüngstes oder mittleres Kind, „Sandwichkind" genannt – die Stellung innerhalb der Geschwisterreihe bietet immer wieder Anlass zu Spekulationen, wie diese auf die Entwicklung eines Individuums gewirkt haben könnte. Insbesondere das Kind ohne Geschwister schneidet schlecht ab. Noch heute beruft man sich dabei vielfach auf Alfred Adler, den Begründer der Individualpsychologie. Marion Rollin zitiert ihn kritisch in: „Typisch Einzelkind – Das Ende eines Vorurteils": „[...] ‚es möchte immer im Mittelpunkt der Aufmerksamkeit sein. Es hat wirklich das Gefühl, dies sei sein Recht, und wenn jemand seine Stellung in Frage stellt, empfindet es das als große Ungerechtigkeit. Im späteren Leben, wenn es nicht mehr im Brennpunkt der Aufmerksamkeit steht, hat es häufig Schwierigkeiten" (1990, S. 19).

Das „Kursbuch Seele" unterstreicht die Kritik an den individualpsychologischen Therapieverfahren (Federspiel & Lackinger Karger, 1969, S. 280): „Die Stellung in der Geschwisterreihe ist für die Entwicklung der Persönlichkeit eines Menschen zwar wichtig, hat aber nachweislich nicht die überragende Bedeutung, die Adler ihr zuschreibt." Dem ist hinsichtlich der ADHS nur zuzustimmen. Doch leider hängen viele Berater und Therapeuten ihren einmal gelernten Interpretationsmustern unverrückbar an. So berichtet noch im Jahr 2006 die Mutter eines Grundschülers mit hyperaktiver ADHS, den der Kinder- und Jugendpsychiater mit MPH behandelt, dass dieser ihr geraten habe, das Buch des Adler-Schülers Rudolf Dreikurs („Kinder fordern uns heraus") durchzuarbeiten. Der Arzt erhoffe sich davon, die nach Ansicht der Mutter zu knapp bemessene MPH-Dosierung (20 mg pro Tag) senken zu können. Er arbeitet mit tiefenpsychologischen Verfahren.

Rollin widmet sich ebenfalls kritisch dem Kinderarzt, Heilpädagogen und Steiner-Schüler Karl König, der sich intensiv der „Geburtenfolge als Schicksal" zugewandt hatte. Nach ihm ist ein Einzelkind ein „[...] ‚Mensch am Rande des Daseins, unfähig, in die Fülle des Lebens einzutauchen. Viele dieser einsamen Kinder zeigen im späteren Leben merkwürdig neurotische Züge in ihrem Verhalten' [...]" (Rollin, 1990, S. 25).

„Merkwürdig" genannte Züge bei ADHS-Betroffenen festzustellen, gehört zur ADHS-Diagnostik. Unabhängig von keinem, einem oder mehreren Geschwistern sind sie zu beobachten, und zwar schon sehr früh. Wie viele Eltern nach ihrem ersten ADHS-Kind – das wie alle Erstgeborenen logischerweise immer eine Zeit lang ein Einzelkind ist – voller Enttäuschung, Überanstrengung und Frust bewusst auf ein zweites Kind verzichten, wurde bisher vermutlich nicht untersucht. Dass sich ADHSler als Einzelkind wie als Geschwisterkind anders entwickeln als zu erwarten ist, bedarf eigentlich keiner Erwähnung. Sicher ist, dass mehrere Geschwisterkinder, ob mit oder ohne eigene ADHS, das Familienleben und die Erziehungsarbeit für Eltern sehr erschweren können, denn Geschwisterstreit im Übermaß ist bei manchen ADHS-Kindern „programmiert".

Rollin berichtet: „Erst im September 1989 verkündete beim Weltkindertag der Berufsverband der Kinderärzte Deutschlands seine in vielen Zeitungen abgedruckte Feststellung, daß die immer weiter verbreitete Ein-Kind-Familie die Ursache für eine deutliche Zunahme von psychischen Erkrankungen bei Kindern sei. Belege dafür wurden bislang nicht gefunden, Einwände dagegen nicht erhoben" (1990, S. 25).

Die Stellung in der Geschwisterreihe ist auch 2003 bei der Fachtagung des Bundesgesundheitsministeriums mit der Deutschen Hauptstelle für Suchtfragen „Familiengeheimnisse – wenn Eltern suchtkrank sind und die Kinder leiden" ein Thema. Ingrid Arenz-Greiving skizziert die Kinder suchtkranker Eltern mit ihren (ADHS-typischen?) Auffälligkeiten, die sie ihrer Rolle auf Grund ihrer Stellung in der Geschwisterreihe zuordnet, sich auf Wegscheider und Black beziehend. Es sind

> „1. Der Familienheld oder die Verantwortungsbewusste [...] 2. Das schwarze Schaf oder das ausagierende Kind [...] 3. Das stille, fügsame Kind oder der Träumer [...] 4. Der Clown und Spaßmacher. [...] Allen Rollen gemeinsam ist ein hohes Maß an Unehrlichkeit, Perfektionismus, Verleugnung, Kontrollverhalten und Selbstbezogenheit. Wie ein Kind letztlich auf diese Belastungssituation reagiert und welche Rolle (oder welche Rollenkombination) es wann annimmt, hängt zum Teil von seinem Geschlecht, Alter und dem Reifegrad seines Ichs sowie von seinem allgemeinen intellektuellen Stand ab. Die Übernahme dieser Rollen und Aufgaben beinhaltet sicherlich auch vielfältige positive Erfahrungen, allerdings führen sie zu ungesunden Extremen, wenn dieses Rollenverhalten die einzige Überlebensstrategie bleibt." (Arenz-Greiving, 2003, S. 28 ff.)

ADHS-bedingtes Kindesverhalten bei elterlicher, vielleicht ADHS-bedingter Suchtproblematik – welch ein großes Thema hätte es im Rahmen der Fachtagung des Bundesgesundheitsministeriums sein können, nachdem ein Jahr zuvor die Konsensus-Konferenz ADHS dort einen Lernzuwachs erbracht zu haben schien. Die dabei federführende Drogenbeauftragte Marion Caspers-Merk schreibt einleitend zum Eckpunktepapier der Ergebnisse dieser interdisziplinären Konferenz: „Dabei ist mir sehr wichtig, dass über den erzielten Konsens nun […] den betroffenen Familien und der Öffentlichkeit ein gemeinsames Verständnis über das Krankheitsbild und die Behandlung vermittelt wird, […] die Fachkompetenz der jeweiligen ärztlichen und nichtärztlichen Berufsgruppen über den Aufbau eines fachübergreifenden modularen Fortbildungsangebotes zur ADHS sichergestellt wird“ (Caspers-Merk, 2002). Als erfreulich ist zu bewerten, dass die Bundeszentrale für gesundheitliche Aufklärung dann doch nach drei Jahren im Auftrag des Bundesgesundheitsministeriums eine Broschüre zu ADHS herausgegeben hat (Bundeszentrale für gesundheitliche Aufklärung, 2005), die erkennbar auf dem Eckpunktepapier der Konsensuskonferenz gründet.

Horst-Eberhard Richter beeindruckte Generationen von Psychologen, Pädagogen und an mehr als nur Erziehungstipps interessierte Eltern. Sein erstmals 1969 erschienenes Buch „Eltern, Kind und Neurose – Psychoanalyse der kindlichen Rolle“ wirkt noch heute in vielfachen Auflagen fort, sodass man davon ausgehen darf, dass er als ein Nestor der deutschen psychoanalytischen Betrachtungsweise von Kindheit den Zeitgeist mitbestimmt hat und noch mitbestimmt. „Je mehr Eltern unter dem Druck eigener ungelöster Konflikte leiden, um so eher pflegen sie – wenn auch unbewußt – danach zu streben, dem Kind eine Rolle vorzuschreiben, die vorzugsweise ihrer eigenen Konfliktentlastung dient. […] Wie sich das Kind mit der belastenden Rolle auseinandersetzt – ob es sich ihr unterwirft, ob es ihr entfliehen oder sich sogar gegen sie behaupten kann –, das wird noch nicht durch die elterliche Rolle determiniert. Die Erbkonstitution des Kindes, seine biologische Entwicklung und sein übriges soziales Schicksal variieren seine Reaktionsmöglichkeiten.“ (Richter, 1969, S. 16 f.). Der letztzitierte Satz Richters lässt hoffen, ADHS als nicht durch elterliche Rollenerwartung geprägt verstehen zu müssen.

Nach dem „Kursbuch Seele“ (Federspiel & Lackinger Karger, 1996, S. 345) bereitete Richter in Deutschland der Familientherapie den Weg. Es kritisiert: „Grundsätzlich erklärt Familientherapie alle Störungen als Folgen sozialer Beziehungen innerhalb des Familiensystems. Das ist einseitig und widerspricht der Beobachtung, daß seelische Störungen individuelle, genetische oder biologische Ursachen haben können“ (Federspiel & Lackinger Karger, 1996, S. 358). Im Mittelpunkt der Betrachtung von Problemen innerhalb des Systems Familie stehen jetzt mehr die Beziehungen der Familienmitglieder untereinander, was dennoch nicht heißt, dass sie nicht mit tiefenpsychologischen Ansätzen erklärt werden. Je nach Denkrichtung sucht diese „systemisch“ genannte Familientherapie Lösungsansätze mehr in den frühen Erfahrungen der Familienmitglieder oder mehr in praktischen Ansätzen, entsprechend der familiären Lebenswirklichkeit. In der systemischen Familientherapie, dem derzeit hoch im Kurs stehenden Abkömmling der Tiefenpsychologie, sieht man die besonderen Auffälligkeiten von Kindern, deretwegen Eltern eine Beratung wünschen, oft als Ausdruck gestörter Familienbeziehungen. Das Kind ist der Symptomträger, der „Indexpatient“. Es häuft das, was im „System“ Familie belastend ist, als Störungsbild auf sich. Keineswegs soll hier der Eindruck vermittelt werden, dass das System „Familie“ bei ADHS nicht der Familientherapie bedürfe. Der springende Punkt ist hier aber wiederum die Suche nach der Verursachung.

Das „Kursbuch Seele“ berichtet über die Anwendungsbereiche systemischer Familientherapie (Federspiel & Lackinger Karger, 1996, S. 357): „Bei Kindern wird sie eingesetzt bei Entwicklungs-, Spiel-, Lern-, Sprachstörungen, bei Einnässen und Einkoten, bei Schulangst und Schulversagen, bei sozialer Isolation, Depression und Aggressivität und bei chronischen seelischen Störungen wie zum Beispiel Eßstörungen.“ Dies alles sind mögliche und zum Teil häufige Begleitsymptome der ADHS. Den verschiedenen Arten von Essstörungen scheint im Zusammenhang mit ADHS noch recht wenig Beachtung zuteil zu werden. Cordula Neuhaus (2003, S. 45 f.) zeigt die Regulationsschwierigkeiten bei Nahrungsbedarf und -aufnahme schon des Babys. Viele Mütter berichten übrigens, dass ihr ADHS-Kind auch noch später ein problematischer Zuviel-, Zuwenig- oder Einseitigesser ist.

Dass ein relativ „gesundes“ Familiensystem in seinen Beziehungen „krank“ werden kann allein wegen der ADHS eines Kindes, steht außer Frage. Zu fragen ist vielmehr: Welche besonderen Hilfen braucht das ADHS-Kind? Welche braucht der selbst ADHS-betroffene Elternteil? Und welche Hilfen brauchen die Familienmitglieder, die Familie als Beziehungssystem? Das „Kursbuch Seele“ nennt Zahlen: „Heute arbeiten etwa 10.000 Personen, die eine Weiterbildung in Familientherapie absolviert haben, in Erziehungs- und Beratungsstellen, in Jugendämtern, bei sozialen Diensten und in Kliniken. Mehr als 3 000 von ihnen sind als Familien- und PaartherapeutInnen tätig“ (Federspiel & Lackinger Karger, 1996, S. 354). Insbesondere von Sozialpädagogen, die in Familienberatung und Familienhilfe tätig sind, wird diese Erklärungs- und Therapiemethode favorisiert, woraus sich auch die Häufigkeit des Nichtverstehens der ADHS-Problematik und das Ausbleiben hilfreicher Effekte erklärt. Dass ADHS genetisch bedingt und Auslöser für Beziehungsprobleme ist, wird dabei nicht unbedingt wahrgenommen. Man orientiert sich an der Literatur, die ins eigene Denkschema passt.

In der Gesellschaft insgesamt, besonders beim belesenen Teil der Laien, haben diese Einstellungen zu den Bedingungen für kindliche (Fehl-)Entwicklung festen Fuß gefasst. Über Jahrzehnte hinweg wurde tiefenpsychologisches Denken transportiert, angefangen bei der kleinen Notiz in der Wochenendausgabe der Tageszeitung, über Zeitschriften zur Elternberatung, die Kioske feilbieten, bis zum Erziehungsberater in Buchform, von denen der Markt nur so überquillt: In immer gleicher Weise, in immer neuer Aufmachung und mit neuem Titel und Schwerpunkt versehen.

So gut wie jeder verfügt heute über die tiefenpsychologisch geprägten Erklärungsmuster, vermutet und deutet Zusammenhänge, wenn es um die Erklärung eines Phänomens an einer Person geht: *Weil* jemand sich so und so verhält, muss er dies oder jenes, zumindest irgendetwas Prägendes in seiner Kindheit erlebt haben. Man weiß zwar nicht, was es war, aber man glaubt ziemlich fest zu wissen, dass da irgendetwas war, etwas gewesen sein muss. Oder umgekehrt: Weil man über eine Begebenheit, über einen Zustand in der Kindheit etwas weiß, glaubt man, dass sich *deswegen* diese oder jene Eigenart so entwickelt hat. Und bei jedem lässt sich irgendetwas finden, das man als so schwerwiegend einschätzt, dass es bedeutende Folgen hatte, das bestimmte „prägende" Ereignis, die bestimmte „prägende" Lebenssituation, die aus einem (wie die ADHS-Kritiker meinen) genetisch zwar im Sinne von „verwundbaren", aber eigentlich doch vorerst gesunden Kind ein deutlich oder sogar schwer ADHS-betroffenes Kind machen konnte.

Wie sehr der Rückschluss vom Verhalten von ADHS-Kindern auf die elterliche Erziehung das Denken, sogar von Kindern bestimmt, mögen folgende Zitate verdeutlichen:

„Bei uns sind schon viele Kinder gewesen, aber so eines noch nicht. Man muss seine Kinder auch erziehen", bemerkt eine gute Bekannte, nachdem sie der Mutter eines ADHS-Kindes nach vielen Wochen erzählt hat, dass der Kleine auf der Geburtstagsfeier vor Verärgerung Gläser zu Boden geworfen hatte. Der Freund der Tochter hatte genug von den Aufmerksamkeit fordernden übertriebenen Verhaltensweisen – die Reaktion des frustrierten ADHS-Kindes war in der Tat mehr als „ungezogen".

Eine Hauptschullehrerin bemerkt einem Gymnasiallehrer gegenüber, dass seine Schüler doch nicht so schwierig seien wie viele Hauptschüler. Seine Antwort: „Oh, wir haben auch einige schwierige Schüler. Das liegt an den Familien." Ob er diese Familien denn kenne und es genau wüsste? – „Nein, eigentlich nicht."

„Sie können ihn ja mal erziehen!" rät ein Zwölfjähriger der Mutter eines Siebenjährigen mit hyperaktiver ADHS und einer oppositionellen Störung des Sozialverhaltens. Dem Zwölfjährigen ist der pädagogische Beruf der Mutter wohl nicht bekannt, sonst hätte er vielleicht nichts gesagt.

Tiefenpsychologie scheint allen auch ohne die geringste psychologische Ausbildung vom Grundsatz her geläufig zu sein: Ein Phänomen wird sichtbar und die Erklärung dafür wird in der Vergangenheit gesucht. Sichtbar ist die Vergangenheit zwar auch nicht, sie lässt der Fantasie aber genügend Raum, denn sie ist durch niemanden zu überprüfen. Historikern kann man Geschichtsklitterung vorwerfen, wenn sie geschichtlich Überliefertes abstreiten, umerfinden oder nach ihrem Gutdünken uminterpretieren. Für die psychologische Deutungs- und Interpretationsfreude, auch die laienhafte, müsste ein entsprechender Ausdruck vielleicht noch gefunden werden. Man begibt sich bei der Suche zur „Aufarbeitung der kindlichen Vergangenheit" in Sphären, die nicht selten an Hellseherei erinnern. Tiefenpsychologie beherrscht, wenn auch laienhaft, unsere landläufigen Beurteilungen anderer Menschen.

Hätte Freud nicht als Psychoanalytiker, sondern als Neurologe weitergearbeitet, wären die Psychoanalyse und die tiefenpsychologischen Therapiemethoden vielleicht nicht so strikt von der Neurobiologie getrennt, wie es heute der Fall ist. Vor allem eine Feststellung Freuds könnte viele Psychoanalytiker zum Umdenken in puncto ADHS veranlassen, die Krause und Krause (2005, S. 52) aus Freuds „Vorlesungen zur Einführung in die Psychoanalyse" zitieren: „‚Leichtes Kranksein, Abänderungen der Blutversorgung im nervösen Zentralorgan können dieselbe Wirkung haben, indem sie das maßgebende Moment, die Verteilung der Aufmerksamkeit in ähnlicher Weise beeinflussen. Es würde sich also in allen Fällen um die Effekte einer Aufmerksamkeitsstörung handeln, entweder aus organischen oder aus psychischen Ursachen. Dabei scheint nicht viel für unser psychoanalytisches Interesse herauszuschauen.'" Sah der Begründer der Psychoanalyse womöglich klarer als viele seiner heutigen Jünger?

3.2.1 Von Henne und Ei und von Teufelskreisen

Es ist müßig und eher ein rhetorischer Spaß, zu spekulieren, wie es sich mit der sprichwörtlichen Henne und ihrem Ei im jahrmillionenlangen Evolutionsgeschehen verhielt. In den unsäglichen Beratungsgesprächen taucht die Henne-Ei-Wendung jedenfalls schon mal auf, was soviel heißen kann wie: „Sie haben Ihr Kind so kaputterzogen" (das sagt man natürlich nicht so) – worauf die Mutter zu entgegnen pflegt: „Nein, es war schon immer so. Es macht umgekehrt mich kaputt. Das Kind hat einen anderen Grund, ‚so' zu sein." Worauf man beim Teufelskreis angekommen ist, in dem sich Mutter und ADHS-Kind, beide hilflos, befinden.

Überkontrollierende Mütter beispielsweise werden von Beratern, Psychologen und Gerichtsgutachtern als pathologisierender Faktor benannt. Weil die Mutter (bei ADHS zwangsläufig) viel, also „zu viel" kontrolliert, ist das Kind, der Delinquent angeblich „so" geworden. Das hyperaktive Kind will Kontrolle zwar nicht, braucht sie aber in hohem Maß, da es ständig auf der Suche nach interessanten Neuheiten und Erlebnissen ist. Es macht entsprechend viel Unsinn, wenn es nicht beaufsichtigt und die Ergebnisse seines Tuns nicht kontrolliert werden.

Die sorgfältige Mutter wird also, um Schlimmes zu verhüten, mehr und mehr Kontrolle da ausüben, wo sie das Chaos findet. Also wird auch das Chaos im Tornister, im Kinderzimmer, in den Schränken und unter dem Bett inspiziert, später auch in den unzugänglicheren Ecken wie unter Schubladen und hinter Büchern, z. B., damit nicht immer wieder dahinter Schulsachen verschwinden und Essensreste verderben. Es entsteht ein kontrollierendes Verhalten der Mutter, das ihr selbst widerstrebt, weil sie nicht unter einem „Kontrollzwang" leidet. Ihre Erfahrung lässt sie ganz anders, als früher einmal gewollt, handeln. Nun ist sie in den Augen Außenstehender die „überkontrollierende" Mutter, unter der ihr Kind leidet. Genau das Gegenteil, nämlich Vernachlässigung, würde der Mutter vorgeworfen, wenn sie ihr chaotisches Kind nur so viel kontrollieren und konsequent auf Erledigung der Aufgaben bestünde, wie es bei normgesteuerten Kindern angemessen ist.

Auch die körperliche zwischenmenschliche Beziehung in der ADHS-Familie lässt Missverständnisse aufkommen: Es beginnt beispielsweise bei der Abwehr des mütterlichen Körperkontaktes durch den Säugling und das Kleinkind: Die Distanz bleibt trotz der Bemühungen der Mutter, ein „igeliges“ Baby wird ein „igeliges“ Kleinkind, es wehrt auch später, natürlich besonders mit Beginn der Pubertät, jeden freundlich gemeinten Körperkontakt, der länger als ein freundschaftlicher Klaps dauert, ab. Die Beziehung, auch die innere, bleibt vielfach zu distanziert, die Eltern finden sich irgendwann damit ab bzw. müssen sich daran gewöhnen, und nur selten sieht jemand, dass die Eltern ihr „Igelchen“ liebkosen oder mal herzhaft drücken, wie es andere Eltern wohl tun. Jeder sieht: Das sind aber kühle, distanzierte Eltern. Manche denken: Dann ist es ja kein Wunder, dass der Junge so eigenartig ist. Genauso gibt es die Kinder, die im Gegenteil so anhänglich und verschmust sind, dass nicht nur außenstehende Beobachter, sondern sogar die Mutter selbst es als anormal empfindet – eben extrem.

Klaus Skrodzki, Pädiater mit ADHS-Spezialisierung, ehemals erster, jetzt zweiter Vorsitzender des Elternselbsthilfeverbandes Bundesverbandes Aufmerksamkeitsstörungen/Hyperaktivität (BV-AH), tritt dem vielfach gehörten Vorwurf des Erziehungsversagens als Ursache entgegen und kann aus zweierlei Sicht beurteilen, wie sich die erzieherische Dynamik entwickelt (Skrodzki, 2000, S. 27): „In vielen Studien konnte nachgewiesen werden, dass auffallendes elterliches Erziehungsverhalten häufig durch das schwierige Verhalten dieser Kinder bedingt und nicht die Ursache für die kindliche Verhaltensstörung ist.“

Wer in Erziehungsberatung erfahren ist, kann nicht unbedingt von sich behaupten, in den Ursachen für Erziehungsschwierigkeiten bewandert zu sein, denn er hat aus Büchern und Fortbildungskursen nur das gelernt, was darin stand oder was der Dozent der für Erziehungsberatung gängigen Schule – meist der psychoanalytischen/systemischen – doziert hat. Es fehlt anscheinend die am eigenen Leib gemachte ADHS-Erfahrung. Aktion und Reaktion von Kind und Eltern können dann von Beratern und Therapeuten nicht immer klar genug voneinander unterschieden werden. Was sie an Schilderungen hören oder wie sie Kind und Eltern erleben, kann dann als Ansatzpunkt dienen, wenn sie der Mutter, den Eltern glauben und ihr/ihnen ein Urteilsvermögen zutrauen.

3.2.2 Anlage-Umwelt-Diskussionen

In einem kleinen Gedicht beschrieb sich Johann Wolfgang von Goethe:

„Vom Vater hab ich die Statur,
des Lebens ernstes Führen,
vom Mütterchen die Frohnatur
und Lust zu fabulieren."

Man darf vermuten, dass Goethe damit mehr seinen ererbten Charakter und seine Talente meinte und weniger die erzieherischen Einwirkungen seiner Eltern.

Dass die Vererbung eine Rolle spielt, fiel vermutlich schon vor Jahrtausenden den Menschen auch ohne besondere Bildung auf, denn die Ähnlichkeiten innerhalb einer Familie waren unübersehbar, nicht nur das Äußere betreffend. Auch aus der Haustierzucht haben die Menschen von alters her die Erfahrung, dass gewisse Eigenschaften, Exterieur wie Interieur, vererbbar sind. Vor der zweiten Hälfte des 20. Jahrhunderts tat man sich mit der biologischen Ursachenbeschreibung oft nicht schwer – nach dem gängigen Spruch: „Der Apfel fällt nicht weit vom Stamm" betrachtete man die Kinder in ihren besonderen Eigenschaften als mit dem Erbe von Vater und Mutter gesegnet oder belastet. Auch als Belohnung oder Strafe Gottes oder als Fluch (von wem auch immer) wurden gut oder schlecht „geratene" Kinder gesehen.

Die Erblichkeit der ADHS scheint wesentlich verantwortlich zu sein für das Festhalten der Kritiker an der Theorie der Verursachung durch die (elterliche) Umwelt, denn besonders schwer von ADHS und vielfältigen Begleitstörungen betroffene Kinder haben leibliche Eltern, die oft entsprechend stark selbst ADHS-betroffen sind. Vordergründig betrachtet erliest die Wissenschaft daraus das statistische Ergebnis: Ungünstige Umwelt im Elternhaus schafft ADHS beim Kind. Erst nach einer frühzeitigen Trennung von Kind und leiblichen Eltern lässt sich klarer sehen – wenn man es sehen will.

„Kindergehirne sind leicht (ver-)formbar" und „Neue Erkenntnisse aus der Hirnforschung" von Gerald Hüther und Helmut Bonney suggerieren, dass die ADHS-Problematik mit den Erkenntnissen der Neurobiologie als „hausgemacht" erkannt sei. Die Umwelt, die Eltern, besonders die Mutter war's (s. Hüther & Bonney, 2002). Jahrelange Erfahrungen der so beschuldigten Mütter zeugen zwar oft vom Gegenteil, als Beweis taugen sie jedoch diesen „ADHS-Kritikern" nicht, vielleicht, weil die Mütter ihre Erfahrungen nicht wissenschaftlich einsortiert, mit Zitaten belegt und in Büchern und Fachzeitschriften veröffentlicht haben. Wer würde ihnen auch glauben?

Natürlich werden auch Mütter und Väter eine Veränderung des kindlichen Gehirns durch Lernen und Erfahrung, also auch Erziehung und Umwelteinflüsse anderer Art, nicht leugnen wollen, denn selbst alte Menschen können nach Schlaganfällen vieles durch Üben wieder neu lernen und verbessern, im Rahmen der Möglichkeiten, die ihnen das Ausmaß ihrer neurologischen Schädigung erlaubt.

Bindungssicherheit ist ein Begriff, der in den „gewissen" Erklärungen der ADHS auftaucht. Demnach sind es nicht nur die Mütter, sondern die „komplexen Beziehungsgefüge" der Familie mitsamt den Stief- und Großeltern, denn „sie erschweren die Herausbildung sicherer emotionaler Bindungen zwischen Kind und Eltern. Eine ungeklärte Verteilung der Verantwortung beeinträchtigt dann die für die ungestörte Entwicklung des Kindes erforderliche Bindungssicherheit. Um hier zur Vermeidung oder beim Abbau von Zuständigkeitsproblemen Hilfestellung zu geben, reichen Trainingsprogramme nicht aus: Die Mitwirkung von Familientherapeuten ist unabdingbar" (Hüther & Bonney 2002, S. 87). Soll hier die Großfamilie verdächtigt werden, Brutstätte für die ADHS zu sein?

Eckhard und Heidrun Schiffer meinen:

> „Ob Alkoholismus, Psychose, Kriminalität – mal herrscht die eine, mal die andere Ansicht vor. Derzeit scheinen wieder die Vertreter der genetischen Theorie im ‚Vormarsch' zu sein – wie auch die Diskussion um ADS zeigt. Der Vorteil dessen liegt sicherlich in der Entlastung betroffener Eltern von dem Vorwurf, dass sie ‚schuld' am Schicksal ihres Kindes seien. Der Nachteil liegt darin, dass präventive und salutogenetische Möglichkeiten sowie die Möglichkeit einer nichtgenetischen Determination gar nicht erst in den Betrachtungshorizont mit einbezogen werden." (Schiffer & Schiffer, 2002, S. 108 f.)

Warum die Autoren mit dieser Unterstellung arbeiten, verwundert sehr, da sie doch eigentlich über den erzieherischen und präventiven, leider aber oft ergebnislosen Einsatz vieler Eltern hyperaktiver Kinder informiert sein müssten, wenn sie sich diesem komplexen Thema schreibend zuwenden. Haben sie keinen Kontakt zu Eltern mit den angesprochenen Fähigkeiten finden können?

Mehr und mehr werden die für den Auf- und Abbau sowie für den Transport und die Aufnahme der Hirnbotenstoffe verantwortlichen Gene identifiziert, und die Eindeutigkeit vieler Zwillings- und Adoptionsstudien spricht seit langem geradezu zwingend für eine hohe Erblichkeit der ADHS. Diese Studien haben gezeigt, dass die ADHS-Kinder ihren leiblichen Eltern in den auffälligen Verhaltensweisen ähnlicher waren als ihren Pflegeeltern. Zwillingsstudien stellen fest, dass eineiige Zwillinge signifikant häufiger beide von ADHS betroffen sind als zweieiige Zwillinge.

Krause und Krause fassen die genetischen Erkenntnisse zusammen und berichten von einer mittlerweile eher höher vermuteten Wahrscheinlichkeit der Vererbung von 0,6 bis 0,8. Sie schreiben: „Prinzipiell meint man heute, dass psychiatrische Erkrankungen nicht von einigen wenigen Genen verursacht werden, sondern dass im Krankheitsfall eine Vielzahl von Genen die Neurophysiologie und -chemie in spezifischen Regelkreisen des Gehirns negativ beeinflusst" (Krause & Krause, 2005, S. 28 f.).

Cordula Neuhaus stellt (2005b) als wichtigstes Ergebnis des Weltkongresses der Kinder- und Jugendpsychiater vom August 2004 in Berlin heraus, dass ADHS das Hauptthema war und „dass man die höchste Wahrscheinlichkeit der Erblichkeit überhaupt annehmen muss".

Und dennoch: Es gibt genügend Autoren, die solche wissenschaftlichen Ergebnisse zu ignorieren scheinen, vermutlich, weil sie ihrer Weltsicht entgegenstehen. Nur so ist zu verstehen, wenn auch befremdlich, dass Schiffer und Schiffer den Eltern der ADHS-Kinder unterstellen, zu schlicht zu denken:

„Zudem ist ein gedanklicher Kurzschluss damit verknüpft, der vor allen Dingen in interessierten medizinischen Laienkreisen zu finden ist: Wenn ein Medikament bei einem Krankheitsbild so überzeugend wirkt, dann muss die doch körperlich, sprich – in diesem Fall – genetisch „bedingt“ sein. Nicht gewusst und nur wenig publiziert wird, dass psychosoziale Erfahrungen nicht nur hirnfunktionell, sondern auch hirnanatomisch Veränderungen mit sich bringen. Man darf auch getrost vermuten, dass solche Untersuchungen seltener von der pharmazeutischen Industrie gefördert werden, als jene, die nachweisen, dass ein bestimmtes Medikament ‚wirkt‘.“ (Schiffer& Schiffer, 2002, S. 109)

Hätten die Autoren sich in Selbsthilfegruppen umgehört, dann wäre ihnen bewusst geworden, dass weniger von der positiven medikamentösen Wirkung auf die genetische Ursache geschlossen wird. Vielmehr erleben Eltern ihr Kind jetzt eher so wie andere Kinder. Es ist die Erfahrung vieler leiblicher Eltern, dass sie ihrem Kind oder mehreren Kindern auch das vererbt haben, was ihnen schon selbst Probleme bereitete. Adoptiv- und Pflegeeltern, die, wie von der Wissenschaft bestätigt, überdurchschnittlich oft Kinder mit ADHS haben, stellen fest, dass sehr oft die „abgebende“ Mutter oder die Mutter, denen das Jugendamt wegen Vernachlässigung das Kind weggenommen hat, selber von ADHS betroffen ist. Ihr ADHS-Problem hat sich biologisch vererbt und bildet zusätzlich den umweltbedingten Grund für die Schwierigkeiten von Kindern. Diese ADHS-Kinder sind vermutlich häufiger besonders schwer betroffen.

Trennungen und Adoptionen scheinen, vordergründig betrachtet, die Auffassung mancher Autoren zu bestätigen, dass ADHS sich in einer Zeit der Empfindlichkeit, der „Vulnerabilität“, entwickle. Genaueres Hinsehen lehrt aber, dass sie nicht erst im Kleinkindalter entsteht und auch nicht, wie früher geglaubt und erhofft, in der Pubertät zurückgeht. Wohl darum können „präventive und salutogenetische Möglichkeiten“, wie sie Schiffer und Schiffer fordern, ADHS nicht verhindern.

In der von der Bundeszentrale für gesundheitliche Aufklärung herausgegebenen Expertise zu Antonovskys Modell der Salutogenese wird bemerkt: „Erstaunlicherweise reduziert Antonovsky in seinem Modell Gesundheit auf den körperlichen oder (scheinbar) objektiven Aspekt. Er [...] äußert sich sehr zurückhaltend über mögliche Beziehungen zwischen SOC [sence of coherence = Stimmigkeit, Zusammenhang] und Aspekten psychischer Gesundheit [...]“ (Bundeszentrale für gesundheitliche Aufklärung, 2001, S. 43).

Der Erziehungswissenschaftler Günther Opp zeigt Eigenschaften auf, die ein Kind haben muss, die ihm gute Chancen für seine Entwicklung trotz ungünstiger Lebensverhältnisse geben: „Zu den protektiven Faktoren im Kind zählen unter anderem ein angenehmes Temperament, die Fähigkeit, sich helfen zu lassen, altersangemessene Kommunikationsfähigkeiten, gut entwickelte

Lesefähigkeit, die Fähigkeit, die Aufmerksamkeit zu fokussieren, gute Impulskontrolle, besondere Interessen und Hobbys, positives Selbstkonzept, internale Kontrollüberzeugung und hohe Bildungsaspiration“ (Opp, o. J., S. 38).

Vor dem geistigen Auge der ADHS-Erfahrenen entsteht nun in Umkehrung des vorstehenden Zitats das Bild so manchen ADHS-Kindes. Opp sieht sogar „so etwas wie ein biologisches Postulat guter Entwicklung“. Damit befindet er sich in Einklang mit den Ergebnissen vieler Studien zum Risiko von Sucht und Delinquenz bei ADHS.

Klaus Skrodzki, Vorsitzender der Arbeitsgemeinschaft ADHS der Ärzte für Kinder- und Jugendmedizin, nimmt zu der Anlage-Umwelt-Diskussion wie folgt Stellung (2000, S. 27): „Bei ADHD handelt sich um eine Verhaltensstörung, die biologische und häufig genetische Grundlagen hat (Veränderungen in den präfrontalen Zentren und Anteilen der Basalganglien, Imbalancen der Neurotransmitter). Diese Entwicklungsstörung der Selbstkontrolle tritt bereits in früher Kindheit in Erscheinung und erstreckt sich in vielen Fällen chronisch über das ganze Leben.“

Hallowell und Ratey (1994, S. 91) weisen darauf hin: „ADD kommt häufiger bei Pflege- und Adoptivkindern vor als bei der Bevölkerung im allgemeinen. Man hat dies zu erklären versucht mit dem verstärkten Vorkommen von ADD-begünstigenden parentalen Risikofaktoren – etwa Drogenmißbrauch oder Psychopathie – in der Bevölkerungsgruppe, die ihre Kinder zur Adoption freigibt beziehungsweise der das elterliche Sorgerecht entzogen wird.“

Mütter, denen Jugendämter ihre Kinder weggenommen haben, spielen im Thema Erwachsenen-ADHS nicht selten eine traurige Hauptrolle, leider noch immer vielfach, ohne dass die Mitarbeiter der befassten Behörden ahnen, worum es hier eigentlich geht. So, wie der Tod eines Babys in Osnabrück vor einigen Jahren (s. Stollhoff (Hrsg.), 2002, S. 147–155) unter dem Aspekt ADHS der Mutter betrachtet wird, geschieht es derzeit noch selten.

3.2.3 Mütter im „magischen Auge“

Schon die Bibel (Genesis) schreibt Eva zu, die Hauptschuld für Elend, Leid und Tod zu tragen. Das „Frauenlexikon“ fragt (Lissner & Süssmuth & Walter, 1988, S. 809): „Kann es sein, daß der Autor des Sirach-Buches (2. Jahrhundert v. Chr.) den Mythos vom Sündenfall durch die Brille der griechischen Mythologie las? Die kannte nämlich gleichfalls eine Frau, der das ‚schlimme Geschlecht der Frauen‘ entstammte und die ‚unheilbringend‘ für die Männer den vormals paradiesischen Zustand beendete: Pandora. Sie ließ aus ihrem Krug ‚Myriaden von Übeln‘ heraus.“

Für die in der Familie wie in der außerhäuslichen Gesellschaft herrschenden Männer, die an den Hebeln der Macht in Gesellschaft, Arbeitswelt, Politik und Wissenschaft wirken durften, blieb der Mythos „Frau“ ein großes Thema, das jahrhundertelang besonders die Denker und Führungskräfte in der Katholischen Kirche bewegte. Das Rätsel „Frau und Sexualität“ beherrschte nicht nur in der Zeit des großen Kirchenlehrers Augustinus die Fantasien der Kirchenmänner. Auch in unserer Zeit bestimmt es das Vatikanische Denken mit. Da aber nun die Biologie der Frau offenbar geworden ist, hat sich das große Rätselraten mehr der Entwicklung des Kindes im Mutterleib zugewandt. Die geheime Verbindung der Mutter zu ihrem ungeborenen Kind ist noch heute eines der letzten Frauen-Rätsel der von Männern dominierten Welt. Selbst nach der Geburt birgt die intensive Nähe der Mutter zum Kind, die (körperliche) Abhängigkeit des Kindes von ihr ein Mysterium für die, denen dies entgeht.

Es scheint, als sei in der aufgeklärteren Zeit mit der weitgehenden Abschaffung des finstersten Aberglaubens, der Hexerei, des bösen Blicks und der Dämonen ein Vakuum entstanden. Man kann zu dem Schluss gelangen, dass sich aufgrund dieses Vakuums wie in einer umfassenden Übereinkunft eine neue Gewohnheit etabliert hat: Ohne verlacht zu werden, darf man prinzipiell vermuten, dass es menschliche Wesen sein müssen, die Kinder so anders, so sonderbar oder so unerträglich machen, wenn kein besonderer äußerer Umstand, beispielsweise ein erlittenes Trauma, verantwortlich zu machen ist. Was liegt da näher, als den Menschen zu verdächtigen, der dem Kind am nächsten und am häufigsten nah ist, dazu noch vielfach unbeobachtet, besonders in der Kleinfamilie: die Mutter!

Der Fantasie sind kaum Grenzen gesetzt, um in das Mutter-Kind-Verhältnis allerlei hineinzugeheimnissen. Lassen sich so die vielen ungerechtfertigten Vorwürfe, Schuldzuweisungen und Demütigungen erklären, die noch heute, im Jahrhundert der Neurologie, Müttern von ADHS-Kindern entgegengeschleudert werden dürfen? Der Verdacht liegt nahe, da nicht nur Mütter von ADHS-Kindern als Verursacherin oder zumindest als Mitverursacherin gebrandmarkt werden, sondern Jahre vorher ebenso die Mütter von Autisten oder „Psychotikern“. Oft steht eine „schwere“ oder „schlechte“ Kindheit mit dem Täter vor Gericht – nicht immer zu Unrecht. Doch auch Kriminelle wissen, dass es zu einem milderen Urteil verhelfen kann, wenn man der lieblosen, verwöhnenden, überstrengen, kontrollierenden oder zu fürsorglichen – wie auch immer – Mutter ihren Schuldschein ausstellt. Da Kriminelle nicht selten unter einer Störung der Selbstwahrnehmung leiden und ebenso Probleme mit der Fremdwahrnehmung haben, oft als Kinder schwer zu erziehen waren, ist die Gelegenheit vor Gericht günstig, der Mutter für ihre täglichen Erziehungsversuche endlich „eins auszuwischen“ und sich selbst damit reinzuwaschen.

Elke Sauer hat in ihrem beklemmenden Buch „Ist das mein Kind?“ in einer Szene beschrieben, wie Mütter die Einschätzung ihrer Person als Mutter durch andere, die in anderen Rollen agieren, erleben:

„Wie eine Löwenmutter trat ich ohne zu klopfen schnurstracks in das Büro ein. Michael drückte sich hinter mir durch die Tür. ‚Wie können Sie dem jungen Mann den Personalausweis wegnehmen?‘ überrumpelte ich die Sachbearbeiterin. ‚Sie müßten nun doch wirklich am besten wissen, daß ein gültiger Personalausweis das wichtigste Papier eines Haftentlassenen ist! Oder wie soll er jetzt auch nur noch eine behördliche Angelegenheit regeln?‘ ‚Der Computer gibt zwei Ausweise an‘, monierte die Frau gefühllos. ‚Ich muß einen einziehen. Das ist Vorschrift.‘ Ich versuchte, mich zusammenzunehmen: ‚Einfach so? Würden Sie sich bitte die Mühe machen, die Angaben des Strafentlassenen zu überprüfen? Sein Entlassungsdatum ist gestern. Schauen Sie sich dieses Papier einmal genauer an! Dann müßte Ihnen klar sein, daß ein entsprechender Vermerk noch gar nicht im Computer sein kann!‘ Die Beamtin telefonierte mit jemandem in der Behörde. Michael bekam seinen Personalausweis zurück. Neuer, offizieller Wohnsitz: das Obdachlosenasyl. ‚Mama, wie hast du das geschafft? Ich wäre kleinlaut ohne Ausweis hier rausgekommen!‘ bekannte Michael. ‚Ich weiß auch nicht. Wahrscheinlich hat die Gute mich für eine Sozialarbeiterin oder etwas Ähnliches gehalten. Ausschlaggebend war bestimmt, daß ich ‚junger Mann‘ und nicht ‚mein Sohn‘ gesagt habe!“ (Sauer, 1996, S. 245)

Wer das Buch von Elke Sauer nicht gelesen hat, den muss die Tatsache befremden, dass die Mutter ihren Sohn im Obdachlosenasyl anmelden lässt. Zu verstehen ist das nur, wenn man die Entwicklung des Sohnes und die aufopferungsvolle, aber teilweise vergebliche Erziehungsarbeit der Eltern verfolgt hat (s. hierzu: Kapitel 5 „Sackgassen“).

Offenbart die Mutter eines ADHS-Kindes ihre Fachkenntnisse, werden auch die zu ihrem Nachteil verwendet: Eine Ergotherapeutin hört unter diesem Vorzeichen vom Kinderarzt, sie sähe auf Grund ihres Berufs zuviel an ihrem Adoptivkind, das sich jedoch später als deutlich betroffenes erweist; einer Lehrerin unterstellt man gerne, dass sie ihr Kind ständig belehren will; bei einer Ärztin wird vorschnell vermutet, dass sie industriehörig sei und ihre Erziehungsfehler unkritisch medikamentös „wegtherapieren“ wolle. Sobald offenkundig ist, dass die Mutter durch ihr eigenes ADHS-Kind betroffen ist – und ihre Erfahrung ist von Müttern selbstverständlich nicht immer gänzlich ohne Emotion zu vermitteln – dann zählen ihre Sachaussagen nicht mehr viel, sondern sie wird sogleich mit Minuspunkten belegt. Vätern traut man oft mehr Objektivität zu, wie sich in Beratungsgesprächen nicht selten zeigt, selbst wenn sie sich an den Familienrand oder in die innere Emigration geflüchtet haben und kaum noch den Alltag mitbekommen.

Dass gerade die Mütter es sind, die das Problem früher wahrnehmen als andere, zeigt sich in der Selbsthilfearbeit deutlich. Ausgeklammert seien hierbei jedoch ausdrücklich die Mütter, die so stark unter einer eigenen ADHS leiden, dass sie die Realitäten und ihr Kind, ihre Kinder nicht nur nicht richtig wahrnehmen, sondern nicht einmal in der Lage sind, das Minimum an Haushaltsführung und Erziehung zu leisten. Sie trifft man auch kaum in Selbsthilfegruppen. Die Jugendämter sind mit ihnen befasst.

Noch rätseln Psychologen und sogar Neurobiologen, was die mütterliche Leib-Seele-Einheit beim werdenden Kind hervorrufen und an Negativem bewirken kann. Für die positiven Eigenschaften der Kinder scheint der mütterliche Leib weniger verantwortlich gemacht zu werden. Werden also nur positive Eigenschaften genetisch vererbt und später in der Umwelt weiterentwickelt?

Der Psychoanalytiker Janov betrachtete seit den 1970er Jahren den Uterus als den ersten Ort für die „Neurotisierung“ des Menschen:

„Der Keim für eine Neurose wird mit den jeweiligen Lebenserfahrungen gesetzt, und diese Erfahrungen beginnen nun einmal im Mutterleib. Bereits mit dem zweiten Monat im Uterus arbeitet das Gehirn des Kindes und sendet Nervenimpulse aus, welche die Organe des winzigen Körpers koordinieren. Obwohl das Gehirn noch rudimentär, noch nicht völlig ausgebildet ist, kann es bereits die aus der uterinen Welt stammenden Sinneseindrücke registrieren. Ich wähle mit Absicht den Begriff ‚registrieren', weil das winzige Nervensystem in einer Umwelt mit äußeren Einflüssen lebt, mit Einflüssen, die unter Umständen zu einer neurotischen Entwicklung führen, lange bevor sie vom Gehirn des Kindes begrifflich erfaßt werden können." (Janov, 1977, S. 20)

Janovs hierauffolgende Auflistung der möglichen Schäden des Ungeborenen auf Grund von Alkohol- und Nikotinkonsum und anderen besonders belastenden Umständen der Mutter soll hier nicht angegriffen werden. Krause und Krause thematisieren

„die immer wieder vorgetragene Ansicht, dass Nikotinabusus [abusus, lat.: Missbrauch] der Mutter zu ADHS beim Kind führt (Linnet et al. 2003). Hier dürfte in vielen Fällen der Nikotinabusus der Mutter bereits auf deren genetische Veranlagung zur ADHS zurückzuführen sein. Ein Argument für diese Interpretation ist auch, dass das Ausmaß des Nikotinabusus der Mutter offenbar keine Rolle spielt, sondern nur die Tatsache des Rauchens an sich (Huss, persönliche Mitteilung). Andererseits ist unbestritten, dass Nikotinabusus in der Schwangerschaft zu organischen Schäden beim Fetus führen kann, die sich möglicherweise später in ADHS-Symptomen äußern." (Krause & Krause, 2005, S. 4)

Schon lange vor Janov war man allgemein geneigt, der Zeit vor der Geburt eine besondere Bedeutung für die Kindesentwicklung zuzuschreiben. Auch die Frauen selbst versuchten, ihr Leben für das erwartete Kind günstig einzurichten, was natürlich oft nicht gelingen konnte, da der Alltag mit schwerer Arbeit im Haus, im Garten und auf dem Feld ihren vollen Einsatz forderte. Überdies waren die Frauen in der Vergangenheit Mütter vieler Kinder, sodass ruhige und sorgenfreie Schwangerschaften seltener waren. Viele Frauen erwarteten ihre Kinder in Sorge um die Existenz: Es galt, „viele Mäuler zu stopfen", die Arbeitszeit der Väter war lang und der Arbeitslohn meist karg. Kam nun ein Kind zur Welt, das sich schon früh anders verhielt als seine Geschwister, dann war auch die Mutter geneigt, in der Zeit der Schwangerschaft den Grund dafür zu suchen.

Wie man die Betrachtung mütterlicher „Fähigkeiten" samt ihrer vermeintlichen Auswirkungen auf die Spitze treiben kann, machte 1986 Volker Elis Pilgrim mit seinem Buch „Muttersöhne" deutlich. Das Buch machte Furore, und dies vielleicht, weil die Aufarbeitung des Dritten Reiches in Gang gekommen war, denn auch Größen dieser unseligen Zeit wie Hitler und Goebbels bezieht Pilgrim ein. Selbst vor einer Analyse des Jesus von Nazareth schreckt er nicht zurück, um zu begründen, was die Mutterbindung aus Kindern so alles machen kann. Die Wirkung dieses mehrfach herausgegebenen Buches auf die Fachwelt ist vermutlich gering geblieben, doch es transportiert, wenn auch stark überzeichnet, wohlfeile Denkmuster, nach denen die Abwesenheit des Vaters genügt, um mütterliches Fehlverhalten und kindliche Fehlentwicklung daraus abzuleiten: „Das Lebendigste und das Tödlichste stehen in einer Beziehung zueinander. Madonna macht Blutsohn. Napoleon war fünfzehn, Stalin zehn. Die Väter von Napoleon und Hitler waren manchmal ganze Jahre abwesend. Der Vater Stalins verließ die Lebensgemeinschaft mit der Mutter, als der Sohn fünf war. Napoleon wurde mit neun Jahren von seinem Vater getrennt. Die Mutterbindung entwickelt einem Mann die Machtanfälligkeit und legt seine Neigungen für Gewalttaten fest" (Pilgrim, 1986, S. 8). „Frauen haben Söhne und Töchter. Das Saatgut der Gewalt geht aber nur in der Verbindung Mutter-Sohn auf. Die Gewalttätigkeit der Frauen, die viel seltener ist und nie das Ausmaß der Blutrunst der Männer erreicht, wird durch ein anderes Modell seelischer Identifikation begünstigt" (Pilgrim, 1986, S. 10). Dank Pilgrim „weiß" die allein erziehende Mutter, was auf ihren Sohn aus mütterlichen Gründen zukommen kann; und wenn sie einen Sohn mit Problemen hat, die den Verdacht auf eine ADHS-Betroffenheit lenken könnten, erfährt sie hier wie leider in vielen anderen Büchern, dass sie die (schuldlos?) Schuldige ist. Viele ADHS-typische Eigenschaften beschreibt Pilgrim an den „Muttersöhnen", doch vermutlich, und vielleicht entschuldbar (?), in Unkenntnis dieses genetisch bedingten Problems.

Pilgrim stellt in krasser Form vieles von dem dar, was leider gar nicht selten in psychologischer Beratung oder Kindertherapie auf Mütter von ADHS-Kindern, die in der hyperaktiven Ausprägung bekanntlich meist Jungen sind, projiziert wird:

Haben Sie ihn verwöhnt?

Soll Ihr Sohn Ersatz sein für Ihren Mann, der nicht so zärtlich ist, wie Sie es gerne hätten?

Sie haben ja auch Ihren Vater früh verloren ...

Es ist ja auch ein Scheidungskind, deswegen ist es „so".

Mancher Spruch wird in der Beratungspraxis allerdings genauso auf Mütter von Mädchen angewandt.

Wer glaubt schon einer Mutter ...? – dieses Dilemma konnte auch die Frauenbewegung nicht lösen, es war wohl auch nicht ihr Anliegen. Frauen haben dank couragierter Vorkämpferinnen in den vergangenen Jahren einen einigermaßen guten Status erreicht, was die Einschätzung ihrer Intelligenz und anderer Fähigkeiten betrifft. Auch ihre den Männern oft überlegene Fähigkeit zu vernetztem Denken und Planen und zur Teamfähigkeit wird mittlerweile sogar im Management großer Firmen geschätzt. „Nur eine Frau" ist ein Ausdruck, der heute beinahe mittelalterlich anmutet, obwohl es erst wenige Jahrzehnte her ist, dass Frauen die selben Rechte, zumindest auf dem Papier, eingeräumt wurden. Frauen sind selbstbewusster geworden und können sich sogar (wieder) zu ihrer Mutterrolle bekennen. Dann aber passiert etwas sehr Merkwürdiges: Eine Frau mit Kind ist jetzt die Mutter eines Kindes, die Mutter von diesem Kind, das ein Problem hat, beispielsweise ADHS. Diese Frau, nein, diese Mutter ist auf der Suche nach professioneller Hilfe. Vor einer Hilfe steht aber zuerst Diagnosefindung.

Viele gute Bekannte, Freunde und Fachkollegen zweifeln automatisch an, dass eine Mutter die Realitäten noch klar sieht, weil sie ja mitbetroffen ist und keine Distanz, also keine Objektivität mehr besitzt. Da kann sie in der Vergangenheit noch so kritisch, vielleicht systemkritisch gewesen sein – jetzt zählt das nicht mehr. Als Mutter kann sie nur einäugig, blind oder nicht klar denkend sein.

Endlich tröstlich für Mütter ist zu lesen, was die Psychologin Annemarie Pfeifer in: „Mütter sind nicht immer schuld" schreibt. „Mütter auf der Anklagebank" überschreibt sie ein Kapitel und drückt das aus, was den Müttern von Kindern mit irgendeinem Problem gerne und oft vorgehalten wird: „Eine schwangere Frau darf sich heute kaum einen negativen Gedanken oder gar ein ablehnendes Gefühl gegenüber ihrem werdenden Kind erlauben. Sonst muß sie befürchten, daß sie später dafür zur Rechenschaft gezogen wird. [...] Einige Vorreiter dieser Bewegung diskutieren bereits ernsthaft die Umstände der Zeugung als mögliche Quelle späterer Neurosen" (Pfeifer, 2001, S. 63).

Pfeifer gibt einschlägige Untersuchungsergebnisse wieder:

> „Erst in den letzten Jahren hinterfragten Wissenschaftlerinnen und Wissenschaftler diese Theorien. Ein neues psychologisches Fachwort entstand: ‚Mother-Blaming', die Verurteilung der Mütter. Vor allem Wissenschaftlerinnen machten sich auf die Suche nach den Auswirkungen des Schuldspruchs auf die Mütter. Die Psychologin Paula J. Caplan untersuchte 125 Artikel die 1970, 1976 und 1982 in neun verschiedenen psychologischen Fachzeitschriften veröffentlicht wurden. Sie wollte herausfinden, welche Rolle die Experten der Mutter bei verschiedenen Entwicklungsstörungen zuschrieben. Ihr Ergebnis: ‚Wir fanden, daß die im Bereich der psychischen Gesundheit arbeitenden Fachleute unabhängig von Geschlecht und Tätigkeit als Psycholog/innen, Psychiater/innen, Sozialarbeiter/innen allesamt gerne der Mutter die Schuld geben. In den 125 Artikeln wurden die Mütter für 72 verschiedene Problemfelder ihrer Sprößlinge verantwortlich gemacht. Vom Bettnässen bis zur Schizophrenie, von Lernproblemen bis zur Transsexualität, von Magersucht bis Kriminalität gab es einen gemeinsamen Hauptgrund: Das Fehlverhalten der Mutter. In keinem Artikel wurde die Mutter-Kind-Beziehung als gesund oder nur in positiven Worten beschrieben.'" (Pfeifer, 2001, S. 72)

Die Autorin erwähnt, dass bei über 3 000 verschiedenen Krankheiten nachgewiesen sei, dass sie durch Vererbung beziehungsweise Genveränderungen entstehen oder ihr Ausbruch dadurch begünstigt sei, wie zum Beispiel die Schizophrenie, das Down-Syndrom oder der Diabetes (s. Pfeifer, 2001, S. 78). Derartige Erkenntnisse wachsen stetig.

Gut erziehende Mütter von ADHS-Kindern sind aufgrund vielfältiger verfehlter Urteile über ihre Erziehungskünste empfindlich geworden, was die Zuweisung einer Schuld ihrem Kind gegenüber angeht. Sie wehren sich zu Recht, weil sie sich nicht an ihrem Kind versündigt haben, sondern weil sie ein Kind haben, dass hohe, vielleicht höchste Anforderungen an ihr (sonder-)pädagogisches Geschick stellt.

Sind solche wissenden und in ADHS belesenen, vielleicht einfach nur klugen und erfahrenen Mütter und Väter in der Lage, ihren Erziehungsstil weitgehend den andersartigen Bedürfnissen ihres ADHS-Kindes anzupassen, dann laufen sie jedoch Gefahr, dass sie gerade seitens derer, die generell in der Familien den Ursprung für Verhaltensauffälligkeiten sehen wollen, bald als überbehütend, überkontrollierend, autoritär und überstreng, keinen Freiraum gewährend und nicht loslassend eingeschätzt zu werden.

Pfeifer erwähnt das POS (= Psychoorganisches Syndrom; Synonym für ADHS in der Schweiz) und sie scheint das Problem erfasst zu haben (S. 25): „Doch wird die Mutter, die geduldig zu ihrem auffälligen POS-Kind steht, die stundenlang mit ihrem schwach begabten Kind übt, die jahrelang für ihr drogensüchtiges Kind betet, auch in die Liste der Top-Mütter eingetragen werden? Wohl kaum, denn gute Mütter haben erfolgreiche Kinder [...].“

3.2.4 „Weil“ – das Zauberwort der „Psycho-Logik“

Bestehen mehrere Zustände oder Ereignisse nebeneinander, so wird gerne versucht, das eine mit der Existenz des anderen zu begründen: Weil etwas so und so ist, hat sich das andere so ergeben – oder umgekehrt. Mehrere Zustände können aber auch unabhängig voneinander entstanden sein, sodass keine Schlussfolgerung streng wissenschaftlicher Überprüfung standhält. Zustände können sich auch gegenseitig beeinflussen, sie müssen dies aber nicht.

Unzulässige Schlussfolgerungen bestimmen vielfach die Urteile, die sich psychologische Laien und Psychologen aneignen. Bestärkt sehen sie sich darin, weil es in der Tat Mütter gibt, die nicht in der Lage sind, konsequent „am Ball“ zu bleiben, wenn es um die Erziehung ihres schwierigen Kindes geht – Mütter mit einer eigenen schwereren ADHS beispielsweise sind oft nicht einmal fähig, mit Ausdauer und Zielstrebigkeit ihrem eigentlichen Wollen entsprechend zu handeln, denn im Moment ist für sie gerade etwas anderes viel dringender.

Man kann Eltern erleben, über deren Inkonsequenz man sich nur wundern kann. Es scheint, als hätten sie beispielsweise die Aufklärung, Beratung oder Anweisung verstanden, sie stimmen zu – und dennoch gelingt es ihnen nicht, davon etwas umzusetzen. Fachleute erleben auch Eltern, die ihre Kinder tatsächlich verwahrlosen lassen, obwohl sie sie (nach ihren Möglichkeiten) lieben. Daraus folgt der Schluss, die Schwierigkeiten des Kindes seien generell „irgendwie“ anerzogen und beruhten auf der Unfähigkeit der Eltern. ADHS-betroffene Eltern werden derzeit meist nicht als solche erkannt, also wird weiter generell geschlossen, Eltern von Kindern mit Problemen oder mit ADHS hätten die Probleme primär verursacht.

Gewiss nicht zu Unrecht wird auch eine allgemeine Vaterlosigkeit in unserer Gesellschaft beklagt. Das Phänomen ist nicht neu, denn Väter zogen sich schon vor vielen Jahrzehnten, wahrscheinlich schon immer und sie ziehen sich heute noch vielfach aus dem Familiengeschehen heraus, insbesondere dann, wenn es sehr anstrengend und unerfreulich wird. Mütter von ADHS-Kindern beklagen dieses Vermeidungsverhalten ihrer Partner überaus häufig, sie bedürfen deren Unterstützung aber in besonderem Maß. Hierzu meinen Hüther und Bonney (2002, S. 125): „Aus Sicht der Familientherapie wie auch der Tiefenpsychologie ist die faktische Vaterlosigkeit oder nur eingeschränkte seelische Verfügbarkeit des Vaters von größter Bedeutung für die Entwicklung oder Aufrechterhaltung einer als ADHS klassifizierten kindlichen Verhaltensauffälligkeit. Auch aus psychoanalytischer Sicht wird diese problematische Entwicklung im Lichte der Abwesenheit des Vaters diskutiert." Wird hier die Überforderung der Mutter, Folge der übergroßen Anforderungen ihres ADHS-Kindes, zum Grund für die ADHS ihres faktisch vaterlosen Kindes erklärt?

Diese faktische, auch die teilweise Vaterlosigkeit bildet auf jeden Fall einen großen Belastungsfaktor in der ADHS-Familie wie vermutlich auch in der Familie ohne ADHS-Betroffenheit. Väter spielen für ihre Söhne und Töchter unzweifelbar eine andere Rolle als die Mütter und nicht zuletzt verteilt sich die Erziehungs- und Alltagsarbeit im günstigsten Fall auf zwei Elternteile, statt nur von einem getragen zu werden.

Wie sehr das gänzliche oder auch das nur zeitweise Fehlen eines Elternteils in einer Familie mit ADHS-Kindern eine Überlastung des anderen Elternteils zur Folge hat, das berichten die Mütter in den Selbsthilfegruppen und bei professionellen Helfern. Diese sich zwangsläufig ergebende Überforderung wird dann wiederum allzu gerne von Außenstehenden interpretiert als Ursache für die Entstehung einer ADHS beim Kind.

Wenn „Vaterlosigkeit" derart tiefgreifende Störungen bei Kindern hervorruft, um wie viel mehr müssten dann die Kinder vergangener Jahrhunderte Störungen entwickelt haben? Standen die Frauen nicht schon lange alleine in der Kindererziehung, falls sie nicht in einer Großfamilie lebten, in der alle Erwachsenen und die Geschwister an den Kindern „herumerzogen" haben? Auf alten Fotos kann man sie noch sehen: die Väter, streng, oft starr und ohne Lächeln, mit herrischem Blick, deutlich als Oberhaupt der Familie zu erkennen, neben einer fast verhärmt dreinschauenden Mutter und einer ganzen Schar von Kindern, die auch kaum ein Lächeln riskiert. Was hatten diese Kinder von ihrem Vater? Berichte von älteren Menschen über ihre Väter verraten nicht selten, dass sie ihren Vater fürchteten. War früher die Familie so heil, wie man gerne glauben macht, um die ADHS der heutigen Familiensituation anzulasten? „Warte, wenn dein Vater nach Hause kommt!" – diese Drohung der überforderten Mutter war schon vor 40 Jahren verpönt.

Woher stammt aber nun die ADHS bei den Kindern, die ihren Vater täglich über mehrere Stunden nicht nur sehen, sondern sogar mit ihm spielen und toben, von ihm vorgelesen bekommen, der sie im abendlichen Einschlafritual in den Schlaf singt? Bekommen diese Kinder zuviel Zuwendung oder sind sie so überbehütet, dass sie eine ADHS entwickeln? Fast nirgendwo in den teilweise gebetsmühlenhaft wiederholten Feststellungen und Forderungen der ADHS-Kritiker taucht das auf, was eine unumstößliche Tatsache ist: Ein großer Teil dieser Kinder und Jugendlichen, die nicht so recht erzogen wirken, lebt bei Eltern oder einem Elternteil, die sich seit dem Tag ihrer Geburt nicht nur liebevoll und teilweise aufopfernd, sondern sogar kompetent und verantwortungsbewusst um ihr Sorgenkind bemühen, um sie auf den richtigen Weg zu führen und auf dem richtigen Weg zu halten: Es sind Kinder und Jugendliche mit Lernschwierigkeiten und Verhaltensauffälligkeiten, denen eine ADHS zugrunde liegt.

Der zufällige Beobachter wie auch der Streetworker sieht den verwahrlost erscheinenden Jungen, das flippige Mädchen und legt sich die Gründe für diese Erscheinungen zurecht: Was muss in den Elternhäusern dieser Kinder so alles schief gelaufen sein? Unwillkürlich drängen sich dem sinnierenden Beobachter Bilder auf von überforderten oder berufstätigen Müttern, von trinkenden oder prügelnden Vätern, von ehrgeizigen, leistungsorientierten und also überfordernden oder von wohlhabenden, aber gleichgültigen Eltern – „Rabeneltern". Vielleicht kommt der Gedanke an eine besondere familiäre Belastung wie Arbeitslosigkeit, Scheidung oder Tod des Vaters und was noch alles vorstellbar ist, entlastend dazu.

Das vermutete Defizit in der elterlichen Erziehungsfähigkeit erhält immer neue Nahrung, wenn man als außenstehender Beobachter ohne Vorwissen eine alltägliche Situation mit einem ADHS-Kind und seinen Eltern erlebt. Man ist, um es positiv auszudrücken, geneigt, sich über den Erziehungsstil zu wundern: Der autoritäre Kommando-Ton, die fehlende Leichtigkeit in der Kommunikation, die manchmal unfreundlich klingende Sprache zwischen Eltern und Kind muten nicht selten unangenehm an. Sogleich verknüpft sich im Kopf des Beobachters die einmal gelernte Interpretationsweise des Geschehens: Eltern agieren (negativ) – das Kind reagiert (negativ). Dass die Sprache der Eltern, ihr autoritärer Führungsstil sich den Notwendigkeiten des ADHS-Kindes (vielleicht zu sehr) angepasst hat, kann der uneingeweihte Beobachter nicht wissen. Er nimmt die Situation so wahr und vergleicht sie mit seinen Erfahrungen aus seiner eigenen Erlebniswelt. Sogleich fällt ein Schatten auf die anscheinend „lieblos" erziehenden Eltern, die das Kind demzufolge „falsch" erzogen haben. Dass viele ADHS-Kinder diese strikte Führung brauchen, gehört nicht zum allgemeinen Wissen über Erziehung dieser Kinder, und man versteht auch nicht, warum die freundliche Art zu kommunizieren, in manchen ADHS-geplagten Familien häufig verloren gegangen ist.

Neben diesen alltäglichen Interpretationsmustern wird man in jedweder Fach- und sonstiger Literatur fündig, was die Interpretation, sprich: Ursachenzuschreibung wahrzunehmender Phänomene betrifft, ausgenommen die Literatur der wirklichen ADHS-Experten, deren Wissen neben der theoretischen und forschenden Auseinandersetzung mit ADHS auf ihr jahrelanges Erleben in der Praxis und in der alltäglichen (teilweise privaten) Lebenswirklichkeit beruht. Deshalb erhalten noch viele Mütter und Väter auf der Suche nach Erklärungen und Hilfe für ihr „eigenartiges" Kind irgendeine Zuschreibung aufgrund von Beobachtung oder Tatsachen, so wie es sich gerade anbietet.

Diese Zuschreibungen sind beliebig erweiterbar, so wie sie dem Interpretierenden passend erscheinen, und sie werden nicht nur auf ADHS-Kinder bezogen:

Das ADHS-Kind ist hyperaktiv,
weil es sich gegen die Überfürsorglichkeit der Mutter abgrenzen muss,
weil es sich die Zuwendung der Mutter erkämpfen muss,
weil es in einer hektischen Umgebung aufwächst,

weil es sich nicht ausagieren durfte oder
weil es zu wenig Grenzen bekam.

Das ADHS-Kind ist oppositionell,
weil es sich gegen die ständige Überforderung wehrt,
weil es eine perfektionistische Mutter hat oder
weil es fühlt, dass es nicht genügend geliebt wird.

Das ADHS-Kind ist distanzlos,
weil es zuwenig Bindungssicherheit erfahren hat oder
weil es die Ablehnung seiner Mutter spürt.

Das ADHS-Kind ist aggressiv,
weil es nicht genug geliebt wird,
weil es überfordert wird,
weil es einen Konflikt seiner Eltern auslebt oder
weil es Wut auf seine abgebende leibliche Mutter hat, falls es ein Adoptivkind ist.

Das ADHS-Kind ist verträumt und angepasst,
weil es nicht genügend angeregt wurde,
weil es unterdrückt wird,
weil es wegen der Übermacht der Mutter resignierend in die Passivität geflüchtet ist oder
weil es sich die Liebe der Mitmenschen mit Wohlverhalten erkaufen will.

Das ADHS-Kind ist emotionsarm und abwehrend,
weil es von der Mutter nicht geliebt wird,
weil es nicht erwünscht war oder
weil es sich gegen übertriebene Zärtlichkeit der Mutter zur Wehr setzt.

Das ADHS-Kind ist zuwendungssüchtig,
weil es von seinen Eltern nicht genügend Zuwendung erhalten hat oder
weil es mit Zuwendung überhäuft (verwöhnt) wurde.

Das ADHS-Kind hat Störungen der Grobmotorik,
weil es zu wenig Möglichkeiten bekommen hat, sich zu bewegen,
weil es vernachlässigt wurde oder
weil es zu viel vor dem Fernseher gesessen hat.

Das ADHS-Kind hat Probleme in der Feinmotorik,
weil es nicht angeregt wurde zu zeichnen und zu malen oder
weil es vieles nicht ausprobieren durfte.

Das ADHS-Kind ist rücksichtslos,
weil es immer zu sehr im Mittelpunkt stand,
weil es gelernt hat, dass es mit Vordrängeln Erfolg hat,
weil es immer der Erste sein sollte oder
weil es keine Grenzen aufgezeigt bekommen hat.

Das ADHS-Kind ist unehrlich,
weil es Ehrlichkeit nicht von den Eltern vorgelebt bekommen hat oder
weil es einen (sexuellen) Konflikt signalisiert.

Das ADHS-Kind hat zu wenig Ausdauer,
weil es zu viel von der Mutter animiert wurde,
weil es zu viele Spielsachen hat oder
weil es verwöhnt worden ist.

Das ADHS-Kind ist egozentrisch,
weil es nie teilen gelernt hat (Einzelkind),
weil es zu wenig geliebt wurde oder
weil es verwöhnt wurde.

Das ADHS-Kind ist hypersexuell,
weil es missbraucht worden ist.

Selbst die besonders positiven Eigenschaften vieler ADHS-Kinder sind geeignet, sie irgendwelchen elterlichen Mängeln anzulasten:

Das ADHS-Kind ist besonders hilfsbereit,
weil es sich die Liebe der Eltern verdienen muss.

Das hochbegabte ADHS-Kind ist ehrgeizig,
weil es sich die Liebe der Eltern mit Leistung erkaufen will oder
weil es die Liebe der Eltern durch Leistung erreichen soll.

Das ADHS-Kind ist still und sehr kreativ,
weil es eingeengt wird oder
weil es aus der unerfreulichen Realität in Fantasiewelten flüchten muss.

Auch Diskussionen rund um die Geburt und ihren Termin werden von Seiten derer, die versuchen, alles Mögliche der Umwelt „Mutter" anzulasten, gerne angeführt, auch unabhängig von ADHS. Arthur Janov sieht es so: „Eine neurotische Mutter kann ihr Kind auch durch eine Früh- oder Spätgeburt schädlichen Einflüssen aussetzen. Nach meiner Überzeugung werden beide Geburtsarten weitgehend durch neurotische Störungen verursacht" (Janov, 1977, S. 25). Er interpretiert weiter:

„Eine Mutter, die sich nicht bereit fühlt, Mutter zu sein, die innerlich gespannt und verschlossen ist, die dazu neigt, Dinge nicht mitzuteilen, kann in unbewußter Absicht ihr Kind zu lange in sich behalten. Was uns fehlt, sind Untersuchungen, die Aufschluß darüber geben, welcher Zusammenhang bei schwangeren Frauen zwischen dem Maß innerer Spannungen und der Art der Geburt besteht. Neigen unter stärkeren Spannungen lebende Frauen zu Spätgeburten? Besteht ein Zusammenhang zwischen inneren Spannungen bei der Mutter und größerer Häufigkeit von Hirnschäden und anderen schwerwiegenden Krankheiten beim Kind?" (Janov, 1977, S. 27)

Da die Geburt durch Wehentätigkeit infolge hormoneller Einflüsse geschieht, ist die Erklärung für Früh- und Spätgeburten als neurotisch bedingt fragwürdig. Janovs Einschätzung der weiblichen Psyche macht nicht gerade den Eindruck, als achte er sie. Verfrühte und verspätete Geburten gibt es nicht nur beim Menschen. Wer sich mit Haustierzucht befasst, weiß, dass auch dort gewisse Unregelmäßigkeiten im Trächtigkeitskalender auch bei charakterlich ausgeglichenen Muttertieren eine Rolle spielen.

Der Psychologin und Heilpädagogin Cordula Neuhaus zufolge, die als erste die ADHS der Kleinsten zum Buchthema („Das hyperaktive Baby und Kleinkind“, 2003) machte, spielen Früh- oder Spätgeburt des ADHS-Kindes durchaus eine Rolle: „Mit der Veranlagung zu ADHS kommt ein Kind offensichtlich bereits auf die Welt. Doch es gibt keinen ‚typischen‘ Geburtsverlauf für diese Kinder. Oft ist die Geburt völlig unkompliziert und jeder freut sich auf das Kind! [...] Ungeklärt ist bis heute, warum später mit ADHS diagnostizierte Kinder ohne Komplikationen während der Schwangerschaft häufig 10 bis 14 Tage nach dem errechneten Termin spontan geboren werden, aber häufig auch zu früh“ (Neuhaus, 2003, S. 37 f.).

Vielfach stehen heute Erziehungsfähigkeiten von Eltern zur vorurteilsvollen Diskussion – insbesondere aber bei einer ADHS des Kindes. Hartmut Amft bewertet sie so:

> „Hinsichtlich meiner These zum Mangel an Erziehungskompetenz möchte ich noch ein aktuelles Beispiel anführen. In der Heidelberger Studie von Haffner u. a. (1998) wurde eine Elternbefragung während der Einschulungsuntersuchungen mittels Fragebogen durchgeführt. Aus den Ergebnissen: ‚Expansive Verhaltensformen werden als häufigste Ursache genannt: Oppositionelles, eigensinniges, unfolgsames Verhalten sowie vermehrte Forderungen nach Zuwendung und Beachtung berichten die Eltern bei etwa der Hälfte der Kinder in leichter und bei ca. 5–10 % in stark ausgeprägter Form.‘ (Haffner u. a., 1998, 4). Was heißt das? Diese Ergebnisse können doch so interpretiert werden, dass ca. 50 % der Eltern – aus welchen Gründen auch immer – nicht in der Lage waren, ihre Kinder erzieherisch erfolgreich durch die ‚Trotzphase‘ zu bringen und somit die beim Schuleintritt erforderliche Affekt- und Sozialbildung zu vermitteln. Zusammengefasst bedeutet dies, dass als Hauptursachen für das ADS-Gespenst in erster Linie einerseits Erziehungsmängel in Elterhaus und Kindergarten und andererseits inadäquate Schulsituationen in Betracht gezogen werden müssen.“ (Amft, 2002, S. 71)

Ob ein solcher Schlag ins Gesicht der vielen nicht nur redlich, sondern auch kompetent sich abmühenden Eltern bewusst geschieht, muss hier offen bleiben. Es ist verblüffend, mit welcher Ignoranz, um nicht zu sagen Dreistigkeit, ein Hochschulprofessor der Sozialmedizin sich gestattet, den Eltern von ADHS-Kindern und von Kindern, die noch ohne offizielle ADHS-Diagnose „schwierig“ sind, so direkt die Schuld zuzuschieben. Kann seine Überschrift „Gegen eine ‚Schuldzuweisung‘ an die Eltern“ (Amft, 2002, S. 117) einige Seiten später wieder versöhnen?

Aber nicht nur Eltern, auch die diagnostizierenden Experten stehen unter Verdacht. Dazu schreibt im selben Buch Dieter Mattner, Amfts Hochschulkollege und Dozent im Fach Heilpädagogik: „Die vom Forscherblick erkannten Wesensbesonderheiten eines Kindes sagen offensichtlich mehr über den Diagnostiker aus als über das diagnostizierte Kind. Nur so ist es zu erklären, dass aus der jeweiligen Blick- und Beurteilungsperspektive ein ‚besonderes' Kind, das den institutionellen Normalitätsansprüchen nicht genügt, aus der wissenschaftlich ‚unprofessionellen' Perspektive als interessiert, lebhaft und aus der anderen, um exakte Daten bemühten Forscherperspektive, als unkonzentriert, hyperkinetisch mit Krankheitswert erscheinen kann" (Mattner, 2002, S. 22).

Wer wie Mattner ADHS-kundigen Diagnostikern vorwirft, nur ADHS sehen zu wollen, wer wie Amft den Eltern und somit zuerst den Müttern nicht viel Kompetenz in der Erziehung zutraut, der kann folglich nicht annehmen, dass die bei ihrem Kind klar sehen, selbst wenn es noch so sehr von ADHS betroffen ist. Oder ist mit der „unprofessionellen" Perspektive etwa auch die Sicht aufmerksamer Mütter gemeint?

In der Annahme, dass Mattner nicht über intensive Erfahrungen mit schwerer betroffenen ADHS-Kindern verfügen kann, verwundert es denn auch nicht, bei ihm zu lesen: „Die pathologische Zuschreibung, die scheinbare Sinnlosigkeit eines gezeigten Verhaltens resultiert letztendlich aus dem ‚Vor-Urteil' eines um Objektivität bemühten Beobachters, der dazu legitimiert ist zu entscheiden, das für ihn Unverständliche mit dem Etikett ‚sinn-los' oder ‚krank' zu versehen" (Mattner, 2002, S. 22). Der Autor hat anscheinend noch niemals über längere Zeit das Sinn-lose, unlogische, starken inneren Impulsen folgende Gebaren stärker betroffener Kinder mit ADHS beobachtet oder hautnah erlebt, sonst hätte er sehr bald sehen müssen, dass ADHS sehr oft nicht nur als Krankheit, sondern bei entsprechender Schwere der Betroffenheit sogar als Behinderung zu bewerten ist. Hier von Etikettierung zu reden, spricht den Erlebnissen vieler Eltern und der Praxiserfahrung der wirklichen ADHS-Experten Hohn.

Können solch krude Vorstellungen nur einem „wissenschaftlich" denkenden Männerhirn entspringen? Leider nein, denn es gibt genügend weibliche Profis im „Psychobereich", die gerne an einem derartigen Bild von anscheinend generell nicht sehr fähigen Müttern festhalten. Fragwürdige Interpretationen leiten z. B. die Autorinnen Prekop und Schweizer von ihren Beobachtungen ab:

> „Alle drei Kinder weisen eine ausgeprägte Unterentwicklung des sozialen Verhaltens auf. Sie sind alle nicht gruppenfähig, weil sie nicht in der Lage sind, sich an andere aus eigenem Willen heraus anzupassen, einem anderen zuliebe sich selbst zu beherrschen und Verzicht zu üben. Sie können sich viel besser in der Einzelsituation ordnen, wenn sich der Lenkende ihnen anpaßt. Im Unterschied dazu bemüht sich der Zappelphilipp um Anpassung, obwohl ihm das schwerfällt. Unter diesem Gesichtspunkt imponieren manche Zappelphilippe mit einer noch größeren sozialen Reife, als es ihrer Altersstufe entspricht." (Prekop & Schweizer, 1993, S. 21)

Dem „klassischen" Zappelphilipp mangelt es meist an der sozialen Reife. Dass es sozial begabte gibt, steht dazu nicht im Widerspruch – bei ADHS gibt es ein so breites Spektrum an Begabungen und Schwächen, dass so vieles möglich ist. Hilfsbereitschaft ist beispielsweise eine der häufigen Tugenden von ADHS-Betroffenen, dennoch gibt es Zappelphilippe, die nur dann helfen, wenn sie sich dabei interessant machen und darstellen können oder wenn sie dazu nachdrücklich aufgefordert werden.

Natürlich dienen die Beobachtungen der Autorinnen dazu, ihre Einstellung zur Verursachung zu festigen: „Von der Unruhe sind auch die Eltern betroffen, hauptsächlich Mütter. Betrachtet man das Eltern-Kind-Verhalten, fällt auf, daß das Gleichgewicht ‚Aktion/Reaktion‘ gestört ist. Einseitigerweise ist das Kind der Agierende und die Mutter/der Vater der Reagierende. Im Grunde bringt das Kind die Eltern nach seinen noch ganz ungezielten Impulsen in Bewegung, anstatt daß die Eltern die Bewegungsimpulse des Kindes ordnen und ausgleichen“ (Prekop & Schweizer, 1993, S. 21). Gut beobachtet, aber zum Leidwesen der beobachteten Eltern wohl oft falsch interpretiert. Welche Mutter gerät nicht in Unruhe bei diesem täglichen Nervenstress, der ihr keine halbe Stunde zum Entspannen mehr lässt? Dieses falsche Aktion-Reaktionsschema ist doch genau das, was die Mütter zur Verzweiflung treibt. Sie wollen nicht, aber müssen notgedrungen die Bremser ihres Kindes sein. Also versuchen sie, besonders unter professioneller Beobachtung, das Richtige zu tun – leider wieder falsch verhalten! So kommen sie aus dem Teufelskreis nicht heraus.
Später wenden sich Prekop und Schweizer noch dem „kontrollierten“ Kind zu. Schon die Planung einer Schwangerschaft und die gewissen Ängste der werdenden Mutter werden ins Feld geführt, um sie als ungünstig für das dann drei Wochen zu früh als „Unruhegeist“ geborene Kind darzustellen. Stillprobleme, Schlafprobleme und Zappeln, Badetortur – die Eltern sind gestresst und unglücklich. Die Autorinnen denken und fragen bei der „Aufdeckung der zerstörerischen Kräfte“ (S. 94 f.) allen Ernstes:

„Üblicherweise wird das ungeborene Kind in seinem Bewußtsein und seinen Wahrnehmungen unterschätzt. Es will empfangen sein und wartet schon lange auf die gute Stunde seiner Empfängnis bei seinen Eltern. Wie mag es sich fühlen, wenn seine Eltern materiellen Werten den Vorrang vor seinem Empfang einräumen? Ob es schon vor der Empfängnis unruhig ist? Darüber kann man je nach Weltanschauung spekulieren. Nicht mehr spekulieren kann man aber über das Empfinden des Kindes im Mutterleib. Darüber liefert die jüngste Forschung unstreitbar Beweise. [...]
Gerät die Mutter in einen Zwiespalt und kann sie sich zwischen zwei Möglichkeiten nicht entscheiden (vergleiche das Experiment der ehemals rauchenden Mutter), erzeugt die nicht abgeleitete Lebensenergie eine Unruhe, die sich auf das Kind überträgt.“ (1993, S. 92 f.)

Ist das Kind schon als Neugeborenes oder lange vor der Geburt unruhig, wie Mütter ja häufig berichten, dann scheint es nur eine Erklärung zu geben: die Mutter muss die „Qual der Wahl“ des richtigen Zeitpunktes für eine Schwangerschaft ihrem Kind mitgegeben haben. Man fragt sich nun angesichts der vielen Krisen- und Kriegsgebiete der Welt, wo Frauen unter den denkbar bedrohlichsten Lebensumständen Kinder empfangen und zur Welt bringen, weshalb dort nicht so viel mehr Kinder hyperaktiv sind als in unserer mitteleuropäischen Umwelt, in der die Sorgen seltener der Erhaltung der Existenz gelten und nicht täglich die Angst vor Tod durch Gewalt oder Hunger das Denken der werdenden Mütter bestimmt. Müssten nicht auch die um 1945 geborenen Kinder in Deutschland besonders oft von der Unruhe betroffen gewesen sein, deren Mütter als Schwangere nachts in den Luftschutzkeller gerannt sind, oder Kinder, deren Mütter schwanger auf der Flucht waren, oder die Kinder, die durch Vergewaltigung der Kriegsgegner gezeugt wurden?

Angesichts der vielfältigen Erklärungsversuche für die ADHS-Entstehung aufgrund fehlerhafter Gefühle der werdenden Mutter kann man auf den Gedanken kommen, dass die Mütter früherer Jahrhunderte oder Jahrtausende vielfach für dumpf vor sich hinbrütende Wesen gehalten werden, da man ADHS als eine moderne Zeiterscheinung zu sehen geneigt ist, die sogar schon durch Denken der Schwangeren ausgelöst werden kann.

Welche Argumente mögen Autoren mit diesem ideologisch-fachlichen Hintergrund wohl ins Feld führen, wenn sie ein hyperaktives Kind „analysieren", dessen Mutter sich weiter keine anhaltenden Sorgen über die Zukunft macht, nicht in der Schwangerschaft und auch nicht in der Zeit nach der Geburt des Kindes? Die relativ gleichgültigen Mütter mit schwerer ADHS, denen ein mütterliches Verantwortungsgefühl fehlt, die ihr Kind dann vernachlässigen, wenn sie gerade etwas anderes oder jemand anderen interessanter finden, kennen die Jugendämter zur Genüge. Manche haben den passenden ADHS-Partner dazu, der auch nicht voller Sorgen, sondern stets frohgemut in die allernächste Zukunft blickt – falls er überhaupt in die Zukunft zu sehen in der Lage ist. Das junge Pärchen mit ADHS, das sich auf sein zweites Kind freut, obwohl es bereits ohne Kind und erst recht mit dem ersten Kind überfordert ist, den Alltag einigermaßen organisiert zu bestehen, ist ein typisches Beispiel für die Notwendigkeit der sozialpädagogischen Familienhilfe. Sind die Kinder solcher Eltern in der Schwangerschaft zum Unruhegeist gemacht worden per Körperchemie der Mutter oder haben sie von den Eltern eine genetisch bedingte Fehlfunktion der Hirnchemie mitbekommen?

Die angeblichen Beweise der Autorinnen Prekop und Schweizer für eine Wirkung des Erlebens der Mutter auf das ungeborene Kind können nicht dazu dienen, eine genetisch bedingte Störung als pränatal verursacht zu erklären. Solange Schwangerschaften in bester Atmosphäre, ohne Stress im Beruf oder mit dem Vater des Kindes, ohne Reue und ohne übertriebene Sorgen, ob denn auch alles gut geht, sondern mit viel Vorfreude auf das Wunschkind verlaufen, kann man nicht von Beweisen sprechen. Es lässt sich nicht alles beweisen – und auch ein Gegenbeweis kann unmöglich sein. Die einschlägige professionelle Erfahrung sollte zumindest nutzbar gemacht und dabei die Erfahrung kompetenter Mütter nicht ignoriert werden.

Wer ADHS mit allen verfügbaren Mitteln der Rhetorik und scheinbar logischer Argumentation in die Ecke „Fehldiagnose und Ausrede für Fehlerziehung" stellen will, der findet immer genügend Gründe, um so zu interpretieren wie es ihm passt. So häufen sich die Fehlurteile in konkreten „Fällen", weil viele Fachleute keine Veranlassung sehen, ihre einmal gelernte Art, vorhandene Schwierigkeiten von Kindern und mit Kindern auf vermutete Ereignisse zurückzuführen, zu verändern:

- Ein ADHS-Kind wächst bei Pflegeeltern auf, weil die leibliche Mutter es vernachlässigt hat. Die erziehenden Pflegeeltern werden später von der

Sozialpädagogin des Jugendamts der Erziehungsunfähigkeit bezichtigt. Dass die psychisch schwer kranke leibliche Mutter eine schwer betroffene ADHSlerin sein kann, wird nicht einmal in Erwägung gezogen und der Verdacht der Pflegeeltern auf eine mögliche ADHS der leiblichen Mutter wird ignoriert.

- Eine geschiedene Mutter hört vom Kinderpsychiater, dass die Scheidung der Grund für die Auffälligkeiten des Kindes ist. Der Einwand, dass das Kind schon lange vor dem Trennungsstress so auffällig war und dass der Vater des Kindes dieselben extremen Eigenarten besitzt, die zur Trennung führten, wird überhört.
- Der Umzug in eine andere Wohnung muss den Grund dafür abgeben, dass ein hyperaktives Kind sich so auffällig verhält. Der Bericht der Eltern, dass das Kind schon lange vor dem Umzug so gewesen sei, ändert nichts an der „Diagnose" eines Psychiaters.
- Den Eltern eines hyperaktiven Vierjährigen sagt eine systemische Familientherapeutin, dass der Junge zur Ablenkung von den eigentlichen Problemen des Paares dienen soll.
- Die Mutter eines ruhigen und sehr ängstlichen Kindes erfährt, dass das Kind eine zu enge Bindung an sie habe, worauf Ängstlichkeit und Stille des Kindes zurückgeführt werden.

Es gibt anscheinend kein noch so dürftiges Argument, um der Mutter, manchmal sogar dem Vater, den „Schwarzen Peter" zu verehren.

Es ist unseriös und eines Wissenschaftlers unwürdig, Roman- und Bilderbuchfiguren quasi als abgebildete Realfiguren zu sehen und dieses künstlerische Bild auch noch realpsychologisch zu interpretieren. Dass ein realer Hintergrund diese Bilder einst entstehen ließ, soll hier keinesfalls bezweifelt werden. Was man aber daraus ableitet, ist kritikwürdig. Deutungen nehmen bisweilen groteske Züge an und können daher durchaus mit Kaffeesatzleserei verglichen werden, so auch, wenn der Neurobiologe Gerald Hüther im „Spiegel" meint: „Der Zappelphilipp hatte keineswegs eine optimale Familie. Die Eltern praktizierten sehr gegensätzliche Erziehungsstile, zwischen denen das Kind zerrieben wurde: der Vater autoritär, die Mutter nachgiebig, aber resigniert – sie ‚blicket stumm auf dem ganzen Tisch herum', wie es in der Geschichte heißt" (Hüther, 2002b). Was Gerald Hüther aus Dr. Heinrich Hoffmanns Buch von 1845 erlesen kann, ist schon erstaunlich. Die Zusammenhangssuche des Göttinger Neurobiologen, der professionell-praktisch mit Laborratten forscht, aber nicht mit ADHS-Kindern arbeitet, erscheint nach dem Interview eher banal:

„Hüther:[...] Diese Region [im vorderen Gehirn] steuert Impulse und Emotionen, hilft Angst, Wut, Ärger und Verzweiflung zu kontrollieren. Bei vielen Kindern ist sie nicht besonders entwickelt.

‚Spiegel': Warum?

Hüther: Weil sie lange Zeit mit Schreien und Zappeln durchs Leben gekommen sind. So lange das funktioniert, müssen sie keine neuen Strategien ausprobieren, um ungewohnte Situationen zu meistern [...]." (Hüther 2002b)

Werden hier nicht Ursache und Folge verwechselt? Soll man das Kind schreien lassen, ohne zu reagieren und lieber so lange warten, bis es sprechen kann?

Auch Rainer Pagel, Realschullehrer und bekennender Scientologe, weiß besser als andere, warum die Kinder im „Struwwelpeter" so missraten sind: „In keiner der […] Geschichten wird an die Vernunft des Kindes appelliert, die Situation wird nicht besprochen oder verständlich gemacht. Neugieriges Verhalten wird konsequent abgewertet und eine Anpassung an die Normen der Autoritäten erwartet" (Pagel, 2003).

Der Rückschluss vom Verhalten eines Kindes, eines Jugendlichen und auch eines Erwachsenen auf seine „Kinderstube" ist zwar schon lange gängige Praxis, führt aber oft und besonders bei ADHS in die Irre. Daher sollten Rückschlüsse vom beobachteten Verhalten von Menschen auf die Erziehungsfähigkeiten ihrer Eltern als allgemein unzulässig betrachtet werden; es sei denn, dass sorgfältige Recherche, die auch oder insbesondere darauf gründen sollte, dass man den Eltern zuhört, dem Urteil vorausgeht.

Auch Fehlinterpretationen, die im Klatsch und Tratsch weitergetragen werden, schaden den ADHS-betroffenen Familien, denn ihr vermutlich sowieso schon lädierter Ruf eilt ihnen voraus. Noch mehr aber schaden ihnen die interpretationsfreudigen Profis, die Hilfe anbieten, jedoch in ihren eingefahrenen Denkmustern zu immer demselben Ergebnis gelangen: Es muss in der Umwelt des auffälligen Kindes liegen. Man nimmt anscheinend an, ein Kind werde unbelastet und seelisch gesund geboren und sei für viele Richtungen offen. Man geht davon aus, das Eltern nur die richtigen Dinge tun und die falschen Dinge weitgehend lassen müssten, sodass ein passables Ergebnis, ein „normales" Kind dabei herauskommt.

Denjenigen, die einmal genauso dachten und jetzt wissen, dass sie mit einem schwer ADHS-betroffenen Kind leben (müssen), erteilt das Leben eine bittere Lektion. Sind diese Eltern zugleich Kinderärzte, Psychologen oder Pädagogen, dann wundert es nicht, dass sie als Diagnostiker, Therapeuten, Elterntrainer oder Autoren besonders tiefe Einblicke in die Materie ADHS haben und besonders engagiert darin arbeiten, wie auch hochinformierte „Laien"-Eltern. Vermutlich haben sie sich abgewöhnt, in leichtfertigen Interpretationen vom Verhalten anderer Kinder auf die Erziehungsfähigkeiten ihrer Eltern zu schließen.

3.2.5 Notfalls: self-fulfilling-prophecy

Die Ödipus-Tragödie in der griechischen Mythologie ist ein bekanntes literarisches Beispiel für Prophezeiungen, die sich erfüllen, obwohl oder sogar weil man sie verhindern will: Die Eltern setzen ihren kleinen Sohn Ödipus aus, um zu verhindern, dass die Prophezeiung sich erfüllt, nach der Ödipus seine Mutter heiraten würde. Ödipus überlebt und erschlägt unwissentlich seinen Vater, rettet sodann – ohne zu ahnen, dass er daher stammt – seine Heimatstadt Theben vor einem Ungeheuer und bekommt zur Belohnung die Königin Iocaste zur Frau, die seine ihm unbekannte Mutter ist. Als das Verhängnis offenbar wird, erhängt sich Iocaste und Ödipus blendet sich.

Das Schicksal, dem man nicht entrinnen kann – ein großes Thema in den antiken Sagen Griechenlands, es ist auch ein Thema der psychologischen Ursachenfindung. Die Psychologie hat die Erfüllung von Prophezeiungen für sich nutzbar gemacht, indem sie annimmt, dass, wenn jemand eine Befürchtung hegt, er unbewusst allerlei dafür tut, dass diese befürchtete Entwicklung erst recht eintritt: die sich selbst erfüllende Prophezeiung oder self-fulfilling-prophecy.

So lassen sich auch Aussagen der Mutter eines ADHS-Kindes dafür hernehmen, sie so zu deuten, dass das Kind sich so und so entwickelt, weil die Mutter es unbewusst dahin treibt – wenn man ADHS nicht als angeborene neurologisch bedingte Störung versteht.

Ein erfundenes Beispiel: Die Mutter möchte verhindern, dass ihr Kind so tyrannisch wird wie sein Vater, was bei ADHS durchaus naheliegend ist. Sie versucht, das Kind konsequent, vielleicht streng und nicht verwöhnend zu erziehen, und gibt ihm sehr viel liebevolle Zuwendung, damit es ein gefühlvoller und rücksichtsvoller Mensch wird.

Das Ergebnis: ein egozentrisches, herrisches, unduldsames und launisches (ADHS-) Kind.

Die Interpretation: Weil die Mutter verhindern wollte, dass das Kind so wird wie sein Vater, hat sie gerade das getan, wodurch das Kind so wurde: Ein kleiner Tyrann, der sich gegen die Übermacht der Mutter wehren musste, denn das Kind hat zwar von Natur aus einen starken Willen, den es besonders einüben musste wegen dieses Zuviel an Zuwendung, Konsequenz der als übermächtig empfundenen Mutter und wegen eines Zuwenig an Nachsicht, Freiraum und Gelassenheit – oder wie man es gerne hätte ...

Wenn ein Psychotherapeut, insbesondere als tiefenpsychologisch orientierter, von der Mutter eines ADHS-Kindes die üblichen Klagen hört und die in die Zukunft gerichteten Sorgen für den Sechsjährigen, beispielsweise die berechtigte Angst vor den Schulschwierigkeiten, dann fällt gerne der Ausspruch: „Sie sehen alles so negativ, es besteht dann auch die Gefahr, dass es sich dann gerade bewahrheitet." Gemeint ist die unbewusste Beeinflussung des kindlichen Verhaltens durch die schwarzseherische Haltung der Mutter, die man für geeignet hält, gerade die Verhaltensweisen und die Entwicklung heraufzubeschwören, die die Mutter eigentlich verhindern will. Die antike Tragödie lässt grüßen ...

Wenn nun in der Beratungs- oder Therapiesituation die Mutter beispielsweise ihre Besorgnis äußert, dass das labile Kind später sehr leicht in Sucht und eine kriminelle Karriere abdriften könne, dann steht sie bald unter dem Verdacht, gleich die schlimmsten Befürchtungen zu hegen, überängstlich und pessimistisch in die Zukunft zu sehen. Die Mutter mache dann unbewusst die entsprechenden Fehler, damit die Vorhersage irgendwann komme – denn es heißt: „Kinder spüren ja alles."

Es soll nicht in Abrede gestellt werden, dass es diesen Effekt in der Realität gibt, vielleicht besonders bei sehr ängstlichen Menschen. Doch die Sorgen der Mütter beim stark betroffenen ADHS-Kind nicht ernst zu nehmen und ihr eine

Überängstlichkeit oder eine Neigung zum Dramatisieren zu unterstellen, blendet aus, dass Mütter, die über Jahre mit ihrem ADHS-Kind leben, vieles mehr wahrnehmen, als es ein Therapeut in jahrelanger Therapie je könnte. Im Grunde steht hinter der Auffassung, dass eine Mutter das hervorrufen kann, was sie doch eigentlich verhindern will, ein Denken, das den Umwelteinflüssen eine sehr große Macht, aber den im Kind angelegten Fähigkeiten und Schwächen eher geringere Auswirkungen zuschreibt. So kann letztlich jede Fehlentwicklung auf die Mutter/das Familienumfeld zurückgeführt werden. Es ist ja niemals das Gegenteil zu beweisen. Wer die Realitäten im kindlichen Charakter klarer sieht – eine „durchschnittliche" Mutter, die ihr Kind am besten kennt oder der Therapeut, der das Kind in einer Psychotherapie mit absolut freundlicher Zuwendung und Computerspielen erfreut – bedarf eigentlich keiner Frage.

3.2.6 Vom Vorbild lernen – wenn man kann

„Wie man in den Wald hineinruft, so schallt es wieder heraus" – dieses geflügelte Wort soll uns daran erinnern, dass man eine gewisse Freundlichkeit an den Tag zu legen hat, um eine ähnlich freundliche Reaktion des Gegenübers erwarten zu können.

Die Vorbildfunktion von Eltern taucht in Artikeln immer gerne dann auf, wenn man beklagt, dass eine Reihe von Kindern und Jugendlichen in ihrem Verhalten nicht den gesellschaftlichen Erwartungen entsprechen, einem als Norm empfundenen breiten Spektrum von Benehmen, Fairness, Rücksichtnahme, auch einer gewissen (minimalen) Höflichkeit. Bei denjenigen, die mit deutlichen Mängeln in diesen, auch „Sozialverhalten" genannten Fähigkeiten behaftet sind, wird seit jeher die fehlende „gute Kinderstube" vermisst, wobei klar die elterliche Erziehung, oder deutlicher: Nichterziehung, gemeint ist.

Das Kind wird als Resonanzkörper der Erziehung oder familiärer Zustände betrachtet, und folglich wird bei festgestellten Defiziten nach den Verursachern dieser Defizite geforscht. Diese Forschungen beschränken sich jedoch im Allgemeinen darauf, dass man vermutet, dass das Sosein eines Kindes seinen Grund im Elternhaus hat. Da die ADHS-Kinder mehr als die anderen Kinder von beratenden oder therapierenden Fachleuten begutachtet werden, nicht selten auch dort als verhaltensauffällig erlebt werden, liegt sehr bald nahe, dass da wohl per Vorbild sich so manches hauptsächlich von der Mutter auf das Kind übertragen hat. Es hat von ihr also nicht nur Gutes gelernt. Erlebt man die Unflätigkeiten eines Fünfjährigen auf der Straße oder im Kindergarten, ist das Denken auch des psychologisch nicht geschulten Beobachters ohne besondere Suchmotivation sogleich mit der Frage versehen: Wie geht es da wohl zu Hause zu?

Natürlich wird niemand behaupten wollen, dass die Gesetze der Sozialisation bei einem von ADHS betroffenen Kind oder Jugendlichen außer Kraft gesetzt seien. Dass die defizitären Verhaltensweisen von Vater oder Mutter abgeschaut und abgehört sind, kann aber nur da zutreffen, wo die Eltern sich ebenso verhalten. Und das kann im Ernst niemand einer durchschnittlichen Familie unterstellen. Aber es gibt schwer verhaltensauffällige ADHS-Kinder in „Multiproblemfamilien“, in ganz „normalen“ Familien, vielleicht relativ oft in Pflege- und Adoptivfamilien, es gibt sie in den Familien, wo Erziehung nicht nur ein Herzensanliegen der Eltern ist, sondern wo Erziehung gelernt, Pädagogik studiert wurde – wie beispielsweise in „Profi-Familien“, die von Jugendämtern zur Aufnahme von Pflegekindern mit besonderen Problemen gesucht und gefunden werden.

Einer der Einwände im Dialog zwischen erfolgreichen Müttern und nicht sehr erfolgreichen Müttern von ADHS-Kindern ist folgender: „Aber Kinder lernen doch auch vom Vorbild der Eltern …“ Diese „Binsenweisheit“ bildet in der Erziehungshaltung der Mutter mit dem hyperaktiven Kind durchaus eine unumstößliche Grundlage. Sie strengt sich trotz aller Rückschläge täglich an, dem Kind das vorzuleben, was ihre Mutter ihr schon vorlebte: Tischmanieren, Höflichkeit und Ehrlichkeit, das Vermeiden unflätiger Ausdrücke usw. „Ich esse das, was Papa isst“, diese Antwort des Kindergartenkindes auf die Frage der Mutter beim Abendessen zeigt: Wenn es mir schmeckt, imitiere ich mein Vorbild gerne. Bekanntlich spielt das Vorbild der Väter besonders bei Jungen eine große Rolle, der Vater wird für Jahre zur Identifikationsfigur, bis die Absetzbewegungen des Heranwachsenden den Vater vom Sockel holen.

Die Väter und Mütter freuen sich, wenn ihre Kleinen ihnen anhängen, sie in Redensarten kopieren und damit vielleicht Heiterkeit auslösen. Früh malen die Eltern sich aus, dass ihr Kind sich in einer Richtung entwickeln wird, die in die Familie „passt“. Dass Eltern sich in diesem Punkt sehr irren können, ist eine altbekannte Tatsache: Von „Schwarzen Schafen“ aus ganz normalen Familien sprachen schon unsere Großeltern.

In den Familien mit einem ADHS-Kind wundern sich die Eltern sehr über die andersartigen Manieren und durch Erziehung nicht zu verändernden Gewohnheiten, solange sie von der ADHS ihres Kindes nichts wissen. Sie bemühen sich, ihm das vorzuleben, was sie von ihm erwarten, dass es das übernimmt – doch das Ergebnis bleibt bisweilen kläglich.

3.2.7 Aggression, Gewalt und Theorien mit Beständigkeit

Die Autoren Petermann, Döpfner und Schmidt weisen in ihrem Werk „Aggressiv-dissoziale Störungen“ (2001) „der Aufmerksamkeits-/Hyperaktivitätsstörung eine zentrale Bedeutung im Kontext der Entwicklung aggressiv-dissozialen Verhaltens zu. Der indirekte Entwicklungsweg von der Aufmerksamkeits-/Hyperaktivitätsstörung über das oppositionelle Verhalten hin zum aggressiv-dissozialem [sic!] Verhalten ist dabei besonders häufig“ (Petermann, Döpfner & Schmidt, 2001, S. 13).

Hartnäckig hält sich die Auffassung, aggressives Verhalten entstünde generell durch Lernen in ungünstiger, Aggression fördernder Umwelt oder als Reaktion. Noch im Jahr 2003 wird der Zusammenhang mit aggressivem Verhalten von Referenten eines Workshops der Freien Universität Berlin, also Fachautoren, anscheinend meist im sozialen Umfeld gesucht, falls der Tagungsband „Lügen, Lästern, Leiden lassen. Aggressives Verhalten von Kindern und Jugendlichen" alle dort vertretenen „Richtungen" repräsentiert. Einige Autoren argumentieren noch so, als gebe es keine anderen Erkenntnisse zur Entstehung von Aggression als die gestrigen. Immerhin wird ein „schwieriges Temperament" beim Kind als eine von vielen (meist umweltbedingten) Ursachen gesehen. Den genetischen neuropsychologischen Faktoren bzw. ADHS geben außer den Herausgeberinnen nur wenige Autoren Raum (Ittel & von Salisch (Hrsg.), 2005).

Die überaus zahlreichen Werke führender Pädagogen und Psychologen der letzten Jahrzehnte begleiteten und begleiten noch heute die Ausbildung der Pädagogen. Auch „Alte Hasen" schätzen die in immer neuen und interessanten Varianten erscheinenden Bücher. Unter die ganz großen Namen der Erziehungswissenschaft ist auch heute noch der Sozial- und Erziehungswissenschaftler Klaus Hurrelmann einzuordnen. Eines seiner vielen erfolgreichen Bücher ist „Gewalt Macht Schule – Wie gehen wir mit aggressiven Kindern um" (Bründel & Hurrelmann, 1994). Mit der ADHS-Erfahrung im „Hinterkopf" lesen sich die Ausführungen auf einmal anders, als die Autoren vermutlich ahnen:

> „Die Mehrzahl der Eltern versucht, einen demokratischen Erziehungsstil zu praktizieren, aber es fällt vielen noch schwer, diesen konsequent umzusetzen. Für viele ist es schwierig, Autorität aufzubauen, ohne autoritär zu sein.
> [...] Autorität gewinnt man nur, wenn man als Älterer mit den Jüngeren gemeinsam an deren Lebensplan arbeitet. Dies sind die Voraussetzungen, die man heute als Vater und Mutter, als Lehrer und Lehrerin oder auch als Kindergärtnerin braucht Diese Voraussetzungen muß man immer wieder neu erwerben. Es ist ein anspruchsvoller Prozess!" (Bründel & Hurrelmann, 1994, S. 44 f.)

Mit einem ADHS-Jugendlichen am Lebensplan arbeiten – welch anspruchsvolle Aufgabe, wo doch der fantasierend und planlos „planende" Jugendliche mit ausgeprägter ADHS wie ein Kind noch lange im Hier und Jetzt verhaftet bleibt und sich oft nur widerwillig von Eltern oder Lehrern Wege zeigen lässt.

Diesen Spagat zwischen demokratischer Erziehung und der bei ADHS notwendigen durchstrukturierten und kontrollierenden Erziehung könnten auch die Autoren vermutlich kaum erfolgreich ausführen. Mit dem Bonmot „Erziehung ist ein schwieriges ‚Geschäft'" sprechen die Autoren den ADHS-geplagten Müttern und Vätern aus der Seele (Bründel & Hurrelmann, 1994, S. 45). Unter dieser Überschrift wird dann aber erläutert, warum Eltern nicht ganz richtig erziehen können – eben weil es so schwierig ist. Dann wird das Buch deutlicher: „Es können Eltern schnell Fehler unterlaufen, die sich in Unruhe und Aggressivität der Kinder niederschlagen. Welche Fehler können gemacht werden?" Eine Menge, will man da antworten, und man bekommt dann auch die vielfältigsten Möglichkeiten aufgezeigt, die durchaus „normalen" Eltern zuweilen unterlaufen können, die aber nur bei absolut unfähigen, inkonsequenten, chaotischen, brutalen Eltern alltäglich sind. Kindliche Aggressivität kommt also prinzipiell per Erziehung, Versäumnis, sie wird vom Kind, um es verkürzt wiederzugeben, als Reaktion auf unzulängliches Elternverhalten erworben, entwickelt oder per Nachahmung gelernt. Neurologische Gründe für Aggressivität bleiben ausgespart:

„Aggressives Verhalten ist ein sehr stabiles Verhalten. Tritt es im Vorschulalter auf, zeigt es sich auch mit zunehmendem Alter. Macht es sich in vielen unterschiedlichen Bereichen bemerkbar, wie in der Familie/im Kindergarten/in der Schule, dann läuft das Kind Gefahr, später einmal in eine Auffälligenkarriere hineinzurutschen und sogar kriminell zu werden (Petermann & Petermann, 1993). Es scheint erwiesen zu sein, daß Kinder ihre ungünstigen sozialen Verhaltensweisen schon zu einem sehr frühen Zeitpunkt in der Familie erwerben und im Verlauf ihrer vorschulischen Entwicklung verfestigen. Ein früher Beginn der Störung des Sozialverhaltens stellt einen Hinweis für einen ungünstigen Verlauf dar." (Bründel & Hurrelmann, 1994, S. 47)

Dass „ein früher Beginn der Störung des Sozialverhaltens [...] einen Hinweis für einen ungünstigen Verlauf" darstellt, ist in der ADHS-Forschung, in der ADHS-Fachliteratur und sogar in der ADHS-Selbsthilfe bekannt.

Die Autoren sind in ihren Verlaufsbeschreibungen so nah an ADHS dran, doch wissen sie es? Nichts deutet darauf hin, denn sie sehen hinter der negativen Karriere der gemeinten Kinder Versäumnisse der Eltern, die nicht für ein Abbiegen dieser Negativentwicklung sorgen konnten. Zugleich bedeutet diese Annahme, dass ein sich frühzeitig zeigender ungünstiger Verlauf generell aufzuhalten sei – und zwar mit Erziehung. Welche Art des Erwerbs der ungünstigen Verhaltensweisen gemeint ist, wird deutlich, denn es folgt eine Überschrift mit klarer Aussage: „Aggressives Verhalten wird in der Familie ‚antrainiert'." (Bründel & Hurrelmann, 1994, S. 48). Auch hier kein Hinweis darauf, dass es ein neurobiologisches Problem für derart auffälliges kindliches und jugendliches Verhalten gibt!

Es geht bei Bründel und Hurrelmann weiter mit Beschreibungen, die aus ADHS-Büchern stammen könnten: „Ein ganz typisches Problem aggressiver Kinder besteht darin, daß sie fast immer meinen, sie seien von anderen angegriffen worden und müßten sich verteidigen (Havers, 1993). Sie sträuben sich auch oft gegen Anforderungen jeder Art und vermuten und befürchten darin eine Einschränkung ihrer ‚Freiheit'." (Bründel & Hurrelmann, 1994, S. 51).

Dass die Eltern für den sonderpädagogischen Umgang mit ihrem Kind ein Elterntraining brauchen, Lehrer ein Lehrertraining, Erzieher ein entsprechendes Training, ist nicht Thema, sondern:

„Einzel- und Gruppentrainings mit Kindern und Jugendlichen sind nach unserer Meinung dann angebracht, wenn es sich um definierbare Defizite der Kinder und Jugendlichen handelt, die unabhängig vom elterlichen Verhalten behoben werden können. Dies ist jedoch meistens nicht der Fall. Fast immer hängt das kindliche Fehlverhalten mit dem elterlichen Verhalten zusammen und wird von diesem in irgendeiner Weise aufrecht erhalten. Daher schlagen wir gemeinsame Familiengespräche vor, in denen sich das Kind nicht als ‚Patient' fühlen muß oder als derjenige, ‚mit dem etwas nicht stimmt'." (Bründel & Hurrelmann, 1994, S. 51).

Es scheint also doch „definierbare Defizite“ bei Kindern zu geben, die *nicht* von den Eltern anerzogen worden sind. Aber, wen wundert diese Aussage noch: „Dies ist jedoch meistens nicht der Fall. Fast immer hängt das kindliche Fehlverhalten mit dem elterlichen Verhalten zusammen [...]“. Genau das ist der Ansatz, der Eltern auf der Suche nach Hilfe so hilflos nach Hause gehen lässt, wie sie gekommen sind. Sollten die Autoren aber vielleicht selbst psychisch schwer kranke Eltern (mit ADHS) gemeint haben, wäre es hilfreich für „normale“ Eltern, in der Ursachenfindung von ihnen unterschieden zu werden.

„Natürlich“ widmen sich die Autoren auch dem Bindungsaspekt. Sie sprechen von „‚Angstbindung‘ auf dem Boden von Unsicherheit und Unselbständigkeit“: „Wer sich mit Familien beschäftigt, in denen Gewalt herrscht, darf nicht nur die dort vorhandene Brutalität sehen, sondern muß auch die zugrundeliegende Bindungsdynamik berücksichtigen“ (Bründel & Hurrelmann, 1994, S. 58).

Zu der sichtlich defizitären Bindungsfähigkeit eines Teils der ADHSler haben Eltern ihre einschlägigen Erfahrungen gemacht: Eine Eltern-Kind-Bindung entwickelt sich bei hyperaktiven Kindern oft anscheinend nur oberflächlich, eher aufs Praktische bezogen. Die notwendige körperlich-emotionale Begabung scheint manchen dieser Kinder von Anfang an zu fehlen, so dass die Mutter früh von der Abwehrhaltung ihres ersehnten Nachwuchses herb enttäuscht ist. Cordula Neuhaus hat dieses Phänomen in ihrem Buch „Das hyperaktive Baby und Kleinkind“ veranschaulicht. Die ADHS-erfahrene Psychologin und Heilpädagogin führt aber auch aus (Neuhaus, 2003, S. 129): „Dennoch – und das ist ganz sicher die gute Botschaft – haben viele dieser anstrengenden Kinder trotz allem eine recht sichere Bindung in der Primärfamilie – vielleicht, weil sie bei ihrem Wahrnehmungsstil auch einfach nicht nachtragend sind und ihre Eltern ja auch nicht!“

Eine mangelnde Bindung kann man nicht unbedingt am Verhalten eines Kindes erkennen. Es ist bei hyperaktiver ADHS vielleicht eine andere Art, sich zusammengehörig zu fühlen – und sowieso eine ganz andere, dies zu zeigen.

Bründel und Hurrelmann sehen Ursache und Auswirkung der Probleme in Übereinstimmung mit dem vorherrschenden psychologisch-pädagogischen Denken, das neurologische Befunde noch immer weitgehend ausklammert; infolgedessen wird das aggressive, oppositionell-trotzige Sozialverhalten der ADHS-Kinder mit der entsprechenden Komorbidität allein elterlichem Fehlverhalten zugeschrieben:

> „Zu einem bestimmten Zeitpunkt richtet das Kind feindselige Impulse auf den vermeintlichen Täter und nimmt mehr oder weniger eine offene Oppositionshaltung zu ihm ein. Es zeigt häufig auch außerhalb der Familie Aggressionen, Zorn und erhöhte Reizbarkeit. [...]
> Das Kind wird Opfer ihrer Gewalt und fordert gleichzeitig ihre Gewalt heraus. Zusätzlich wird es selbst häufig zum Täter, aber nicht gegenüber seinen Eltern, sondern gegenüber körperlich Schwächeren, also meistens kleineren Kindern. Das Kind nimmt die

Rolle des Rächers ein, der Gleiches mit Gleichem vergilt." (Bründel & Hurrelmann, 1994, S. 59)

Diesem eingeschliffenen Denken sind selbst manche Therapeuten noch verhaftet, die in ihrer Praxis mit älteren ADHS-Kindern arbeiten, aber nicht die frühkindliche Entwicklung dieser Patienten miterlebt haben und nicht bereit sind, einer wenig aggressiven Mutter ihre Schilderungen einfach zu glauben. Natürlich hilft zu dieser Fehleinschätzung auch die typischerweise außerordentlich große Wandlungsfähigkeit des Verhaltens der ADHS-Betroffenen: Ein nettes Kind sitzt vor dem Therapeuten, die Eins-zu-eins-Situation bewirkt hohe Aufmerksamkeit, und der Therapeut, ein netter, neuer „Superreiz" (Neuhaus, 1996, S. 219), kann nicht fassen, dass dieses Kind so anders sein kann. Seine Interpretation läuft schnurstracks in die tiefenpsychologisch antrainierte Richtung: Das muss jemand am Kind verursacht haben!

Dem Anliegen der Autoren, dass gewalttätige Familien therapeutische Hilfe brauchen, muss jeder zustimmen. Mit einer Paar- oder Familientherapie die Beziehungen der einzelnen Familienmitglieder nachhaltig zu verändern, kann jedoch nur gelingen, wenn ein stark von ADHS betroffenes Kind oder der selbst betroffene Elternteil medikamentös therapiert wird, denn von ADHS ist in vielen Familien mit einer chronischen Gewaltproblematik auszugehen. Das zusätzlich häufige Vorkommen von Süchten in ADHS-Familien rundet das Bild der von Bründel und Hurrelmann gemeinten hilfsbedürftigen, aber nicht unbedingt Hilfe suchenden Familie ab.

Nicht alles ist ADHS, das sei hier noch einmal betont, und nicht alle Aggressivität und Gewalt entsteht aufgrund einer ADHS. Wer aber diese häufigste psychiatrische Erkrankung im Kindes- und Jugendalter in seiner enormen Dimension nicht wahrnimmt, der sieht die Bedingungen gesellschaftlicher Realität nur bruchstückhaft. Weil über die ADHS im Erwachsenenalter bereits gesicherte Erkenntnisse vorliegen, wenn auch noch nicht über die Häufigkeit, ist sie „inzwischen als wichtige Entität von den psychiatrischen Fachgesellschaften anerkannt" (Krause & Krause, 2005, S. 2). Allgemeinmedizin und selbst die Psychiatrie, Psychologie und Pädagogik haben hier dringenden Nachholbedarf.

So folgt ein weiterer fataler Irrtum aus den vermeintlichen Ursachen, die die Autoren den verheerenden Folgen zugrunde legen: „Kinder sind zwar einerseits auf Hilfe der Erwachsenen angewiesen, andererseits aber von Geburt an ‚mündig' und fähig, sich selbst zu bestimmen und über sich selbst zu entscheiden" (Bründel & Hurrelmann, 1994, S. 69). Genau das meinen viele Hyperaktive auch und schon sehr früh, indem sie die Grenzen, Regeln und Abkommen ignorieren. Sie sind laut, aber unmündig, Ich-bezogen und unfähig, mit etwas Weitsicht die richtigen Entscheidungen zu treffen. Doch glücklicherweise nicht alle und nicht immer.

Dieses Buch „Gewalt Macht Schule – Wie gehen wir mit aggressiven Kindern um" ist nun gut zehn Jahre alt, und man möchte annehmen, dass Wissen, Akzeptanz und Einstellung zur ADHS im Lauf der Jahre zu neuen Erkenntnissen geführt haben. Doch gefehlt, auch das heute zur Verfügung stehende Wissen über ADHS mit der Unmöglichkeit, ihm primär vorzubeugen, konnte kaum Eingang in das Denken des führenden Pädagogen und Erfolgsautors Hurrelmann finden.

Im Gastkommentar der Zeitschrift „Erziehung und Wissenschaft", deren Herausgeberin die Lehrergewerkschaft GEW ist, liest es sich auch im Jahr 2003 nicht viel anders. Unter dem Titelthema „Aus dem Rhythmus geraten" taucht der Begriff „Hyperaktivitäts-Syndrom" wenigstens auf, und verloren gegangene ökologische Schutzfaktoren und sogar Ernährung spielen auf einmal eine Rolle. Immerhin, Erziehung im engeren Sinne ist es nicht mehr allein:

„Kinder mit dem Hyperaktivitäts-Syndrom und Übergewicht sind zunehmend in Kindergärten und Schulen zu finden. Viele dieser Störungen haben eine genetische, in der Persönlichkeit tiefverankerte Komponente, die aber nur deshalb zum Zuge kommt, weil psychische, soziale und ökologische Schutzfaktoren verloren gegangen sind. Bei Kindern mit erheblichen Gesundheitsstörungen im psycho-, sozio- und ökosomatischen Bereich sind die elementaren Prozesse des Austauschs der inneren mit den äußeren Lebensbedingungen aus dem Rhythmus geraten. Diese Kinder haben ihre Lebenstüchtigkeit und ihre Kompetenz eingebüßt, sich mit Körper, Seele, sozialer und physischer Umwelt angemessen auseinander zu setzen." (Hurrelmann, 2003)

Wie schade, ein großer Pädagoge hat den Anschluss an neue Erkenntnisse verpasst und versucht einen Mittelweg zu finden, als könne er sich noch nicht entscheiden, was er für richtig halten soll.

Gewalt, ein Stichwort innerhalb der die ADHS betreffenden Skala, ist zentral auch für die Frauenbewegung. Als männliche Gewaltausübung Frauen und Kindern gegenüber ist sie naturgemäß Thema von „Emma", der von der Feministin Alice Schwarzer gegründeten Frauenzeitschrift. In Ausgabe 2/2004 widmet sich Schwarzer der Kampagne der Menschenrechtsorganisation amnesty international (ai) gegen die Gewalt gegen Frauen. Schwarzer sieht die mangelnde Gleichberechtigung als Ursache von Gewalt: „Ohne Gleichberechtigung keine Gewaltfreiheit; ohne Ächtung der sexuellen Gewalt keine Ächtung der allgemeinen Gewalt; ohne Ende des Geschlechterkrieges kein Ende der Kriege. [...] Die Gewalt von Männern gegen Frauen ist das Fundament, auf dem alle anderen Machtverhältnisse stehen. Wird dieses Fundament ernsthaft erschüttert, stürzt das ganze Terrorgebäude in sich zusammen wie ein Kartenhaus – und sind Küche und Schlafzimmer endlich auch für Frauen und Kinder keine Orte des Horrors mehr, sondern Horte des Friedens" (Schwarzer, 2004, S. 7).

Dass nur Männer Gewalt ausüben, ist leider falsch. Es gibt prügelnde Frauen, wie erst in jüngster Zeit geschlagene Männer bekennen. Es gibt misshandelnde Mütter. Und es gibt Kinder, die ihre Mütter, Omas und Geschwister terrorisieren: vornehmlich mit hyperaktiver ADHS und einer ausgeprägten (oppositionellen) Störung des Sozialverhaltens, mit Aggressivität und Allmachtsgefühl.

Führen aber die richtigen Diagnosen beim ADHS-betroffenen Kind und Jugendlichen zwangsläufig zu einer Verursachungstheorie, die qualifizierten elterlichen Bemühungen gerecht wird, wenn ADHS-kompetente Psychiater die

Diagnostiker sind? Unter dem Titel: „Persönlichkeitsentwicklung und aggressives Verhalten" schreibt Klaus Schmeck: „Die Kontrolle von aggressiven Impulsen zu erwerben, stellt [...] eine zentrale Aufgabe der Persönlichkeitsentwicklung dar. Einer kleinen Gruppe von Kindern gelingt diese Aufgabe nicht, sodass sie über den Entwicklungsverlauf hinweg bis ins Erwachsenenalter hinein konstant aggressives Verhalten zeigen" (Schmeck, 2004b, S. 322/29). Für Eltern aggressiver hyperaktiver Kinder mit einer schweren (oppositionellen) Störung des Sozialverhaltens problematisch ist Schmecks spätere Aussage: „Wenn frühes aggressives Verhalten in persistierendes antisoziales Verhalten übergeht, sind *in der Regel* [kursiv d. die Verf.] ungünstige psychosoziale Einflüsse (z. B. aus dem Elternhaus oder der Gruppe der Gleichaltrigen) stark an dieser Entwicklung beteiligt" (Schmeck 2004b, S. 325/32).

Es wissen zwar alle: Keine Regel ohne Ausnahme. Zu welcher Gruppe sollen sich aber die Eltern, die vielen Mütter, die in der Selbsthilfe oder bei Profis die Aggressivität ihres Kindes beklagen, zugehörig fühlen, zur (ungünstigen) Regel oder zur (günstigen) Ausnahme? Wie werden diese Eltern von den Diagnostikern ihres aggressiven Kindes beurteilt?

Insofern sind die „ungünstigen Elternvariablen" zu differenzieren: Psychisch gesunde Eltern unterliegen vielfach einer negativen Verhaltensänderung diesem Kind gegenüber, das sie in Verzweiflung, Resignation und nicht zuletzt in Aggression zu stürzen vermag. Nicht nur ein „schwieriges Temperament", wie Schmeck es skizziert, sondern ebenso sind es „frühes aggressives Verhalten", durch „Neurokognitive Probleme", „impulsives hyperkinetisches Verhalten" verursacht, die das elterliche ungünstige Verhalten geradezu erzwingen, solange das kindliche Verhalten nicht medikamentös auf ein erträgliches Maß gesenkt und ein ADHS-Elterntraining durchgeführt wird.

Lange und oft genug ist bewiesen worden, dass die Eltern dann mit dem besseren kindlichen Verhalten auch ihr eigenes Verhalten sofort verbessern können. Sollte Schmeck jedoch mit den Eltern „in der Regel" nur diejenigen gemeint haben, denen bereits vorher zu Recht ungünstige Elterneigenschaften hätten bescheinigt werden können, womit Eltern mit schwerer (komorbider) ADHS gemeint sein können, dann wäre es sehr hilfreich für die vielen „guten" Eltern aggressiver Kinder, wenn in der Wissenschaft nachweislich selbst schwer ADHS-betroffene, also kranke Eltern von den leichter und nicht betroffenen Eltern unterschieden würden. Für verantwortungsbewusste Eltern aggressiver oder dissozialer Kinder (mit ADHS) bedeutsame Aussagen Schmecks im Hinblick auf die Verursachung dieser komorbiden Störungen finden sich im tausendseitigen Werk „Psychiatrie und Psychotherapie des Kindes- und Jugendalters": „Patienten mit antisozialer Persönlichkeitsstörung ohne traumatische Hirnschädigung scheinen [...] Auffälligkeiten im präfrontalen Kortex aufzuweisen." Schmeck berichtet, sich auf Raine et al. beziehend, dass dieser Teil des vorderen Gehirns um 11 % verkleinert sei. (Schmeck 2004a, S. 860). Sein Zwischenresümee: „Neurobiologische Auffälligkeiten des präfrontalen Kortex können einen Beitrag zum Verständnis des psychopathologischen Befundes antisozialer Persönlichkeiten wie mangelnde Empathie, fehlende Gewissensbildung oder unzureichende Affekt- und Verhaltenskontrolle liefern" (ebd.).

Hört man psychisch relativ gesunden Eltern, insbesondere Müttern solcherart negativ betroffener Kinder intensiv zu, erkennt man auch ohne wissenschaftliche Prüfbedingungen: Dies kann nicht aus Umwelteinflüssen entstanden sein.

3.3 Immer wieder: „Motherhunting"

„Die Würde des Menschen ist unantastbar."
„Jeder hat das Recht, seine Meinung in Wort, Schrift und Bild frei zu äußern und zu verbreiten [...]."
„Diese Rechte finden ihre Schranken [...] in dem Recht der persönlichen Ehre."
Auszüge aus dem Grundgesetz für die Bundesrepublik Deutschland, Artikel 1–5

Die erste Person im Leben eines jeden Menschen ist seine Mutter. Das klingt banal, ist aber von großer Bedeutung. Auch die Person, die mit dem Kind die meiste Zeit verbringt und die für das Kind sorgt, ist, von den wenigen Vätern im Erziehungs-„Urlaub" abgesehen, in der Regel die Mutter, nicht selten ist es auch die Oma – also auch wieder eine Mutter. Diese Tatsache ist nun wieder von großer Bedeutung, weil viele Mitarbeiter beratender Institutionen die Gründe für kindliche Besonderheiten noch oft ausschließlich in der direkten Umwelt des Kindes suchen.

Nahezu zwangsläufig führt sie ihr Spürsinn zu der Mutter, ausgerechnet der Person, die meist mit größter Ausdauer Hilfe für ihr „besonderes" Kind sucht. Und die Mutter begibt sich dabei jedoch, zuerst noch hoffnungsvoll und ohne Angst, in eine Gefahr, denn sie ist noch ahnungslos, dass ihr mit hoher Wahrscheinlichkeit attestiert werden wird, dass sie dafür verantwortlich ist, dass ihr Kind so „besonders" geworden ist, weil sie ihm, natürlich ohne Absicht, durch ihr Verhalten geschadet hat. Diese ganz persönliche Schuldzuweisung an die einzelne Mutter wird, so berichten sehr viele Mütter, mal mehr umschreibend, mal in voller Härte von Familien- und Erziehungsberatern vor Ort ausgesprochen. Es ist vermutlich verfehlt, ihnen zu unterstellen, dass sie sich am Elend weinender Mütter weiden, vielmehr scheint ihre Ausbildung für die Bildung ihrer Einstellung den Eltern der Klienten und Patienten gegenüber verantwortlich zu sein.

Befasst man sich mit der psychologischen und psychiatrischen Fachliteratur der letzten Jahrzehnte, dann deutet vieles darauf hin, dass psychologische Beratungskräfte sich durch Schriften führender Fachautoren dazu ermutigt fühlen, an dieser „Jagd auf die Mütter" teilzunehmen. Es scheint ihnen auch vermutlich überhaupt nicht bewusst zu sein, welche ungünstigen Auswirkungen auf die Psyche der Mütter und infolgedessen auch auf das Familienleben diese falsche Art der Ursachenbegründung nach sich ziehen muss.

Wie noch zu zeigen sein wird, haben zur Hatz auf die Mütter von ADHS-Kindern insbesondere die Theoretiker getrommelt, die ihre Meinung, anscheinend fern vom erzieherischen und dem ADHS-Alltag, ausschließlich auf Literaturarbeit gegründet haben. Derartige Schuldzuweisungen sind nun nicht speziell für Mütter von ADHS-Kindern ausgedacht, sondern sie scheinen Prinzip einer lang geübten Praxis zu sein.

Wie viel verderbliche Macht man Müttern zutraute, wird daran deutlich, dass man ihnen vor gar nicht langer Zeit sogar unterstellte, Autismus oder Psychosen ihrer Kinder hervorzurufen. Man ist geneigt zu fragen, ob es überhaupt psychiatrische bzw. neurobiologische Erkrankungen gibt, die bis zu der Entdeckung ihrer wirklichen Ursache nicht zu Lasten der Mütter ausgelegt wurden.

Wäre die ADHS eine Bagatelle, eine vorübergehende Erscheinung, die durch vorbeugende und erzieherische Maßnahmen abgebogen werden kann, wäre ADHS nur etwas mehr an Lebhaftigkeit und Unruhe, dann könnten die Eltern persönliche oder allgemeingehaltene Beschuldigungen so hinnehmen wie etwa den Vorwurf, dass sie ihrem „erkälteten“ Kind zuwenig angezogen oder zu wenig vitaminreiche Nahrung gegeben hätten. ADHS ist aber meist keine Bagatelle. Darum fühlen Mütter und Väter sich in ihrer Ehre gekränkt, wenn ihnen die Verursachung der Probleme ihres ADHS-Kindes zugeschrieben wird. Darum reagieren sie aufgebracht.

Viele Parallelen mögen zu finden sein, in denen nach demselben Schema die Mütter aufs Korn genommen wurden, um Krankheiten ihrer Kinder zu erklären. Die auf Autismus spezialisierten Sprachtherapeutinnen Maureen Aarons und Tessa Gittens zeigen auf, wie die Mütter noch vor wenigen Jahren für die Behinderung ihres Kindes zur Verantwortung gezogen wurden: Nicht ADHS, sondern Autismus heißt das Phänomen, das lange Zeit dafür gut war, den Müttern solcher schwer betroffenen Kinder den „Schuldschein“ auszustellen. Die Autorinnen geben einen Überblick über diese Geschichte der Verunglimpfungen:

> „Seit Kanners (1943) Zeit sind viele Theorien vorgeschlagen worden, die den Autismus und seine möglichen Ursachen erklären sollten. Zunächst wurde angenommen, daß die Eltern die Schuld treffen würde, besonders die Mütter, die dafür verantwortlich seien, daß ihr Kind nicht genügend Liebe und gefühlsmäßige Zuwendung erfahren habe. Oft benutzte Ausdrücke waren ‚Kühlschrankmutter‘ und ‚kalte intellektuelle Eltern‘. Glücklicherweise sind solche schlecht begründeten und problematischen Ansichten in Mißkredit geraten, nachdem sowohl klinische Erfahrungen als auch Forschungsergebnisse ihnen widersprachen. Kürzlich haben sie aber, durch eine ähnliche Hypothese unterstützt, wieder an Boden gewonnen: durch eine Annahme, die auf einer Theorie beruht, die 1972 von Tinbergen und Tinbergen vorgebracht wurde. Diese Autoren behaupten, daß der Autismus durch den Zusammenbruch des Bindungsprozesses zwischen Mutter und Kind entsteht und daß diese Theorie als Grundlage einer Heilbehandlung dienen kann.“ (Aarons & Gittens, 1994, S. 31 f.)

Die Forschung ist auch beim Autismus noch nicht an ihrem Ende angekommen. Wie ADHS wurde auch der Autismus oft als „neue Erfindung“ abgetan, bevor die Leugner dieses Syndroms überzeugt waren. Eine weitere Parallele zur ADHS zeigt sich nach den Ausführungen der Autorinnen übrigens auch in der breiten Vielfalt der Erscheinungsbilder, sodass nicht die Frage: „Autismus – Ja oder nein?“, sondern die Frage nach der individuellen Eigenart und Schwere des Problems wesentlich ist.

Und wie ADHS wird der Autismus in der Eins-zu-eins-Situation oft nicht erkannt, da einige Betroffene dann eine höhere Fähigkeit haben, auf den Erwachsenen zu reagieren (vgl. Aarons & Gittens, 1994, S. 39). Die Parallelen von Autismus zur ADHS sind unübersehbar, nicht nur ihre unheilvollen Verursachungstheorien betreffend, sondern auch die neurologische Verwandtschaft, wobei mehrere Hirnareale betroffen sind. Die Überschneidung mit ADHS wird in der ADHS-Diagnostik nicht selten durch die Feststellung „autistischer Züge“ oder des Asperger-Syndroms deutlich. Aribert Rothenberger (o. J.) bezieht das autistische Syndrom in seine die ADHS betreffende Kritik an der „Ursachenreduktion auf Bindungsprobleme oder andere vermeintliche elterliche Schuld“ mit ein. Sie sei „weder empirisch gestützt noch therapeutisch hilfreich, sondern reiht sich in **wissenschaftliche Mythen** ein [...], die außer Leid nichts gebracht haben.“

Wer nicht Elternteil eines Kindes mit ADHS ist, dem mag gleichgültig sein, worin die Ursache für die Verhaltensauffälligkeiten eines Kindes gesehen wird. Für betroffene Mütter und Väter ist dies jedoch eine Frage von existenzieller Bedeutung. Zu wissen, dem Kind eine schwerwiegende Störung aufgrund einer ansteckenden bzw. das Erbgut verändernden Krankheit passiv verursacht zu haben, belastet bereits schwer. Wie viel mehr muss da der Vorwurf treffen, über Jahre eine aktive Schädigung des Kindes durch das eigene (Erziehungs-)Verhalten herbeigeführt zu haben?!

Ein sinnvoller Grundsatz pädagogischer, psychologischer, medizinischer und auch juristischer Helfer ist der, dem Klienten, Patienten oder Mandanten nicht die Schuld zuzuschreiben. Selbst wenn man überzeugt ist, dass ein Klient oder Patient das Problem (mit-) verursacht hat, hütet man sich, von Schuld zu reden, denn man verliert dadurch das Vertrauen, das der Klient oder Patient in den Profi gesetzt hat. Weil es ein Kardinalfehler in der Beratertätigkeit ist, einer Rat suchenden Person ihre Schuld vorzuwerfen, verwundert es um so mehr, wie oft genau dies den Müttern oder auch Vätern von Kindern mit ADHS widerfährt.

Zwischen der professionellen scheinbaren „Objektivität“ des nicht Betroffenen und der Sensibilität der Hilfe suchenden Mutter scheinen Welten zu liegen.

Im Fall des Kindes und Jugendlichen mit ADHS geht es nun für den beratenden Profi darum, das Vertrauen der Bezugsperson zu gewinnen und zu erhalten, denn er will ja einen Therapieerfolg erreichen. Ist er aber der Überzeugung – und als tiefenpsychologisch denkender Mensch wird er es womöglich bald sein – dass die erste Bezugsperson maßgeblich Anteil am Entstehen einer wie auch immer gearteten Störung des Kindes hat, dann wird er versuchen, ihr diesen Zusammenhang zwischen ihrem Verhalten und dem Ergebnis

„kindliche Störung" zu vermitteln. Das Wort „Schuld" wird tunlichst vermieden – und durch Umschreibungen und verdächtige Fragen ersetzt: Lieben Sie Ihr Kind? Sind Sie eine gute Mutter? Haben Sie sich ein anderes Kind gewünscht?".

Die Mutter hört den Vorwurf, und sei er noch so gekonnt verhüllt. Sie hört ihn mit ihrem feinfühligen Ohr überall heraus, denn sie hat sich, oft im Gegensatz zum Vater, diese Frage nach den Ursachen schon lange selbst gestellt: „Was habe ich nur falsch gemacht?" Vielleicht befürchtet sie schon vor der Inanspruchnahme einer Erziehungsberatung, dass sie zur Verantwortung gezogen werden wird. Vielleicht ist ihr schon lange bewusst, dass sie früher, bevor sie Mutter dieses Kindes wurde, in ihrem Urteil über die Erziehungskünste anderer Eltern ähnlich dachte wie die, deren Urteil sie jetzt fürchtet.

Besser verhält es sich da mit einer schwammigen Nicht-Diagnose, die zwar Eltern so ratlos wie zuvor aus der „Beratung" gehen lässt, die eine verpasste Chance, einen Zeitverlust und vielleicht weitere letzte Versuche verhindert, Hilfe zu finden. Aber wenigstens verletzt sie nicht.

Am deutlichsten nachzuvollziehen ist in Adoptiv- und Pflegefamilien mit einem schwer betroffenen ADHS-Kind, das schwer betroffene leibliche Eltern hat, wie wenig sichtbaren Einfluss die liebevolle Zuwendung, konsequente Erziehung, positive Reize dann haben können. Die Erklärung: Weil das kindliche Gehirn nicht in der Lage ist, entsprechend (normal) darauf zu reagieren. Zumindest muss dies bei früh adoptierten Kindern gelten, die nur über sehr kurze Zeit negativen oder zu wenig positiven Einwirkungen ausgesetzt waren. Die Adoptiv- und Pflegemutter, die eine „durchschnittliche" oder eine besonders fähige Mutter sein kann, stellt bald fest, dass dieses Kind auf ihre erzieherischen Künste durchgängig wenig, viel zu wenig reagiert.

Als Einwand gegen eine genetisch bedingte ADHS wird gerne die Traumatisierung durch ein schmerzliches Adoptionsgeschehen, die Trennung von der leiblichen Mutter, genannt. Ob die Spuren von kurzzeitiger Vernachlässigung und frühzeitiger Trennung des Kindes von der chaotischen oder sogar liebesunfähigen Mutter beim Neugeborenen und sehr jungen Säugling so große Spuren im Gehirn hinterlässt, die eine Adoptiv- oder Pflegemutter mit viel Liebe, mit großem Einfühlungsvermögen und pädagogischem Geschick nicht verändern kann, ist angesichts der Hartnäckigkeit der Schwierigkeiten sehr fraglich. Eine eigene ADHS-Betroffenheit bei vielen „abgebenden" leiblichen Müttern, wie auch bei nicht selten „unbekannten" Vätern dieser Kinder, muss zumindest in Betracht gezogen werden, bevor man urteilt.

Wenn eine Traumatisierung beim Kind aber als nicht so wahrscheinlich eingeschätzt wird, unterstellt man den Eltern, die ein Kind mit ADHS angenommen haben, gerne eine kühlere, distanzierte Haltung zu diesem Kind. Man nimmt an, die Eltern könnten einem „fremden" Kind nicht so liebevolle und engagierte Eltern sein (wie man es natürlich selbst seinen eigenen Kindern ist). Impulsivere Menschen sagen derartiges den Adoptiveltern durchaus unbedacht und ohne sich zu schämen, ins Gesicht, sogar wenn sie meinen, ADHS zu kennen.

Wesentlich für das Gefühl, mit dem der Vater oder die Mutter solche Bemerkungen erträgt, ist die Ausprägung der kindlichen Probleme. Der Mutter eines schwer ADHS-betroffenen Kindes, das womöglich aufgrund einer breitgestreuten Komorbidität wenig Chancen erkennen lässt, dass es später sein Leben ohne ständiges Coaching in seine Hände zu nehmen und sinnvoll zu gestalten in der Lage sein wird, eine Verursachung vorzuwerfen, bedeutet nichts anderes, als ihr mit fachlicher Inkompetenz zu sagen: „Du hast das Leben deines Kindes ruiniert!" Diese Zuschreibung gleicht dem Fehlurteil eines Strafgerichts wegen vermeintlicher fahrlässiger Körperverletzung oder Misshandlung des Kindes durch die Mutter, wodurch diese bleibende (geistig-seelische) Behinderung ADHS entstanden sein soll.

Selbst liebevolle und engagierte Pflegeeltern lässt man aber von Schuldzuweisungen nicht verschont. Bei ihnen scheint man vorauszusetzen, dass sie wegen ein paar hundert Euro Pflegegeld ein Kind aufnehmen und deshalb weniger Verbundenheit und Liebe zum Kind entwickeln. Zeigt das Kind oder der Jugendliche seine ADHS-Störungen mit einer entsprechenden Komorbidität, dann können Pflegeeltern erleben, dass man sie haftbar macht. Da sie nun dieses Kind wie ihr eigenes lieben und sich für es verantwortlich fühlen, geben sie es beim Auftreten größerer oder sehr großer Schwierigkeiten nicht einfach zurück, denn sie könnten es nicht übers Herz bringen, das Kind zu verlassen – ist es doch ihr Kind geworden.

Dass noch so kunstvoll umschriebene Schuldzuweisungen bei ADHS nicht nur keinerlei therapeutischen Nutzen, sondern nur Schaden nach sich ziehen können, liegt auf der Hand. Wenn die Annahme der Verursachung einer „Störung" des Kindes durch die Mutter falsch ist, dann kann die Ableitung einer Diagnose auch kaum richtig sein, ebenso die ausgewählte Therapie. Kennt nun ein Therapeut ADHS im Wesentlichen nur aus der Literatur statt aus intensiver, womöglich alltäglicher eigener Anschauung, so wird er kaum in der Lage sein, zu verstehen oder gar zu erfühlen, welche familiäre Dynamik eine ADHS entwickelt. Er sieht ein Problemkind als Ergebnis seiner Sozialisation, und er sieht eine besorgte Mutter, die überfordert ist. Er zieht seine Schlüsse.

Sogar vom akademischen Lehrstuhl herab wurde und wird der Mutter eines ADHS-Kindes die Verursachung der großen Probleme immer noch gerne zugeschrieben. Zugleich ist es sogar möglich, dass dieser Verursachung noch nicht einmal eine Bedeutung beigemessen wird. Bei Amft liest es sich so: „Die entscheidende Frage ist [...] nicht, ob eine MCD [MCD = Minimale Cerebrale Dysfunktion, Vorläuferbegriff für ADHS] Ursache von kindlichen Verhaltensauffälligkeiten sein kann, sondern *wie häufig* eine MCD als Ursache von kindlichen Verhaltensauffälligkeiten angenommen werden kann" (Amft, 2002, S. 51). Obwohl Amft die Ursache kindlicher Verhaltensauffälligkeiten nicht wesentlich findet, so fällt dennoch in seinen Ausführungen wie auch in denen seiner Mitkritiker der in vielen Passagen zu lesende unverhohlene Rückschluss auf die frühen psychosozialen, eben die elterlichen Umweltfaktoren auf. Selbstverständlich ist auch die Häufigkeit von MCD/ADHS eine wesentliche Frage, insbesondere für die Sozialmediziner. Von dem Sozialmediziner Amft wird dann aber in Abrede gestellt, dass ADHS in der Häufigkeit auftritt, wie es die in der Praxis arbeitenden ADHS-Experten meist vorsichtig schätzen.

Von wem die kleingehaltenen Zahlen von einem oder zwei Prozent wirklich ADHS-Betroffener stammen, ist schwerlich festzustellen; sie werden aber gerne von den Theoretikern benutzt, denen die Diagnose ADHS als erbliche Erkrankung prinzipiell ungelegen kommt. Auch manchem praktisch arbeitenden Psychiater scheint das Herunterspielen der Zahlen durchaus geläufig zu sein: Es berichtet eine Adoptivmutter über ihr Gespräch mit dem leitenden Arzt einer psychiatrischen Klinik, die den 19-jährigen Sohn mit ausgeprägter ADHS aufnehmen wird, dass der Arzt zuerst die Diagnose anzweifelt, die ein in ADHS langjährig erfahrener Arzt vor Jahren gestellt hat, und dann die Zahl von 5 % Betroffenen überhaupt in Frage stellt. Seiner Meinung nach bliebe nur 1 % mit wirklicher ADHS übrig. Dazu könne der Sohn, der bereits mit Drogenkonsum, einem schweren Verkehrsunfall und Lehrstellenabbruch aufgefallen ist, ja wohl kaum gehören, glaubt er bereits zu wissen. Der Sohn hat sich seit Jahren geweigert, Medikamente einzunehmen, denn er fühlt sich „cooler“ ohne sie, berichtet die Mutter. Nun, da er selber die Ausweglosigkeit seiner Situation zu erkennen beginnt, will er in die Psychiatrie, bei der die Mutter auf ADHS-kundige Ärzte hofft. Der Klinikarzt berichtet der Mutter dann die Untersuchungsergebnisse ihres Sohnes: Er zählt die klassischen Symptome einer Aufmerksamkeitsstörung mit Hyperaktivität auf.

Ihre eigentliche Bedeutung haben die heute noch immer sehr unklaren Zahlen selbstverständlich und am ehesten für die Gesundheits-, Sozial- und Bildungspolitik. Sie zu verwenden, um ADHS als neurologisch bedingtes Problem zu bagatellisieren oder teilweise zu leugnen, widerspricht ärztlicher Ethik, weil infolgedessen die dem Syndrom entsprechende Hilfen für viele Betroffene weniger wahrscheinlich werden.

Der Widerspruch in Amfts Buchbeitrag, die Verursachung der ADHS einerseits der Sozialisation zuzuschreiben, dies andererseits nicht so wesentlich zu finden, macht deutlich, dass der Autor nicht verstanden haben kann, was es bedeutet, mit ADHS zu leben, und welche gesellschaftliche Bedeutung es hat – auch wegen der Sekundärfolgen aufgrund fehlender Therapien.

Als trachte er seine Verachtung für Eltern von ADHS-Kindern noch auszuwalzen, fragt Amft (2002, S. 53): „Dieses biologische System, das so restitutionsfähig ist, soll angeblich mit ein paar Transmitterproblemen nicht fertig werden? Mit physikalischen Traumata kann unser Gehirn erstaunlich gut umgehen, allerdings ist es in einem Punkt äußerst sensibel: Es benötigt eine liebevolle menschliche Umgebung.“ Dem Sozialmediziner und Hochschullehrer Amft scheint es nichts auszumachen, dass er mit diesem Satz liebevoll und kompetent erziehende Eltern von ADHS-Kindern tief „unter die Gürtellinie“ trifft. Wer so lehrt, der kann nur sehr weit entfernt von realen kindlichen Entwicklungsgeschichten mit ADHS leben und muss dabei das forschende Lernen oder das lernende Forschen, wobei er den Müttern zuhört, vergessen haben.

Oft und gerne beruft man sich auf René Spitz, den wohl jedem Pädagogik-Studenten bekannten Hospitalismus-Forscher. Auch Amft stützt sich (S. 53) auf dessen Untersuchungen. Spitz soll belegen helfen, wie sehr die Mütter ihren Kindern geschadet haben müssen, wenn sich so etwas Gravierendes wie eine schwere ADHS entwickelt. Was dieser bei Heimkindern beobachtet hat, spricht nun überhaupt nicht gegen ADHS als genetisch bedingte Erkrankung. Seine berühmt gewordenen Beobachtungen zu Hospitalismus vor 40 bis 60 Jahren galten der anregungsarmen Umwelt im Heim, wo Kinder trotz angeblich guter körperlicher Versorgung starben. Spitz schrieb der mangelnden Zuwendung die Verursachung für Interesselosigkeit, Verhaltensauffälligkeiten, Krankheit und Tod der Kinder zu. Wenn die von Spitz beobachteten armen Heimkinder als Folge von Vernachlässigung und fehlenden Umweltreizen zu Teilnahmslosigkeit verkamen und sogar starben, so fragen sich die ADHS-Bewanderten: Worin sind die Gemeinsamkeiten zu sehen? Die hyperaktiven ADHS-Kinder sind nicht teilnahmslos, und ihre sprichwörtliche robuste Gesundheit schützt sie eine lange Zeit vor Krankheiten, obwohl viele schlechte Esser sind.

Verhaltensauffälligkeiten zeigen auch heute noch Heimkinder mehr als Kinder, die bei ihren leiblichen Eltern aufwachsen: Es erklärt sich unter anderem auch aus diesen Fakten: Heimkinder sind oft „weggenommene" Kinder, die zu Hause nicht angemessen versorgt wurden, also verwahrlosten. Ebenso erklärt sich auch die hohe Zahl verhaltensauffälliger Adoptiv- und Pflegekinder: Ihre Mütter haben sehr oft eine schwere ADHS, die sie ihrem Kind vererbten, und die es ihnen selbst unmöglich macht, ihr Kind normal zu versorgen.

Durchaus noch häufig hören Mütter von ADHS-Kindern Verdächtigungen nicht nur von sich exponierenden Autoren bzw. Referenten, sondern genauso gut von Kinderärzten oder von Kinderpsychotherapeuten, denen ADHS nur flüchtig bekannt ist. Besonders für allein erziehende Mütter hat man so manchen Keulenschlag parat, wenn man ihr ADHS-Kind lieber als traumatisiertes Kind zu sehen geneigt ist – wie eben auch Amft:

> „Besonders problematisch sind dyadische Alleinerziehendenkonstellationen, in denen das Kind in eine Partnerrolle hinein gedrängt oder gar ‚parentisiert' wird.
> Eine enge symbiotische Beziehungskonstellation, ohne einen Dritten, der eine Außenperspektive hineinbringt, ist eine hochpathogene Risikokonstellation für die psychosoziale Entwicklung. Es besteht die Gefahr von schweren Identitätsstörungen bis hin zu schizophrenen Erkrankungen. Dass sich ein dauerhaft traumatisiertes Kind zumindest in einem chronischen Erschöpfungssyndrom befindet, dürfte evident sein. Und dieses kann dann Konzentrations-, Aufmerksamkeits- und Leistungsprobleme in der Schule mit sich bringen." (Amft, 2002, S. 66)

In der Tat sind viele Mütter von ADHS-Kindern Alleinerziehende, denn Väter flüchten oft aus dem für sie schwer zu ertragenden häuslichen Dauer-Power-Klima. Nicht mehr anwesende Väter sind übrigens vielfach hyperaktive Väter, die außer ihren Genen wenig im Kind hinterlassen haben. Doch die Mutter sorgt für es bis zur Erschöpfung und erhält den „Lohn" von „kritischen" Autoren.

Selbstverständlich ist unbestreitbar, dass es die von Amft ins Feld geführten Möglichkeiten alle geben kann. Sie zu Bedingungen für ADHS zu erklären, entbehrt jedoch jeder Grundlage, da bekanntlich ADHS-Kinder genauso gut bei wohlerziehenden Paareltern wie bei nicht psychopathologisch belasteten allein erziehenden Müttern, seltener bei Vätern, aufwachsen. Und wenn dann der Profi beim Kind keine Zuweisung einer einzunehmenden Partnerrolle vornehmen kann, dann „findet“ sich eben in der Mutter eine ehrgeizige Frau, die das von ihr selbst traumatisierte Kind auch noch selbst therapieren will: Es wird die übergute, überperfekte Mutter entdeckt, die sich doppelt schädlich auf ihr Kind auswirkt. Also fährt Amft gelassen fort in seiner Herabwürdigung mütterlicher Erziehungsarbeit: „Wenn die allein erziehende Mutter – auch in ihrer Abgrenzung zum Vater – die fixe Idee entwickelt, eine besonders gute Mutter zu sein, und zur Überzeugung gelangt, sie müsse selbst ihr Kind therapieren, dann ist es in der Regel um die Chancen dieses Kindes, sich einigermaßen psychisch gesund entwickeln zu können, besonders schlecht bestellt“ (Amft, 2002, S. 66). Auch hier ging es um ADS/ADHS. Der Mutter darf man anscheinend alles vorwerfen: Sogar, dass sie ihrem Kind helfen will. Erziehungsbewusste Eltern von ADHS-Kindern wissen, dass sie in der Erziehung dieses Kindes, die durchaus sonderpädagogische Fähigkeiten verlangt, nicht alles richtig machen können, geschweige denn im engen Sinne therapeutisch arbeiten. Wohl aber steht die ADHS-angemessene Erziehung des Kindes an erster Stelle in der „multimodalen Therapie“, die von den wirklichen ADHS-Experten als unumgänglich betrachtet wird. Viele Eltern betrachten ein ADHS-Elterntraining für sich als notwendig. Die Krankenkassen sehen das übrigens bei Drucklegung dieses Buches (noch) nicht.

Wer aber als Autor der ADHS mit Literaturarbeit auf die Spur kommen will, der wird kaum wissen können, dass eine psychisch gesunde Mutter gar nicht so schlecht und falsch erziehen kann, um innerhalb kurzer Zeit so verheerende Ergebnisse bei ihrem kleinen Kind heraufzubeschwören, wie man sie an einem schwer betroffenen ADHS-Kind bereits früh feststellen muss.

Aber es gibt ja auch noch die Berufstätigkeit der Mütter und die Wohlstandsverwahrlosung, die das ADHS-Kind „so“ hat werden lassen. Diesem Vorurteil folgt Amft bereitwillig:

> „Der Stellenwert der frühkindlichen Mutter-Kind-Beziehung wurde bereits angesprochen und auf die Untersuchungsergebnisse von Spitz hingewiesen. Inzwischen gehört die Berufstätigkeit der Mutter – auch bereits im Säuglingsalter – zur Normalität.
> Wohlstandsverwahrlosung – nicht selten begründet mit liberalistischen Vorstellungen einer Selbsterziehung des Kindes – führt regelmäßig zu einer defizitären Ausbildung von inneren Instanzen. Durch schwere Erziehungsmängel kommt es nicht zur notwendigen Affekt- und Sozialbildung (vgl. Mitscherlich, 1973/1996, 30 ff.). Wenn kein ausreichend starkes Über-Ich gebildet wurde, kann sich auch kein ausreichend starkes Ich entwickeln. Eine defizitäre Ich-Bildung ist häufig der Grund von sogenannten narzisstischen Störungen.“ (Amft, 2002, S. 67)

Mit scheinbarem Verständnis bemäntelt Amft seine Art der Ursachenzuweisung. „Gegen eine ‚Schuldzuweisung‘ an die Eltern“ betitelt er das Kapitel, in dem er seine Auffassung von der Entstehung des ADS vermittelt:

„Ein Schuldvorwurf im Sinne einer Vernachlässigung der Erziehung in Richtung der Eltern ist nicht nur voreilig, sondern auch ungerecht. Denn heutige Eltern sind Modernisierungsverlierer. [...] Die Berufstätigkeit der Frau wurde als Emanzipation verkauft.[...] Mehr arbeiten und weniger verdienen. Die Eltern sind gestresst, aber die Kinder haben nach wie vor natürliche kindliche Bedürfnisse, welche von gestressten Eltern jedoch als ‚expansive Verhaltensweisen' (vgl. Heidelberger Studie) erlebt werden können." (Amft, 2002, S. 117 f.)

Wie schade, dass sich Amft nicht eingehend praktisch mit den betroffenen Familien befasst hat. Er wüsste sonst, dass viele Mütter nach der Geburt ihres ADHS-Kindes oder nach dem Erziehungsurlaub ihre Berufstätigkeit überhaupt nicht wieder aufgenommen haben, weil sie dieses Kind nicht Oma und Opa oder gar einer Tagesmutter zumuten können. Ihm scheint auch nicht bekannt zu sein, dass andere Mütter von ADHS-Kindern ihre Berufstätigkeit nur sehr eingeschränkt ausüben, damit sie nachmittags zu Hause sind, um für ihr Kind da zu sein und bei den Schulaufgaben zu helfen. Selbst Mütter von jugendlichen ADHSlern verzichten oft schweren Herzens auf ihre Berufstätigkeit, weil sie wissen, dass dieses große Kind nicht lange unbeaufsichtigt sein darf, damit es sich nicht schon mit 13 oder 14 Jahren zu sehr den Aktivitäten und den übrigens oft ähnlich betroffenen „Freunden" zuwendet, die ihm schaden würden.

Wenn eine Mutter sagt: „Ich muss raus hier, ich muss wieder arbeiten, ich halte es nicht mehr aus mit diesem Kind", dann denkt sie nicht viel anders als viele Väter von ADHS-Kindern: Sie möchte flüchten. Da sich aber niemand anders um dieses Kind kümmern kann, bleibt sie und wartet, bis das Kind erwachsen ist. Doch das „Kind" hat dann immer noch ADHS ...

Worin mag man die ADHS-Problematik wohl bei arbeitslosen Eltern begründet sehen, die viel Zeit für ihr Kind haben? Auch das dürfte kein Problem sein, denn auch in diesen Familien lassen sich leicht andere ungünstige Umstände finden, die zu ADHS-Verursachern ernannt werden können. Dass Kinder arbeitsloser Eltern ihre eigenen Sorgen haben und unter der väterlichen Depression leiden, das kann selbstverständlich zu Konzentrationsproblemen und Traurigkeit beim Kind führen. Das ADHS-Kind aber war schon sehr früh anders als andere Kinder.

Es würde beruhigen, wäre ADHS wirklich eine so seltene Erscheinung, wie Amft meint: „Es gibt eine kleine Gruppe von Kindern, die schon seit der Säuglings- oder Kleinkindzeit in einem oder mehreren Bereichen entwicklungsauffällig waren, z. B. besonders motorisch aktiv oder ungeschickt. Sie schütteten beispielsweise häufig Getränke um, waren nicht immer, aber häufiger als andere Kinder zappelig, manchmal irgendwie ‚überdreht' oder sonst wie unkontrolliert oder haben keine Grenze gefunden" (Amft, 2003, S. 59). Motorische, insbesondere feinmotorische Ungeschicklichkeit ist oft mit ADHS vergesellschaftet. Grobmotorisch jedoch zeigen viele Hyperaktive besonders großes Geschick. Nicht alle Kinder mit ADHS schütten Getränke um.

Auch über die angemahnten Grenzen, die Kinder brauchen, wurde schon vieles geschrieben. Die ADHS-Kinder jedoch besitzen oft keine eigenen Grenzen, und die Grenzen, die ihre Mütter ihnen ganz früh setzen, sind sogleich wieder vergessen. Das Kind bleibt in gewissen Bereichen Grenzen-los, auch noch im Jugendalter und danach. Deshalb „verzichten“ viele Mütter unfreiwillig auf ihre Berufstätigkeit, damit ihr ADHS-Kind täglich und stündlich und immer wieder seine strukturierenden Grenzen gesetzt bekommt. Es kann nicht bestritten werden, dass es Eltern gibt, die tatsächlich dem Rat mancher Ratgeber folgen, ein Kind wüsste schon selbst, was das Richtige, sogar welche Ernährung für es gut sei. Zweifellos gibt es erziehungsunfähige Eltern, die gerade eben für das Notwendigste zum (Über-)Leben sorgen, oder sogar nicht einmal das, wie das von Kirsten Stollhoff herausgegebene Buch „Hochrisiko ADHS“ offen legt. Dass elterlicher Pflichtvergessenheit eine schwere ADHS-Betroffenheit oder eine andere schwere psychische Erkrankung zugrunde liegen kann, muss erwogen werden.

Der Heilpädagoge Manfred Gerspach, so ist auch im Buch „Kinder mit gestörter Aufmerksamkeit“ zu lesen, hat den Müttern aggressiver ADHS-Kindern noch eine andere Begründung zugedacht:

> „Schon der Säugling liest auf dem Gesicht seiner Mutter deren Gefühlsregungen ab, was ihm fürs eigene Erleben basale Orientierungen gibt. Wird einem Kind aber die nötige frühe Spiegelerfahrung nicht ausreichend gewährt, bleibt es auf sich selbst zurückgeworfen. Seine gesamte Entwicklung von Autonomie und Initiative muss darunter leiden (vgl. Erikson, 1971; Fischer, 1997). Neben die Gefahr einer unzureichenden Spiegelung kann aber auch jene treten, die von unbewusst feindseligen Regungen von Seiten der primären Bezugsperson getragen ist. Die gemeinsame geteilte Erfahrung emotionaler Übereinstimmung bleibt dem Kind verschlossen. Die ihm von der Mutter gespiegelten Affekte werden vom Kind als so gefährlich erlebt, dass es sie wieder loswerden möchte: Folglich reagiert es mit motorischer Abfuhr und erhöhter Aggression oder auch innerer Abwendung. Langfristig können diese Reaktionsweisen einen organisierenden Einfluss auf den Aufbau seiner Persönlichkeit erlangen: Der ‚ADS-Charakter‘ entsteht (vgl. Fonagy, 1998; Fonagy u. a., 1998; More 1998).“ (Gerspach, 2002, S. 165)

Von welchen Müttern spricht Gerspach hier? Meint er allen Ernstes die vielen Mütter, die besorgt über die Entwicklung ihres ADHS-Kindes beim Kinderarzt, am Selbsthilfetelefon, in den Gruppenabenden, beim Kindertherapeuten um Hilfe suchen? Oder hat er ausschließlich die Mütter im Auge, die nur über eingeschränkte Ausdrucksmöglichkeiten ihrer Gefühle verfügen? Denkt er vielleicht an Mütter, die eine hormonbedingte depressive Phase nach der Entbindung haben, die Wochenbettdepression („Babyblues“), die die Mutterfreuden deutlich trüben kann? Wird aber davon das Kind (lebenslänglich) unkonzentriert, verhaltensauffällig oder aggressiv?

Es kann nicht geleugnet werden, dass es Mütter gibt, die wenig mütterliches Gefühl entwickeln. Emotionsarme Mütter, die über den Kopf planmäßig ihre Mutterpflicht zu erledigen versuchen, aber nicht in der Lage sind, sich ihrem Kleinen lieb, zärtlich, beschützend und in freudiger Erwartung zuzuwenden. Diese Mütter vermögen jedoch keine ADHS hervorzurufen, sondern sie können sie ihrem Kind vererben, falls sie selbst betroffen sind, und sie bewirken sekundäre Schäden im Kind. Aber es gibt Kinder, die ihrer gefühlvollen Mutter ihr Lächeln nicht, wie erwartet, zurückspiegeln (können). Es gibt genügend Berichte über Babys, die sich nicht sanft streicheln und herzen lassen, sondern nur in groben Spielen zum Lachen gebracht werden können. Es gibt die Babys, die scheinbar „ernst" wirken, in Wirklichkeit aber einen eher starren Gesichtsausdruck haben, später mit einer monotonen Sprachmelodie ihre Eltern irritieren und an eine leichtere Form von Autismus denken lassen; Kinder, denen die Beratungsstelle „emotionale Defizite" und denen der Ergotherapeut eine „emotional geringe Schwingungsfähigkeit" attestiert. Die Mutter wird vielleicht früh feststellen: Es empfindet zu wenig.

Berühmte und erfolgreiche ADHS-Betroffene, denen man eine gewisse Unterkühltheit zuschreibt, gibt es zur Genüge. Vielleicht sind sie aufgrund einer Gefühlsarmut, die ihr Gesicht vielleicht verraten mag, so erfolgreich. Im globalen Management, in der Politik und in der Geschichte wird man fündig.

Die hervorquellenden Untertöne in manchen Abhandlungen über „die" Mütter, wirken bisweilen gehässig – wie mögen die Worte der Autoren in ihren Vorträgen und Vorlesungen wohl lauten? Man kann schon auf den Gedanken kommen, sich zu fragen, welche neurotische Fehlentwicklung aufgrund mütterlichen Fehlverhaltens solchen Autoren selbst attestiert würde, wenn sie einem ähnlich denkenden Kollegen in die Hände fallen würden.

Findet man aber beim Thema ADHS keine der bisher genannten Eigenarten bei einer Mutter, dann gibt es ja noch die wie auch immer definierte „Wohlstandsverwahrlosung". Einem bekannten Referenten fiel sie spontan ein, als eine junge Lehrerin ihn nach seinem Vortrag wegen ihres schwierigen Sohnes besorgt um einen Rat bat. In ähnlicher Weise scheint es für manche Psychotherapeuten schwierig zu sein, die Grenze zwischen Schuldzuweisung an die Mutter und Entlastung für die Mutter zu ziehen, wenn es ihnen nicht selbst aufgegeben ist, die Entwicklung eines schwerer betroffenen Kindes oder Jugendlichen in ihrer eigenen Familie mitzuerleben.

Diese Trennschärfe zwischen Verursachung durch die Mutter und Verursachung durch andere, nicht in der Umwelt liegende Faktoren bleibt wohl ein generelles Problem der Psychoanalytiker. Es geht ihnen anscheinend nicht nur um die einzelne, um die bestimmte Mutter dieses oder jenes Patienten, die Frau Sowieso, sondern es geht oft ums Prinzip: Es geht um Mütter schlechthin.

Glücklicherweise bemühen sich andere Autoren zumindest, die „Jagd auf die Mütter" nicht anzuheizen, auch wenn sie sich ihrer Sogwirkung anscheinend nicht immer entziehen können. Der Psychoanalytiker und Psychosomatiker Eckhard Schiffer widmet in seinem Buch „Warum Huckleberry Finn nicht süchtig wurde – Anstiftung gegen Sucht und Selbstzerstörung bei Kindern und Jugendlichen" ein ganzes Kapitel den Müttern seiner Suchtpatienten, den Müttern überhaupt, und er versucht, statt der Schuldsprüche „die Mütter von der Alleinverantwortung für das Gelingen der Erziehung zu befreien" und „Solidarität aller im ‚mütterlichen Handeln'" einzufordern (Schiffer, 1993, S. 134). Das liest sich gut. Dass diese Sätze im Zusammenhang mit den Krankheiten der Kinder der Mütter stehen, Krankheiten, die aus tiefenpsychologischer Sicht nicht durch Veranlagung, nicht durch ein vererbtes neurologisches Problem entstanden sein dürfen, lässt diese Inschutznahme der Mütter durch den Autor allerdings fadenscheinig werden: „Die entscheidenden Motive ihres Handelns und ihres Verhaltens ihren Kindern gegenüber waren ihr aufgrund der innerseelischen Abwehr nicht zugänglich, das heißt nicht bewußt“ (Schiffer, 1993, S. 133). Der Psychiater glaubt den Aussagen der Patientin, hier der Tochter mit Ess-Brech-Sucht, nicht aber ihrer Mutter.

So betont Schiffer auch der besagten Mutter gegenüber: „Es sei meine Überzeugung, daß 99,9 % aller Mütter das Beste für ihre Kinder wollten und auch täten, was hierzu in ihren Kräften stünde. Perfekte Eltern gäbe es nicht. Auch Therapeuten und Therapeutinnen als Eltern seien nicht perfekt. Bettinas Mutter atmete sichtlich auf“ (1993, S. 131). Die zentralen Aussagen der Passage sind, wie in vielen Beratungsgesprächen üblich, die relativierenden Sätze: „[...] was in ihren Kräfte stünde. Perfekte Eltern gäbe es nicht.“ Hier liegt der Schlüssel, den Schiffer nicht als von ihm vergebenen „Schwarzen Peter“ verstanden wissen will. Solange aber die Mutter als schuldlos Schuldige hingestellt wird – sie will ja, sie kann halt nicht besser, keiner kann alles perfekt, wir alle machen Fehler – so lange bleibt sie die Verursacherin der „psychisch“ oder „psychosomatisch“ genannten Krankheiten ihrer Kinder. „Somatopsychische“ Krankheiten sind da weniger ein Thema. „Bettinas Mutter atmete sichtlich auf.“ Ihr hat die Relativierung ihrer Schuld vorerst genügt – wie lange wohl?

Zu der Zeit der Veröffentlichung dieses Buches von Schiffer war von ADHS oder den entsprechenden Vorläuferbegriffen weniger als heute in der Öffentlichkeit die Rede. Viele Psychotherapeuten und Suchttherapeuten müssten mit dem Wissen um ADHS konsequenterweise viele Diagnosen revidieren, wenn sie bisher ihre Verursachung prinzipiell im psychosozialen Bereich – zuerst also bei der Mutter – angesiedelt und die Grunderkrankung ADHS übersehen hatten. Vorerst bleibt der „schwarze Peter“ oft da, wo er „hingehört“: Bei der „guten“ oder „durchschnittlichen“, aber doch wohl irgendwie unfähigen Mutter.

In dieselbe Kerbe trifft das scharfe „Beil“ der Autoren, die das ADHS-Kind als vielleicht irgendwie für ADHS disponiert, den Ausbruch der Krankheit aber einstufen als im Wesentlichen durch äußere Einflüsse zum Vorschein gebracht. Der Fernsehkonsum beispielsweise muss immer wieder dafür herhalten, die Störung mitverursacht zu haben. Die Eltern der wohl meist fernsehsüchtigen ADHS-Kinder wissen jedoch, dass diese Fernsehsucht bereits früh in dermaßen hohem Grad ausgeprägt ist, dass trotz aller Konsequenz allein um deren Begrenzung tägliche Mutter-Kind-Kämpfe und Wutgeschrei stattfinden. Für den, der die Kinder nicht von Geburt an erlebt, kann das aber so aussehen:

„Bemerkenswert erscheint an der empirischen Untersuchung aus dem Mannheimer Zentralinstitut, dass bei den psychiatrisch auffälligen Kindern einschließlich derer mit Hypermotorik ein deutlich erhöhter Fernsehkonsum im Vergleich mit nicht auffälligen Kindern festgestellt wurde. Zwar erscheint dieser Zusammenhang heute schon so allgemein, fast banal und zerredet, dass er in unserem Bewusstsein gar nicht mehr präsent ist. Wesentlich ist an dieser Untersuchung jedoch die Fragestellung selbst, *das Aufspüren psychosozialer Zusammenhänge für die Entstehungsgeschichte der Störungen.* Im Unterschied dazu sind die heutigen Untersuchungen im Wesentlichen darauf beschränkt, genetische Zusammenhänge nachzuweisen und zu zeigen, dass Stimulanzien wie Ritalin bei ADS und Hyperaktivität ‚positiv wirken'." (Schiffer, 2002, S. 28 f.)

Selbstverständlich darf nicht so getan werden, als hätten alle Mütter von ADHS-Kindern eine vernünftige Einstellung zum Fernsehkonsum und die Kontrolle über Qualität und Dauer. Die ADHS-Praktiker wissen jedoch um das Suchtverhalten schon der Kleinen. Darüber hinaus erklärt sich die Ruhe der Hyperaktiven vor dem Fernseher wohl auch so: Solange die Augen bewegte Bilder vor sich haben, können die Kinder sich ruhig verhalten. Unbewegte Bilder werden nur kurz überflogen. Die Kinder glauben schnell, genug gesehen zu haben – sie interessieren sich nicht lange genug, was teilweise auch die Leseschwierigkeiten und die mangelnde Fähigkeit, innere Bilder zu entwickeln, erklärt. Alles ist flüchtig, wie unsere moderne Zeit, in die sie passen und die ihnen so sehr schaden kann. Die schnellen Schnitte in Filmen, die Hektik der Zeichentrickfilme, das Gequieke und Gekreische nerven sie meist nicht – sie hören es kaum, solange sie immer neue bewegte Bilder serviert bekommen. Sie sind „Augenkinder", visuell lernend, nicht auditiv. Ihre Ohren haben ja den bekannten „Durchzug", besonders wenn die Mutter sie anspricht.

Die Macht der bewegten Bilder ermöglicht es Hyperaktiven darum später auch, sitzende Berufe in fahrenden Gehäusen zu mögen: Lokomotivführer, Fernfahrer, Taxifahrer. Sog. „Crash-Kids" fürchten auch deshalb und aufgrund ihrer veränderten Wahrnehmung und Angstlosigkeit nicht die Mordsgeschwindigkeit. Man muss die Hyperaktiven schon gut kennen, um zu verstehen, dass das, was die Ursache zu sein scheint, in Wahrheit eine Begleiterscheinung oder Folgeerscheinung ist. Auch am Fernsehen wird es deutlich.

Die Folge für die so „schuldlos schuldig" gesprochenen Mütter, manchmal auch Väter, scheint den Beurteilern der familiären Katastrophe, die schlicht „Erziehungsprobleme" heißt, oft kaum klar zu sein. Wer würde nicht unter dem ungerechtfertigten Vorwurf zusammenbrechen, einen anderen Menschen derart geschädigt zu haben, dass er teilweise lebensuntüchtig geworden ist? Wie sehr muss dies gelten für Mütter, die ihr Kind angeblich ins Verderben gestürzt haben, weil sie nicht genügend „vorgebeugt" haben? Allein die Tatsache, dass den Eltern nicht das Recht zusteht, die psychiatrische Akte ihres Kindes vollständig einzusehen oder eine Kopie zu bekommen, deutet darauf hin, dass man sie oft für nicht vertrauenswürdig oder für die „eigentlichen Patienten" hält.

3.4 Wurzeln eines Dilemmas

Seit Jahren mehren sich Meldungen über Erkenntnisse der Forschung zu genetischen Unregelmäßigkeiten als Grundlage für Krankheiten. Man erhofft sich zukünftige Hilfe durch Gentherapie und ist insofern geneigt, diese genetischen Befunde zu akzeptieren. Bei ADHS verhalten sich manche Medien, auch die allgemeine, nicht wissentlich betroffene Öffentlichkeit und die Fachleute oft gänzlich anders: Eine Verhaltenssteuerungsproblematik kann nicht, darf doch nicht genetisch bedingt sein!

Die Gründe für diese Abwehr der Akzeptanz einer Erblichkeit des neurobiologischen Problems ADHS scheinen auch in der nationalsozialistischen Vergangenheit zu liegen, womöglich auch deshalb, weil es sehr lange dauerte, bis ein Erwachen aus dem Schweigen begann. Bis in die 1970er Jahre und teilweise noch länger wurden die ungeheuren Verbrechen in der Nazizeit kaum thematisiert. Die Achtundsechziger-Bewegung schob erstmals eine Aufarbeitung an, und es dauerte teilweise noch Jahrzehnte, bis alle Berufsstände, Konzerne und Organisationen, selbst die Kirchen, ihre Verquickung mit dem deutschen Sündenfall öffentlich annahmen.

Die Wurzeln der besonders „kritischen" Einstellung zur ADHS hängen nicht einfach nur in der Luft beliebiger Vorurteile, sondern sie beruhen auch auf einer ernsthaften Auseinandersetzung mit der Vergangenheit sowie auf einem nicht immer unbegründeten Misstrauen gegenüber der Wissenschaft und gegenüber einer „medizinisch-industrieller Komplex" genannten Macht.

3.4.1 Exkurs in fragwürdige Wissenschaft

Leicht, allzu leicht tat sich ein Teil der Wissenschaft, wenn es um die Vermessung und Einsortierung des Menschen ging. Sogar bewusste Fälschung ihrer eigenen Forschungsergebnisse betrieben manche anthropologischen und psychologischen Statistiker, um ihre Untersuchungen und die Interpretation ihrer daraus gewonnenen Ergebnisse mit Beweiskraft zu versehen. Hierin mag ein Grund für die tief verwurzelten Zweifel an den biologischen und genetischen Erkenntnissen zur ADHS begründet sein.

Es ist hinlänglich bekannt, dass psychologische, sozialpsychologische und sozialhygienische Forschung in Europa wie in Amerika Zusammenhänge konstruierte, um rassistisch motiviert missbräuchlichen Einfluss auf politische Entscheidungen zu nehmen, in den USA beispielsweise auf die Einwanderungspolitik. Schon allein finanzielles Interesse, schlicht: Geldgier kann Wissenschaft korrumpieren. Über die „Wissenschaft" und die Psychiatrie im nationalsozialistischen Deutschland wird Weiteres im nächsten Kapitel anzumerken sein.

Im Jahr 1939, am Vorabend des Zweiten Weltkrieges und vermutlich in Kenntnis der Nürnberger Rassengesetze von 1935, äußerten sich 600 hochrangige, meist englische Wissenschaftler im „Genetiker-Manifest" von Edinburgh zu der Frage des Washingtoner Science Service: „Wie ließe sich die Weltbevölkerung genetisch am wirksamsten verbessern?"(Weß, 1989, S. 155 f.). Einer der zentralen Sätze darin über die Auslese und genetische Veränderung, „Verbesserung" des Menschen: „Die wichtigsten genetischen Ziele sind, vom sozialen Standpunkt betrachtet, die Verbesserung solcher genetischer Eigenschaften, die a) die Gesundheit, b) den Komplex der sogenannten Intelligenz und c) solche Veranlagungen fördern, die eher günstig für das Gemeinschaftsgefühl und das soziale Verhalten sind als für solche (heute von vielen am meisten geschätzten) Eigenschaften, die persönlichen ‚Erfolg' in dem heute allgemein üblichen Sinn ausmachen" (Weß, 1989, S. 158).

Die Träume zu einer „Verbesserung" der Menschheit wurden mit zunehmender Erkenntnis der Hirnfunktionen weitergeträumt. Der aus der UdSSR stammende amerikanische Biologe Hermann Joseph Muller schrieb im Jahr 1973: „Das Organ, zu dem man in den nächsten hundert Jahren wahrscheinlich die größten Entdeckungen machen wird, ist das Gehirn. Über Tierversuche hinausgehend, werden die Forscher ohne Zweifel ihren eigenen Gehirnen auf den Grund gehen, um die Zusammenhänge zwischen psychischen und physiologischen Prozessen herauszufinden. Die Ergebnisse werden sie in Verbindung mit anderen Erkenntnissen über Einzelheiten und Zellverbände des Nervensystems analysieren. Die Schlußfolgerungen, zu denen man auf diesem Wege gelangt, werden unvermeidlich eine Kette von Revolutionen in Psychologie, Psychiatrie und Philosophie nach sich ziehen" (zitiert nach: Weß, 1989, S. 165). Am Ende verrät Muller seine Haltung: „In Bezug auf die genetischen Anlagen muß unser Wertmaßstab sein: die Natur des Menschen edler, fähiger, harmonischer, mitfühlender, glücklicher und schöner zu machen. Wenn der Sieg des Friedens, der Freiheit und der Vernunft gewährleistet ist, wird dieses Ideal innerhalb eines Jahrhunderts für das Streben des Menschen weitgehend anerkannt sein. In dieser Richtung können unbegrenzter Fortschritt und anhaltende Evolution möglich sein" (Weß, 1989, S. 166).

Muller scheint die Methoden, die mit Hilfe der „Steuerung der menschlichen Evolution" zu einer seiner Ansicht nach idealen Menschheit nötig wären, nicht sonderlich fragwürdig zu finden. Heiligt der Zweck alle Mittel? Politische Blindheit, Naivität oder Skrupellosigkeit – oder alle drei könnten ihm die Feder geführt haben: „Wenn wir an unserem Ideal festhalten, wird die Evolution zum ersten Mal zu einem bewußten Prozeß werden. Mit zunehmendem Bewußtsein kann sie weit schneller vor sich gehen als durch Versuch und Irrtum – und mit immer größerer Sicherheit, Ermutigung und Begeisterung. Das wird die höchste Form der Freiheit sein, die der Mensch und das Leben haben kann" (Weß, S. 182 f.). Es kann wohl nur die überschäumende Begeisterung des Genetikers an den sich vielleicht eröffnenden Möglichkeiten der Menschenzucht sein, die 1959 eine solche überaus schlichte Vision ermöglicht, nach den millionenfachen Verbrechen des Rassenwahns und der Zuchtaktionen mit ausgewählten Nazis für „arischen" Nachwuchs im „Lebensborn e. V.". Die Träume der Genetiker sind nicht ausgeträumt. Eine zentrale Frage dabei wird bleiben, ob sie individuelles menschliches Leid ignorieren wollen oder ob sie es vermindern können.

Innerhalb der Psychologischen Forschung ist seit langem auch die menschliche Intelligenz ein Gebiet, das aus Gründen einer „Weltverbesserung" genannten Ideologie missbraucht werden kann. Einem der bekanntesten Intelligenzforscher, dem Engländer Sir Cyril Burt wird noch heute, Jahrzehnte nach seinem Tod 1971 vorgeworfen, dass er gefälschte und erfundene Ergebnisse präsentiert habe. Stephen Jay Gould (Gould 1988) thematisiert dies in seinem Buch „Der falsch vermessene Mensch". Auch die beobachtende und testende psychologische Zwillingsforschung ist ideologisch belastet. Burts Ergebnisse, die Kritikern zufolge methodische Schwächen aufwiesen, sorgten beispielsweise für die Schulzuweisung von Kindern. Später berief sich zum Beispiel der Intelligenzforscher Arthur Jensen auf Burts Zahlen, um die angeblich unveränderlichen Unterschiede zwischen Weißen und Schwarzen zu belegen. Auch die Größe des Gehirns war lange ein banales Argument für eine angebliche Überlegenheit von Männern den Frauen gegenüber, Weißen den Schwarzen gegenüber. Schließlich sind Rassismus und Sexismus verwandte Übel.

Das Dilemma ist im Hinblick auf ADHS, dass eine prinzipiell kritische Haltung dazu führen kann, dass man seine Bereitschaft zum Lernen, die zum Lernen notwendige Offenheit erstickt, weil ja nicht sein kann, was nicht sein darf. Man könnte diese Haltung unfein „Scheuklappen tragen" nennen. Bei ADHS ist genau dieser Mechanismus ein Grund dafür, dass insbesondere intelligente kritische Geister, die in anderen Bereichen warnend negative Entwicklungen verhindern helfen, hier helfen, die notwendige Hilfe zu verhindern.

3.4.2 Schatten unseliger Vergangenheit

Für die Welt schockierend und für Deutschland besonders beklemmend sind die unmenschlichen medizinischen Experimente des berüchtigten KZ-Arztes Josef Mengele. Er betrieb dabei auch eine besonders verwerfliche, eine grausame Art der Zwillingsforschung. Viele Kinder verloren dabei nicht nur ihre körperliche und seelische Gesundheit, sondern auch ihr Leben. Vielleicht aus wissenschaftlichem Interesse, vielleicht um die eigene Karriere zu fördern, vielleicht auch aus Sadismus, gewiss aber mit höchster Skrupellosigkeit brachte Mengele die Zwillingsforschung in Verruf.

Dagegen hat eine seriös betriebene und auf Achtung vor der Würde des Menschen fußende Zwillingsforschung durch unvoreingenommene, nicht manipulierende Beobachtung wertvolle und aufschlussreiche Ergebnisse für die Anlage-Umwelt-Diskussion erbracht. Bei der Ursachenforschung der Erblichkeit der ADHS spielen die Ergebnisse der Zwillingsbeobachtung insofern eine Rolle, als eineiige Zwillinge eindeutig häufiger beide von ADHS betroffen sind, als es bei zweieiigen Zwillingen der Fall ist.

Die „besondere" deutsche Vergangenheit ist präsent, wenn es darum geht, Defizite, ungern als „Defekte" bezeichnete und als schwierig empfundene Eigenarten an Menschen auf genetische Ursachen zurückzuführen. Insbesondere die Begründung von Verhaltensstörungen und Delinquenz verursachende Charaktermerkmale durch genetische Abweichungen von einer Norm stehen hier in der Kritik, wie auch der Begriff „Normalität" selbst. Die ganz besondere Schwierigkeit, ADHS als ein genetisch bedingtes, erbliches Problem ansehen zu können, muss wohl auch damit erklärt werden, dass Deutschland sich und die Welt mit unfassbaren Maßnahmen wie „Rassenhygiene" und „Kriminalbiologie", mit Zwangssterilisationen, mit der Tötung sog. „lebensunwerten" oder „volksschädlichen" Lebens traumatisiert hat. Auch die Psychiatrie in der Diktatur hatte ihren Anteil daran.

In seinem Interessenschwerpunkt „Geschichte der Kinder- und Jugendpsychiatrie" arbeitet Wolfram Schäfer über „Fürsorgeerziehung und Jugendpsychiatrie im Nationalsozialismus":

„Seit Beginn des 20. Jahrhunderts sind Jugendliche, die in Fürsorgeerziehung (FE) waren, systematisch psychiatrisch untersucht worden. Viele wurden als ‚unerziehbar' definiert und eugenische Maßnahmen wurden zu ihrer Behandlung vorgeschlagen. Im ‚Dritten Reich' sind Tausende Jugendliche innerhalb der FE in Bewahrungsabteilungen abgesondert, zwangssterilisiert und in ‚Jugendschutzlager' eingewiesen worden. Erb- und rassenbiologische Untersuchungen an Fürsorgezöglingen aus der NS-Zeit dienten nach 1945 für führende Jugendpsychiater dazu, weiterhin eine ‚Sonderbehandlung' in ‚Bewahrungsanstalten' zu fordern." (Schäfer, o. J.).

Schäfers Fazit: „Die erbbiologisch begründete Forderung nach der ‚Aussonderung Unerziehbarer' aus der Fürsorgeerziehung war von den führenden Vertretern der deutschen Jugendpsychiatrie bruchlos aus der Weimarer Republik über die NS-Diktatur in die Bundesrepublik tradiert worden. Die Auswirkungen auf die Gestaltung der Heimerziehung in der jungen Demokratie waren bekanntermaßen fatal."

Jahrzehnte dauerte es, bis sich die Psychiatrie der Grausamkeiten des zwölfjährigen Naziterrors zu erinnern wagte. So werfen bis heute die Untaten psychiatrischer Ärzte und ihrer Gehilfen ihre harten Schatten auf die Meinungsbildung kritisch denkender Autoren. Die (zu) späte Aufarbeitung dieser Zeit des Grauens für die Opfer beklagt Manfred Müller-Küppers in einem von Nachdenklichkeit geprägten Vortrag, gehalten am 21.9. 2000 vor dem Berufsverband der deutschen Kinder- und Jugendpsychiater:

„Mit dem heutigen Wissen um die Ungeheuerlichkeiten des Nazi-Regimes hinterlässt das Studium des Kongressbandes [anlässlich der XI. Wissenschaftlichen Tagung der Deutschen Vereinigung für Jugendpsychiatrie zum 30-jährigen Bestehen 1969 in Regensburg] hochambivalente Gefühle: Da entwickelt sich das eigene Fachgebiet, wie in anderen europäischen Ländern – soweit nicht im Krieg – im Konsens zu einer Gemeinschaft von Ärzten und Pädagogen, die das gleiche Ziel haben und dabei in Methode und Durchführung sich nicht unterscheiden. Die Mehrzahl der Beiträge ist untadelig und nur vereinzelt werden ideologische Tendenzen erkennbar, die peinlich wirken. Die deutsche Kinder- und Jugendpsychiatrie ist wegweisend und auf dem Prüfstand internationaler kollegialer Zusammenarbeit fast untadelig. So ist auch bisher nicht bekannt geworden, dass ein nicht deutscher Fachkollege an der Kinderpsychiatrie, so wie sie sich damals darstellte, Anstoß genommen oder gar Widerspruch angemeldet hätte. Und was passierte in Wirklichkeit? Kinder werden ihren Eltern entzogen und fremdbestimmt. Die Eltern werden – wie die Kinder – belogen und betrogen. Man misshandelt und quält Kinder auf vielfältige Art. Man lässt sie verwahrlosen, man spritzt sie ab und vergiftet sie. Man experimentiert mit ihnen und benutzt sie als Versuchskaninchen, lässt sie verhungern. Man bringt sie auf jedwede Art vom Leben zum Tode. Insgesamt etwa 5.000. Eher ist diese Zahl zu niedrig angesetzt." (Müller-Küppers, o. J., S. 22 f.)

Müller-Küppers fragt: „Wie konnte das geschehen? Und wer ist ‚man'?" (o. J., S. 24). Er hat recherchiert und breitet mit Daten und Namen eine differenzierte Abfolge des Grauens aus. Nicht nur wegen seines hohen Informationsgehaltes, wegen der Betrachtung aus der Perspektive eines langjährig erfahrenen Praktikers, sondern auch wegen der persönlichen Einbeziehung seiner selbst sei dieser überaus lesenswerte Internet-Beitrag jedem empfohlen. Müller-Küppers schließt seinen Vortrag so: „Ich bin am Ende. Ich habe vor 15 Jahren begonnen, mich für die dunkle Seite der Kinder- und Jugendpsychiatrie zu interessieren, von der keiner sprach und niemand es zu wissen vorgab. So bin ich Zeitzeuge und erlebe die Verdrängung und die verspätete Aufarbeitung über einen Zeitraum einer Generation als eine weitere demütigende und schmähliche Tatsache, die den Umgang mit unserer Vergangenheit kennzeichnet. In diesem Sinne bin ich Ihrer Einladung, vor der Enkelgeneration zu sprechen, mit Überzeugung gefolgt. Lassen Sie uns jetzt still auseinandergehen."

Wolf Oschlies hat unter dem Titel „Kinder- und Jugendkultur in Konzentrationslagern" das Elend der kleinen und großen Kinder hinter dem Stacheldraht der KZ zusammengetragen: als „Jugendschutzlager" betitelt, erfunden, damit „‚die Erziehung der noch nicht voll entwickelten Menschen gewissermaßen als letzter Versuch nach anderen Erziehungsgrundsätzen eingesetzt' werden sollte. Die ‚anderen Erziehungsgrundsätze' wurden von Kriminalbiologen und ‚Sippenforschern' festgelegt und führten in den Lagern zu einem mehrstufigen ‚Blocksystem'[...]" (Oschlies, o. J.). Der Autor zählt auf, was zumeist fatal einigen gebräuchlichen Titulierungen für Hyperaktive gleicht.

Wie viele junge Menschen mit einer (hyperaktiven) ADHS, auch mit einer (oppositionellen) Störung des Sozialverhaltens als Begleiterkrankung sind wohl so „behandelt" worden? Rührt vielleicht auch aus diesen menschenverachtenden Methoden, mit „schwierigen" Jugendlichen umzugehen, die unaufhörliche Kritik an der „Konstrukt" genannten Diagnose ADHS?

Es ist nur schwer zu akzeptieren, dass die Verursachung negativ zu bewertender Verhaltensweisen, wie sie bei der ADHS und seinen komorbiden Störungen auftreten, eine genetische ist, da eine Willkür-„Genetik" als Begründung für die unmenschlichen Aktionen des Naziterrors herhalten musste. Aus diesen Gründen vergreift man sich auch schnell in der Wortwahl, wenn man von schwer hyperaktiven Kindern und Jugendlichen als „Schwererziehbaren" spricht, insbesondere wenn eine oppositionelle Störung des Sozialverhaltens vorliegt. Bezeichnet man den Charakter bestimmter Jugendlicher als „gestört" oder nur als „labil", gerät man schon in „gefährliches Wasser".

So ist die Äußerung einer Pflegemutter eines impulsiven Jugendlichen mit einer oppositionellen-aggressiven Störung des Sozialverhaltens heikel, dem sie eine grundsätzliche Ehrlichkeit bisher nicht anerziehen konnte: „Eigentlich dürfte unser Pflegesohn keine Kinder kriegen; seine spätere Familie tut mir heute schon leid".

Im Hinblick auf Jungen und Männer, seltener wohl Mädchen und Frauen, die vielfach und/oder schwer kriminell geworden sind, und die keinerlei Einsicht, Reue oder Besserungsansätze, geschweige denn Mitleid mit ihren Opfern erkennen lassen, erinnert man sich an die düstere deutsche Vergangenheit. Sie stellt Warnsignale für die Gedanken derer, die über die Zukunft solcher Menschen rätseln. Gerichtsgutachter mit umfangreichem ADHS-Wissen kommen womöglich in einen inneren Konflikt, den sie wohlweislich verschweigen, um nicht in die „braune" Ecke gestellt zu werden. So ist zumindest teilweise zu erklären, warum die Kritiker den ADHS-Experten und Eltern unterstellen, dass sie die ADHS-Kinder krank „definieren" und mit Medikamenten gefügig machen, ruhig stellen, handhabbar und damit letztlich unfrei machen würden.

Das allgemein verbreitete Misstrauen in die Psychiatrie und ihre Therapiemethoden entbehrt nicht der realen Grundlage. Unhaltbare Zustände herrschten vielfach in der Psychiatrie mit unzureichender Ausstattung und „Therapien", die teilweise Folter genannt werden sollten. Der Verein „Agenda 21 für Delmenhorst e. V." schreibt im Internet: „Bis in die 60er Jahre wurden Patienten mit Eiswasser-Güssen, Stromschlägen ohne Vollnarkose und Insulinkuren behandelt, ohne Erfolg. Nachdem nun Haloperidol, mit dem das Verschwinden von Wahnideen und Halluzinationen verbunden war, erfunden war, wurde es als Allheilmittel für Schizophrene von den Psychiatern anerkannt. Dabei spielte es keine Rolle, welche schweren Nebenwirkungen durch das Medikament hervorgerufen wurden. [...] Die Patienten litten [...] unter Denk-, Gedächtnis- und Aufmerksamkeitsstörungen [...]" (Kaesler (Hrsg.), Abschied vom Kettenhemd, o. J., S. 1 f.).

Erst neue Medikamente und tiefgreifende Reformen des Klinikalltags ermöglichen heute (stationären) Psychiatriepatienten (eher) ein menschenwürdiges Dasein. Dennoch: Folgenschwere Irrtümer der Psychiatrie – wie auch der „körperlichen" Medizin – sind immer wieder möglich. Nur ein breites und fundiertes Wissen, externe Kontrollinstanzen sowie Patientenräte und -beistände – nicht Vermutungen – können sie verhindern.

3.5 Von der Unumkehrbarkeit einer Überzeugung – Wie viel Beweis ist nötig?

Gibt vielfach nur die intensive persönliche Erfahrung mit einem ADHS-Kind den ausschlaggebenden Anstoß, der ein Umdenken die Verursachung der ADHS betreffend ermöglicht – oder erzwingt?

„Trotz intensiver Forschung konnte bis heute kein wissenschaftlicher Nachweis einer ‚Krankheit' ADHS gefunden werden. Eine ursächliche biologische Abweichung im Gehirn der so genannten ‚ADHS-Kinder' konnte bisher nicht gefunden werden." Für Rosemarie Portmann (2003, S. 25) genügen die Studien der letzten Jahrzehnte nicht, deren Zahl sie mit 250 000 angibt. (S. 20). Kritische betroffene Eltern, die allein in ihrem täglichen Erleben mit ihrem betroffenen Kind Studienmöglichkeiten zur Genüge haben, brauchen weniger einen Wissenschaftsbeweis. Der ständige Zweifel, ob solche Studien nicht doch manipulativ sind, ist verständlich, wenn man sich das nur schwer fassbare Phänomen ADHS fast ausschließlich erliest. Die redliche Absicht der Autorin soll nicht in Abrede gestellt werden, wenn Zweifel ihre Aussagen regieren: „[...] ohne dass sich die Dopamin-Mangel-These zweifelsfrei belegen ließ. [...] Eine verminderte Stoffwechselaktivität in einer Hirnregion ist deshalb noch kein Beweis für einen Mangel an Transmittersubstanzen [...] Familienähnlichkeiten – vor allem wenn es um Verhaltensauffälligkeiten geht – können aber keinesfalls als sicherer Beleg für Erblichkeit interpretiert werden" (Portmann, 2003, S. 20 f.).

(Als Dopaminmangel stellt die ADHS-Forschung die Mangelfunktion übrigens nicht dar, sondern als eine Störung der Wiederaufnahmehemmung im Dopaminstoffwechsel. Gäbe es einen Dopaminmangel, dann würde man ihn ersetzen wollen, vergleichbar dem Insulin beim Diabetes.)

Vermutlich hat sich noch kaum ein Neurobiologe dagegen gewandt, dass die Häufung genialer musikalischer Fähigkeiten der Familie Bach auch aufgrund ererbter Musikalität entstanden ist. Dass die günstige Umwelt hier verstärkend tätig war, ist selbstverständlich anzunehmen, und es widerspricht nicht der allgemeinen Auffassung, dass eine genetisch begründete Fähigkeit in gewissen Grenzen förderbar und unterdrückbar ist. Bei ADHS sieht das jedoch auf einmal ganz anders aus: Hier wird vielfach unterstellt, dass es die (natürlich negativen) Eindrücke in den ersten Lebensphasen seien, die diese Störung ausbrechen lassen.

Viele Ärzte, Psychologen und Pädagogen haben umlernen müssen, nachdem sie ein leibliches Kind bekamen oder ein Kind annahmen, das sie eines „Besseren" belehrte, und dessen Gehirn in gewissen Bereichen überhaupt nicht leicht veränderbar ist, in Teilbereichen sogar nur sehr wenig veränderbar. Ein Kind mit autistischen Zügen wird kein geselliges Kind werden; ein feinmotorisch ungeschicktes ADHS-Kind wird kein Zeichner werden, weil man es nicht liebevoll verleiten kann, täglich zu zeichnen. Soll man es dazu zwingen?

Wie soll eine Mutter ihrem hyperaktiven ADHS-Kind zärtliche Zuwendung vermitteln, wenn das Kind sie immer wieder abblockt, weil es aufgrund seiner Wahrnehmungsstörungen zärtliche Berührungen als unangenehm empfindet? Mit robusten Spielen, Kratzen und Knuddeln trifft man bei vielen hyperaktiven Kindern die richtige Wellenlänge – sollte man ein Kind zum Schmusen zwingen? Unter Zwang kann sich kaum Lust an Zärtlichkeit entwickeln.

Die Gehirnentwicklung ist selbstverständlich von äußeren Einflüssen abhängig – in positiver wie in negativer Richtung. Reize treffen aber nur auf der passenden Wellenlänge, nur dort, wo die „Antennen" für den Empfang (Input) dauerhaft aufgestellt sind.

Um von einer über Jahre gleich bleibenden Auffassung, die vielleicht Überzeugung genannt werden darf, zu einem anderen Wissensstand über die Entwicklungen und Fehlentwicklungen junger Menschen zu kommen, bedarf es einer aktiven Willensanstrengung, der ein Verdacht voraus geht – „Vielleicht weiß ich doch nicht genug?" Wenn dieser Verdacht und der dazugehörige Wille nicht vorhanden sind, verlaufen Gespräche zwischen „ADHS-Kennern" und Uninformierten nach einem immer wieder ähnlichen Muster. Ein Beispiel mag es veranschaulichen:

In einem Elterngespräch mit Lehrkräften wegen eines intelligenten Schülers mit ADHS, der in Gefahr ist, völlig zu versagen und durch sein Verhalten große Schwierigkeiten bereitet, wird der Hinweis geäußert, dass der ähnlich schwierige Freund des betroffenen Schülers vielleicht auch ein ADHS-Problem habe. Sofort wird auf Lehrerseite der Einwand erhoben, dass es da andere Probleme in der Familie gebe. Die Vermutung, dass eine gewisse Verwahrlosung oder eine Sucht im Elternhaus vorliegt oder beides, wird nun von der Lehrkraft bejaht. Wenn daraufhin auf der anderen Seite der Hinweis erfolgt, dass Sucht und verwahrlosende „Erziehung" oder besser „Nichterziehung" oft auf dem Boden einer elterlichen ADHS-Betroffenheit entstehen, so folgt quasi als Standard-Einwand: Es ist nicht alles ADHS. Natürlich ist nicht alles ADHS, kann man noch entgegnen und einen Hinweis auf die Erwachsenen-ADHS und ihre Erblichkeit loswerden, doch die geistigen Ohren der Gesprächspartner richten sich schon anderen Inhalten zu. Ab jetzt würde man mit jedem neuen Argument die Nerven des Gegenübers überstrapazieren und schweigt mit dem Wissen, dass hier noch viel Überzeugungsarbeit zu leisten ist, und hofft, dass nach und nach weitere Informationen möglich sind. Oder man redet weiter und stellt sich erst recht ins Abseits.

„Nicht alles ist ADHS" – diese richtige Aussage ist auch eine falsche, wenn sie sich auf einen möglicherweise Hilfe benötigenden Einzelfall bezieht. Diese mit Abwehr besetzte Aussage kennzeichnet viele Gespräche mit Pädagogen, die zwar mit Sorge die Fehlentwicklung von Jugendlichen beobachten und sie hilflos begleiten. Den Schritt zu tun, etwas grundlegend Neues zu lernen, wagen viele nicht. Es erfordert für Nichtbetroffene vielleicht großen Mut, eine neue Perspektive auf die Lehre von der Sozialisation des Menschen werfen zu wollen, Fehlentscheidungen korrigieren und vielleicht sogar bereuen zu müssen. Betroffene Eltern brauchen keinen Mut, sich mit ADHS zu befassen, denn ihre Not mit ihrem Kind ist nicht nur so existentiell, dass es nur besser werden kann, sondern die neue Einsicht wird täglich provoziert, bis es Klick macht: das Neue, Nichtgewusste wird deutlich vom Kind „gelehrt".

Solange ADHS ein großes Rätsel mit vielen Unbekannten bleibt, ist auch keine Verbesserung möglich. Die Grundeinstellung, die schwierigen Schüler seien in einer ungünstigen Umwelt aufgewachsen – so richtig dies auch in vielen Fällen ist – diese Grundeinstellung darf nicht verhindern, dass man sich mit dem befasst, was auch trotz guter Sozialisationsbedingungen zu Problemen führt. Genauso darf die berechtigte Annahme, dass eine ungünstige Umwelt Schuld hat an der problematischen Persönlichkeit eines Jugendlichen, nicht dazu führen, dass man eine mögliche ADHS per se ausklammert: Es könnte ja auch beides sein. Die Wahrscheinlichkeit dafür ist sehr hoch.

Über längere Zeiträume beobachtet man bezüglich gesellschaftlicher Einstellungen sog. „Pendeleffekte", nach denen sich Auffassungen oder Strömungen extrem nach dieser oder anschließend nach der anderen Seite bewegen. Allein das Wissen um diese beinahe regelhafte Pendelbewegung von einem Extrem ins andere scheint dafür zu sorgen, dass mancher sich hütet, neues Wissen anzunehmen, denn schließlich will man sich nicht jeder Modeerscheinung anschließen. Dass selbst Ärzte sich dem Wissen um ADHS verschließen, kann am wenigsten mit ihrem Beruf erklärt werden. Hier möchte man fragen, ob sich Fortbildungswilligkeit und professioneller Anspruch entsprechen.

Esoterisch Denkenden eine Akzeptanz der ADHS und seiner medikamentösen Therapie abzuverlangen, versagt man sich schon selbst, doch es ist wichtig, den teilweise großen Einfluss wahrzunehmen, den solche schön klingenden Abhandlungen nicht nur auf ratlose Eltern, sondern auch auf professionelle Helfer ohne genauere ADHS-Kenntnisse haben können. So sind seit ein paar Jahren Bücher auf dem Markt, die es auch im Zusammenhang mit manchen Nahrungsergänzungsmitteln zu betrachten lohnt. Bücher über „Indigo-Kinder" zeigen eine eigenwillige und positiv überhöhende Sicht auf ADHS und seine medikamentöse Therapie. Matthias Pöhlmann befasst sich in „Materialdienst", der Zeitschrift für Religions- und Weltanschauungsfragen der EKD kritisch mit der Esoterik-Szene, die die Indigo-Kinder auf die Welt gebracht hat. Pöhlmann schreibt: „Der dialogisch-kritische Umgang mit dem esoterischen Schlüsselbegriff „Indigo-Kinder" erfordert zweierlei: Zunächst ist es wichtig, die medizinisch-wissenschaftlichen Aspekte zur ADHS zur Kenntnis zu bringen, um in einem zweiten Schritt die weltanschaulichen Implikationen des Indigo-Phänomens genauer unter die Lupe zu nehmen" (2002, S. 364). Beidem versucht der Autor gerecht zu werden und gibt im Anhang hilfreiche Adressen zu ADHS an. Im Schlusskapitel „Theologische Perspektiven" kommt Pöhlmann zu einer Bewertung, die aus Sicht der ADHS-Experten wohl nur unterstützt werden kann:

„Die Flut esoterischer Ratgeberliteratur zum Thema weist nicht allein auf deren marktstrategisches Kalkül hin, sondern ist auch ein Indiz dafür, dass im Blick auf das Krankheitsbild ADHS und den Umgang mit ihm nach wie vor großer Aufklärungsbedarf besteht. Vorrangig geht es dabei nicht um mögliche Erklärungen des Phänomens, sondern vielmehr um das elementare Bedürfnis von betroffenen Eltern, Hilfe und Orientierung im Umgang mit verhaltensauffälligen Kindern zu erhalten. Kritisch hinterfragt werden muss, ob die gebotenen esoterischen Perspektiven überhaupt geeignet sind, diese Hilfe zu leisten. Besteht hier nicht vielmehr die Gefahr, dass ein ADHS-Krankheitsbild von Indigo-faszinierten Eltern als solches nicht akzeptiert, sondern esoterisch uminterpretiert wird? Mit der Folge, dass fachärztliche Hilfe, die für die Diagnose und weitere Behandlung unerlässlich ist, durch esoterisch motivierte Ressentiments gegenüber Medizin und Psychologie möglicherweise ausgeschlagen bzw. überhaupt nicht zu Rate gezogen wird – zum Schaden der betroffenen Kinder. Eine solche

‚Indigo- Blauäugigkeit‘ kann dazu führen, dass Eltern beim Umgang mit ihren Kindern einer narzisstischen Aufwertung noch mehr Raum geben, anstatt einer entsprechenden Behandlung und Begleitung unter fachärztlicher Aufsicht zuzustimmen. Von nicht zu unterschätzender Bedeutung – und von den jeweiligen Ratschlägen nicht ganz zu trennen – sind die in der Indigo-Literatur entfalteten esoterischen Heilshoffnungen. Einerseits gibt sich in ihnen eine typisch modernitätskritische Einstellung gegenüber der traditionellen Medizin und den Wissenschaften zu erkennen, andererseits wird ein fortschrittsoptimistischer Grundzug revitalisiert, den die New Age-Autoren schon in den achtziger Jahren mit Blick auf das Wassermann-Zeitalter vertreten hatten.“ (Pöhlmann, 2002, S. 366)

Wer die Internet-Diskussionen zu ADHS und „Indigos“ verfolgt, der kann sich der Vermutung nicht verschließen, dass Menschen, die einmal das esoterische Denken für sich entdeckt haben, Argumenten von anderen leider kaum mehr zugänglich sind.

3.5.1 Im Weltbild gefangen

Durchstöbert man ältere erziehungs- und sozialwissenschaftliche Fachliteratur unter dem Aspekt, wie wohl die Autoren aus den Sozialwissenschaften das Phänomen ADHS einordnen, dann stellt man fest, dass die heutigen Auffassungen vielfach nur geringe Unterschiede zu den damaligen aufweisen. Insbesondere die bei ADHS häufig vorkommenden Lern- und Verhaltensprobleme und ihre Folgen waren zentrale Themen der Erziehungswissenschaftler und sind es noch. Der neurobiologische und erbliche Aspekt des Störungsbildes musste damals mangels Wissens fehlen, und er fehlt meist noch heute.

Es haben seit den 1970er Jahren nur wenig wesentliche Veränderungen Eingang in diese Wissenschaften gefunden. Die „alten“ Fachautoren sind zumeist „aktuell“ geblieben. Sie haben über mehrere Jahrzehnte veröffentlicht, oder aber ihre erfolgreichen Bücher wurden über Jahrzehnte immer wieder aufgelegt. Daher erscheint die Annahme berechtigt, dass die neue Literatur jüngerer Sozialwissenschaftler dem ihrer Lehrer in zentralen Punkten nicht widerspricht. Davon ausgenommen ist die Literatur der ADHS-Praktiker, die man jedoch kaum in den sozialwissenschaftlichen Kreisen findet. In welchem erziehungswissenschaftlichen Buch man auch blättert: man stößt auf die althergebrachte Betrachtung von „abweichendem“ Verhalten bei Kindern und Jugendlichen.

Walter Eichlseder beschreibt die umgekehrte Ursache-Wirkung bei ADHS als HKS (HKS = Hyperkinetisches Syndrom, frühere Bezeichnung für ADHS) in Bezug auf die soziale Teilhabe:

„Es ist bekannt, daß in den sozial benachteiligten Schichten Verhaltensgestörte, also auch HKS-Kinder zu finden sind, aus folgenden Gründen: Erstens treten sie dort mehr ins Rampenlicht, weil es den Eltern weniger leicht gelingt, eine vorhandene Störung durch alle möglichen Hilfen auszugleichen. Zweitens gibt es wahrscheinlich unter den sozial Schwachen tatsächlich mehr HKS-Kinder. Es ist jedoch wichtig zu beachten, daß gleichzeitiges Vorkommen von sozialer Schwäche und HKS nicht bedeutet, daß die soziale Lage ein HKS verursacht. Wenn in einer Untersuchung danach geforscht worden war, ob ein solcher kausaler Zusammenhang bestünde, war die Antwort stets negativ. Also: *gemeinsames Vorkommen – ja. Ursache – nein.* Diese Befunde sind deshalb so wichtig, weil unter konstanter Ignorierung vorhandener wissenschaftlicher Unterlagen bzw. trotz nicht vorhandener Beweise für einen kausalen Zusammenhang behauptet wird, sozial Benachteiligte oder einkommensschwächere Schichten seien als solche ursächlich am Zustandekommen eines HKS beteiligt. Andere Forscher, die große Erfahrung mit dem HKS bei Kindern und bei Erwachsenen haben, haben eine andere Verlaufsrichtung der Entwicklung erkannt, die sich voll mit meinen eigenen Erfahrungen deckt." (Eichlseder, 1999, S. 113)

Ähnlich, wie insbesondere nach 1945 die Tiefenpsychologie in das Denken der Gesellschaft hineinwirkt und es dermaßen verändert, dass eine Art tiefenpsychologisches Allgemeinwissen vorherrschend wird, so verändert sich auch die Betrachtung von Gesellschaft und gesellschaftlichen Phänomenen. Das Wort „Gesellschaft" wird von einem Begriff der Gesellschaftswissenschaftler zu einem Begriff, den sich insbesondere die Intellektuellen zu eigen machen, die sich als „Linke" bezeichnen. Im Laufe der Jahre dann wird „Gesellschaft" zu einem allgemeingebräuchlichen, wertneutralen Begriff.

Mit dem Willen, mehr Gerechtigkeit für die Unterprivilegierten zu entwickeln, alte Verkrustungen und autoritäre Strukturen innerhalb der Bevölkerung und im Bildungssystem aufzubrechen, wächst eine Generation heran, die sich von den Fehlern der Vätergeneration distanziert. Die 68er-Bewegung besteht nicht nur aus „linken" protestierenden Studenten, sondern ihr voraus haben Vordenker in Philosophie und Soziologie die herrschenden Verhältnisse angeprangert und zu neuem Denken angeregt. Das Ziel der „Sozialen Gerechtigkeit" wird wieder verstärkt in die Politik hineingetragen, und nach dem Wirtschaftswunder kann sich die reiche deutsche Gesellschaft vieles von dem Erträumten leisten, auch über den materiellen Konsum hinaus: die Chancen einer guten Bildung für fast alle, unabhängig von ihrer sozialen Herkunft, und der soziale Aufstieg in besser bezahlte und im Image höher angesiedelte Berufe. Streit über die Ziele zwischen den Lagern „linker" und „rechter" Bildungspolitik gibt es vielfach mehr im Detail: Was die „Linken" als „Chancengleichheit" bezeichneten, nennen die „Bürgerlichen" lieber „Chancengerechtigkeit statt Gleichmacherei".

Endlich können „die Frauen", in zähem Kampf ihre führenden Köpfe wie Alice Schwarzer, ein größeres Stück vom demokratischen, freiheitlichen und sozialen „Kuchen" ergattern. Karriere und Selbstverwirklichung werden Begriffe, die mit der Frauenbewegung ihre Bedeutung bekommen. „Küche, Kinder, Kirche" – über diese drei großen „K" brauchen Frauen sich nicht mehr zu definieren. Wenn auch die Spitzenpositionen den männlichen Bewerbern noch immer vorrangig zufallen – Frauen gelingt es immer öfter, Beruf und Familie zu vereinbaren, allerdings nicht selten auf ihre eigenen gesundheitlichen Kosten, da ihren Männern Kinderhüten und Haushaltsarbeit noch immer kaum auf Dauer gefallen. Überkommene Zwänge und enge Normen fallen nach und nach ab, auch als Folge der 68er-Bewegung, eine sexuelle Revolution mit der Möglichkeit zur Empfängnisregelung lässt eine freizügigere Partnerwahl zu und verändert Familienstrukturen: Mehr Kinder als bisher wachsen in „Patchwork-Familien“ auf.

Das Bildungsbewusstsein ist in der Bevölkerung höher als je zuvor, spätestens seit den 1980er Jahren. „Du heiratest ja doch“ bekommen Mädchen nicht mehr zu hören, wenn es um die Frage eines Berufes geht. Mehrere Bildungswege eröffnen fast jedem, der sie nutzen kann, vielfältige Möglichkeiten, beruflich weiterzukommen. Ein Studium setzt kein Abitur mehr voraus, weil auch der spezielle Wert einer beruflichen Bildung Anerkennung findet. Und dennoch: die erhofften Schul- und Bildungserfolge bleiben für viele noch immer aus. In all den Jahrzehnten gibt es Schulversager, sogar Schulverweigerer, Menschen, die trotz vielfacher Bildungsangebote ihren Weg nicht so machen, wie ihre Intelligenz vermuten lässt. Sozial- und Bildungspolitiker jeder politischen Couleur suchen seit Jahrzehnten Wege, die doch noch einzubinden, die trotz aller Bemühungen aus oft unklaren Gründen durch die „Netze“ fallen.

Hier sei betont, dass nicht mit ADHS allein soziale Ungleichheit, ein wie auch immer definiertes Klassensystem in der Gesellschaft oder soziale Ungerechtigkeit erklärt werden soll. Schließlich sind in allen Gesellschaftsschichten ADHS-Betroffene zu finden, und ADHS heißt nicht unbedingt, zum Versagen verurteilt zu sein, sondern es kann mit entsprechenden Begabungen einen großen Erfolg erst möglich machen.

Die heute als notwendig erachteten Sparprogramme der öffentlichen Haushalte vermögen die Lücken im Sozial- und Bildungswesen noch weniger als bisher zu füllen. Diese Entwicklung wendet sich aber nun zuerst gegen die jungen und erwachsenen Menschen mit den unsichtbaren Handicaps. Unter ihnen befinden sich viele ADHS-Betroffenen, die in ihrem familiären Umfeld, mit vielen ihrer Gleichaltrigen und vor allem im Bildungssystem nicht klarkommen. Als „nicht ausbildungswillig oder -fähig“ bezeichnete Jugendliche mit Lernschwächen und schwerwiegenden Verhaltensstörungen werden teilweise in Übergangsprojekten aufgefangen, doch ihre ADHS-Problematik bleibt den Helfern oft verborgen. Im Berufsleben haben es ADHS-Betroffene häufig besonders schwer, insbesondere dann, wenn sie ihre Talente nicht ausleben können und sich daher zu wenig selbst motivieren können. Zu oft sind sie Dauerarbeitslose, denen man vergeblich neue Stellen anbietet.

Peter R. Hofstätter erklärt: „Der milieutheoretische Optimismus läßt die Erbdetermination nur für anatomische und physiologische Merkmale gelten und faßt daher das Verhalten selbst als im wesentlichen umweltsabhängig (als Resultat von Lernvorgängen) auf [...]“. Er berichtet, dass 1949 N. Pastore „auf eine sehr starke Affinität zwischen der politischen Grundhaltung von Forschern und deren Eintreten zugunsten eines der beiden geschilderten Standpunkte“ hingewiesen habe (Hofstätter, 1972, S. 19).

Prinzipiell nicht viel anders betrachten in den letzten drei bis vier Jahrzehnten viele Dozenten und Studenten der Erziehungs- und Sozialwissenschaften die Umweltverhältnisse als förderlich und hinderlich für eine gute Kindesentwicklung in der Familie und im schulischen Umfeld. Grundlage ist der Wunsch nach einer Aufhebung der Barrieren für eine erfolgreiche und glückliche Zukunft der Kinder.

Alfred Pressel erkennt in seinem Buch „Sozialisation“ zwei grundsätzlich verschiedene Arten von Theorien bzw. Fragestellungen. Die erste: „Wie wird ein Mensch zu einem funktionierenden Mitglied eines sozialen Systems?“ und die zweite: „Wie werden Menschen an die repressive, immanent widersprüchliche spätkapitalistische Gesellschaft so angepaßt, daß sie entgegen ihrer objektiven Interessenlage dieses Gesellschaftssystem erhalten?“ (Pressel, 1972, S. 131 f.). Nach Pressel lassen die Untersuchungen zur schichtenspezifischen Sozialisation des Menschen die „tiefgreifenden und umfassenden Wirkungen auf Persönlichkeitsstruktur und soziales Verhalten erkennen“ (Pressel, 1972, S. 144 f.).

Es ist zu dieser Zeit für Gesellschaftswissenschaftler (noch) kaum eine Frage, inwieweit die als Unterschicht bezeichnete gesellschaftliche Gruppe aufgrund ganz individueller (biologischer) und damit zusammenhängender familiärer Probleme den Weg nach oben in den „Durchschnitt“ nicht finden kann. Auch zu Zeiten geringer Arbeitslosigkeit wie in den 1960er und frühen 1970er Jahren gelingt es kaum, dieses immer zu findende soziale Elend zu beseitigen. Der Wohlstand und die Bildungspolitik dieser Zeit lässt viele Arbeiterkinder zum Studium gelangen, aber ein gewisser Prozentsatz an Schulversagern aus allen sozialen Schichten bleibt hartnäckig bestehen. In Heimerziehung werden schwererziehbare Kinder und Jugendliche, meist Jungen, vielfach vergeblich „nacherzogen“. So resümiert heute ein Diplom-Psychologe nach jahrzehntelanger Erziehungsarbeit in einer Resozialisierungseinrichtung für straffällig gewordene Jugendliche: „Bei einer ganzen Reihe von Jungen war es vergebliche Liebesmüh, manche hatten eine abnorme Persönlichkeit. Ich bin bei einer gewissen Kategorie davon ausgegangen, dass sie kein Urvertrauen und keine Primärbindung entwickelt haben.“ Einen Teil seiner Schützlinge hätte er aber auch an Sohnes statt annehmen wollen, da er ihren guten Charakter sah und sie ihm sympathisch waren.

Pädagogische Schularbeit befasst sich in Theorien und Modellen mit denen, die schon immer und noch immer im Schulsystem versagen oder an ihm verzweifeln. Ein Schwenk hin zur der Erkenntnis, dass auch individuelle Probleme, innere Störungen, biologisch begründete Defizite die Schichtunterschiede vielfach über Generationen erhalten könnten, findet öffentlich nicht mehr statt. Derartige biologische Erklärungen werden geradezu reflexartig als „biologistisch“ bezeichnet und als in einer „rassistisch“ motivierten Denkschablone gefangen empfunden. Die ungeheuerliche deutsche Vergangenheit traumatisiert noch lange auch die, die sie nicht erlebt haben. Der innere Druck, sich von irgendwie biologisch begründeter Zuschreibung vom Versagen der Kinder und deren Eltern frei zu halten, ist groß. Er wirkt bis heute. Er verhindert allerdings den realistischen Blick auf die Ursachen und verhindert die therapeutischen Hilfen, die Kinder mit biologischen Störungen neben einer guten Erziehung dringend brauchen.

Es bleiben Probleme, die wir heute der ADHS zuordnen müssen. Da nun im 21. Jahrhundert, einer Zeit hoher und vermutlich stetig anwachsender Arbeitslosigkeit, eine gute Bildung als notwendig für eine reelle Chance auf dem Arbeitsmarkt angesehen wird, kommt dem Schulerfolg der Kinder und Jugendlichen eine noch höhere Bedeutung zu als vor drei Jahrzehnten. Nachdem Deutschland seiner hohen Selbsteinschätzung in Sachen Bildung durch Studien wie PISA beraubt worden ist, steht Bildung in der politischen Diskussion erstmals besonders hoch im Kurs. Dabei unterscheiden sich weniger die Ziele, sondern mehr die (je nach der politischen Couleur) favorisierten Methodenvorschläge, wie die deutsche Bildungslandschaft aus dem statistisch „erwiesenen" Bildungsdesaster wieder herauskommen soll. „‚Eine gewisse Ratlosigkeit stellt sich ein, wenn Deutschland zum wiederholten Male zur Kenntnis nehmen muss, dass sein Bildungssystem auf dem Niveau von Entwicklungsländern rangiert'", wird Thilo Braune, der Bundesvorsitzende der Arbeitsgemeinschaft für Bildung (AfB) in der SPD zitiert (Gadow, 2004, S. 17). „Ziel der AfB ist ein Bildungssystem, das alle auf- und mitnimmt und das motiviert, lebenslang zu lernen. Kinder und Jugendliche, ob leistungsstark oder leistungsschwach, Migranten-, Arbeiter- oder Managerkinder müssen entsprechend ihrer Fähigkeiten gefördert werden, sodass sie ihre individuelle Leistungsfähigkeit entfalten können", schreibt Manuela Gadow (2004, S. 17). Mit der Veränderung des Schulsystems, „das den Lernanspruch eines jeden Kindes ernst nimmt", will die AfB diesem Ziel näherkommen. Dagegen ist nicht nur nichts einzuwenden, sondern es ist ein absolut notwendiges Ziel – auch aus der Perspektive der ADHS-Betroffenen.

Ob mit Ganztagsschulen, mit langer oder kürzerer gemeinsamer Beschulung die gesteckten Ziele erreicht werden können, darüber wurde schon lange vor PISA gestritten. Eine wichtige Frage aber wurde und wird von nur wenigen, und mehr außerhalb von Politik und Pädagogik gestellt: Wie muss die Bildungspolitik verändert werden, wenn ein paar Prozent aller Kinder allein aufgrund ihrer ADHS, die ihnen nicht ermöglicht, sich den Anforderungen des deutschen Schulsystems anzupassen, in der Schule versagen?

Ratlosigkeit hat nicht nur nach PISA viele Bildungspolitiker ergriffen. Ratlosigkeit beherrscht die Politik schon immer auf einem Feld, das die Bildungspolitik teilweise überlagert: Sozialpolitik. Angesichts der herrschenden Arbeitslosigkeit hat sie an Bedeutung gewonnen. Neue Erkenntnisse jenseits der Wirtschafts- und Globalisierungsdiskussion fehlen aber wohl noch. Während die einen hoffen, den Nachteilen der „modernen" Zeit mit einer besseren Bildungspolitik begegnen zu können, glaubt man an anderer Stelle, mit einer besseren Sozialpolitik die Probleme lösen zu können. Beide sind sicher notwendig. Doch erst im Zusammenklang mit den richtigen Therapien für die ADHS-Betroffenen werden bessere Rahmenbedingungen zu einer echten Chance – leider wissen das aber meist nur die ADHS-Experten, die man kaum im politischen Tagesgeschäft findet.

Unter der Maßgabe, dass die niedrigste Expertenangabe zum Vorkommen von ADHS weltweit bei 1,7 % liegt, die höchste derzeit bei 26 % (vgl. hierzu

Kapitel 2.6.), und dass die ADHS mit entsprechenden komorbiden Störungen zugleich ein hohes Risiko für praktisch alle sozialen Probleme von Schulversagen und Schulverweigerung bis hin zu sozialem Elend und Kriminalität beinhalten kann, lässt das im Folgenden Zitierte aufmerken: Der Jugendforscher Ingo Richter schreibt in „Erziehung und Wissenschaft" unter dem viel sagenden Titel „Das 15 %-Problem – Welche Perspektiven hat die ‚New Under-Class'?", dass nach Schätzungen des 11. Kinder- und Jugendberichts des Deutschen Jugendinstituts (DJI) von 2001 „15 Prozent aller Schülerinnen und Schüler von Beginn der Pubertät an Schulschwänzer" seien. „Nach Einschätzung von Praktikern gehören rund 15 Prozent aller bundesdeutschen Haushalte zu sog. Problem- oder Defizitfamilien. Familien, in denen mehrere Problemlagen aufeinander treffen: Überschuldung, chronische Krankheiten, schlechte Wohnverhältnisse, Alkoholismus und/oder Drogenabhängigkeit, Kriminalität, Prostitution oder Schulprobleme der Kinder. Jugendstudien ganz unterschiedlicher Art schätzen das Gewaltpotenzial – die Gewaltbereitschaft – von Jugendlichen ebenfalls auf 15 Prozent (vgl. DJI-Jugendsurvey, 1995)" (Richter, 2003, S. 18 f.).

Kaum jemand wird Richter widersprechen wollen, wenn er meint: „Rund 15 Prozent aller Jugendlichen sind oder werden ein Belastungsfaktor für diese Gesellschaft – das ist zu viel!" Ihm „geht es vor allem um die Perspektiven für die Gesellschaft und insbesondere für die 15 Prozent!" (S. 19). „Für diese Jugendlichen ist der ‚repressiv-therapeutische Komplex' zuständig. Geht es um Kriminalität, so treten Polizei, Justiz und Jugendhilfe auf den Plan. Bei medizinischen und psychisch-sozialen Problemen helfen Krankenhäuser, Heime und betreute Wohngruppen, Therapieeinrichtungen und Beratungsstellen." Richter bemängelt: „Nur: Das Hilfesystem beruht auf dem Prinzip des Ausschlusses. Die Hilfeleistungen setzen den Nachweis von Defiziten voraus" (ebd., S. 19). Er bezeichnet sie deshalb als demütigend und stigmatisierend. Richter war Leiter des DJI, und deshalb kann man ihn getrost als einen Experten in Jugendproblemen und Jugendhilfe ansehen. Er meint: „Der ‚Klassenkampf' hat diese Probleme bekanntlich nicht gelöst [...] Einzelreformen der Institutionen und sozialpädagogische Hilfen werden sie nicht lösen [...]" (Richter, 2003, S. 20). Als Strategie, den besagten 15 Prozent eine Perspektive zu geben, schlägt er vor:

> „An die Stelle des bisherigen Systems, das 15 Prozent ausgrenzt und sozialpädagogischen Einrichtungen überantwortet, müsste ein präventiv-ganzheitlicher Ansatz treten. In jeder Gemeinde, in jedem Stadtteil sollte es ein Haus der Jugend geben, und zwar nicht im Sinne der bisherigen Jugendfreizeitheime, sondern als integrierter Ort für Bildung und Ausbildung, Politik und Gemeinschaftsbildung, Konfliktlösung und Mediation, Therapie und Beratung, Information und Kommunikation, Sport und Musik – das Ganze verbunden mit attraktiven Trainings- und Freizeitangeboten! [...] Dieses Modell ruft weder die autonome Jugendrepublik aus noch etabliert es das Fünfzehn-Prozent-Ghetto. Es ist auch keine Klinik für Verhaltenstherapie noch eine Baustelle der Sozialingenieure, sondern ein Ort des pragmatisch-praktischen Handelns im normalen Alltag für jeden Einzelnen und für alle zusammen." (Richter, 2003, S. 20)

Der Wille, sozialer Gerechtigkeit mit der richtigen Bildungspolitik und den entsprechenden didaktischen Zielformulierungen näher zu kommen, kann eine Triebfeder sein, sich in der erziehungswissenschaftlichen und schulpolitischen Diskussion zu engagieren. Die ungleichen Bildungschancen aufgrund der sozialen Herkunft sind seit den 1960er Jahren eines der Hauptthemen der Erziehungswissenschaft, und dank vielfältigen Engagements bis in die politischen Entscheidungen hinein konnte vieles verbessert werden. Ziel war nicht nur „gute Bildung für Alle", sondern auch „hohe Bildung für Viele". Die Begriffe „Anpassung", „Einfügen", „Unterordnen", in der Zeit der Diktatur im absoluten Übermaß auch bis zum wörtlichen Letzten angewendet, finden nun kaum mehr Befürworter. Emanzipation, Selbstständigkeit, Kritikfähigkeit, politisches Bewusstsein der Schüler – mit diesen Begriffen können junge Lehrer eher ihre Prüfung meistern.

Es liegt nahe, anzunehmen, dass kritische Erziehungswissenschaftler seit den 1970er Jahren noch schärfer als heute abwehrend reagiert hätten, wenn Mediziner die (oppositionelle) Störung des Sozialverhaltens von Schülern und deren Lernprobleme als eine sogar genetisch bedingte Erkrankung des Hirnstoffwechsels – eben als ADHS – erklärt hätten.

Auch die soziologischen Erklärungen für die Entstehung bzw. Dauerexistenz der sozialen Schichtungen dürften Risse bekommen, wenn sie dabei die ADHS-Problematik einbeziehen würden, die zwar in allen Schichten vorkommt, aber zum Verharren besonders erfolgloser Familien an der unteren gesellschaftlichen Skala maßgeblich beiträgt. Das Verharren in ehemals „progressivem" Denken führt dazu, dass die Betroffenen noch länger auf ihre notwendigen Hilfen warten müssen.

Die größten Hemmnisse zur Weiterentwicklung der Erkenntnisse und Hilfen für ADHS-Betroffene setzen heute jedoch jene Autoren, denen eine „kritische" Haltung ihren Blick auf diese Störung so verstellt, dass sie sich sogar (vermutlich unbeabsichtigt) zu Gegnern der Betroffenen machen. Der Heilpädagogikdozent Dieter Mattner sorgt sich z.B. um die Freiheit der Kinder und Jugendlichen, auch um die mit ADHS. Er vermittelt den Eindruck, als wolle man mit der medikamentösen ADHS-Therapie eine unmündige Gefügigkeit von Untertanen erreichen: „Der institutionelle Konstituierungsprozess normalisierter Subjektivität" (Mattner, 2002, S. 28) – diese Überschrift läutet eine Abhandlung über die vergangenen autoritären und faschistischen Disziplinierungsmethoden von Kindern ein. Mattner setzt sie in eine Reihe mit der Therapie der ADHS. Die nach Mattners Meinung ungerechtfertigte Syndromzuschreibung ADHS habe nicht eine Hilfsfunktion, sondern eine Repressionsfunktion. Zur Verdeutlichung seiner Befürchtungen zitiert er neben vielen anderen Schlagwörtern der Unfreiheit die „Grundvoraussetzungen der Zurichtung des gehorsamen, gesetzestreuen Untertanen" nach Schreber (Mattner, 2002, S. 32). Das von ihm verwendete Buch von Schreber aus dem Jahr 1858 trägt den vielsagenden Titel „Kallipädie oder Erziehung zur Schönheit durch naturgetreue und gleichmäßige Förderung normaler Körperbildung".

Was hat eine solche faschistoide Literatur mit der Therapie eines ADHS-Kindes zu tun? In welche „braune“ Ecke will Mattner die medikamentöse ADHS-Therapie und ihre Befürworter stellen? Dass Mattner nicht mit einem sehr aufmerksamkeitsgestörten, auch nicht mit einem im Sozialverhalten auffälligen Kind lebt, dass er nicht sein Geld in einer großen Hauptschulklasse mit möglicherweise fünf oder zehn betroffenen Schülern verdient, wird vollends deutlich, wenn er von der ADHS-Diagnose als pathologisierender Etikettierung schreibt: „Dauerhafte Verstöße gegen ein institutionell erwartetes normalisiertes Verhaltensprofil müssen in Zeiten der Postmoderne nicht mehr disziplinarisch geahndet werden. Kinder, die den Erwartungen über einen längeren Zeitraum nicht gerecht werden und das Lernniveau einer bestehenden Gruppe nachhaltig beeinträchtigen, werden zunehmend mittels genannter Etikettierungen pathologisiert und pharmakologisch in Richtung ‚Normalität‘ korrigiert. Die Lebensumstände von postmoderner Kindheit können auf diesem Wege unberücksichtigt bleiben“ (Mattner, 2002, S. 34).

Dass den Lehrern, den ADHS-Experten, auch den wissenden Eltern, die Lebensumstände der ADHS-Kinder gleichgültig wären, ist eine Unterstellung, die verrät, dass Mattner sich nicht nur fern der ADHS-Wirklichkeit bewegt, sondern nicht einmal den pädagogischen Anteil der multimodalen Therapie in der einschlägigen ADHS-Fachliteratur gelesen haben kann.

Will man ADHS unter Liberalitätsaspekten für die betroffenen Kinder betrachten, dann kann man nicht umhin, den Kindern die Freiheit zu gewähren, sich in den Gemeinwesen so zu verhalten, dass sie dazugehören können, dass sie eine reelle Chance auf eine ihren Begabungen angemessene Ausbildung erreichen können, statt in Schulversagen, Depression, Süchte und Delinquenz abzudriften. In vielen Fällen kann neben der strukturierenden Erziehung eben nur die medikamentöse Therapie den Betroffenen eine relative Freiheit ermöglichen.

Es bedarf der Anstrengung vieler gesellschaftlicher Kräfte, die gesellschaftlich problematischen Auswirkungen der unbehandelten ADHS zu minimieren. Hierbei geht es um frühe Hilfen für die Betroffenen selbst, für ihre Familien und damit für die Gesellschaft allgemein, die versäumte Hilfen später teuer zu bezahlen hat – nicht nur finanziell.

Wenn der fest überzeugte ADHS-Kritiker Argumente für seine Einstellung sucht, findet er sie. Ein Beispiel ist die in Studien vielfach statistisch bestätigte Tatsache, dass Adoptiv- und Pflegekinder häufiger an ADHS leiden als bei ihren leiblichen Eltern aufwachsende Kinder. Man erklärt dann, dass Adoptiv- und Pflegeeltern sich dem Kind kühler und zurückhaltender verhielten als sie es bei leiblichen Kindern tun oder täten, und deshalb bekomme das Kind die ADHS-Symptome. Dass aber die weggegebenen oder vom Jugendamt weggenommenen Kinder in die Obhut von Pflege- und Adoptiveltern gegeben werden müssen, weil die leiblichen Mütter bzw. Eltern aufgrund ihrer eigenen schweren Betroffenheit nicht in der Lage sind, für ein Kind angemessen zu sorgen, das zu sehen, fällt dem Kritiker schwer, der die Erblichkeit der ADHS ja noch immer verneint. Ist die Vergangenheit des ADHS-Kindes mit negativen

Erlebnissen belastet, dann werden ausschließlich diese für die Eigenarten verantwortlich gemacht.: Das Kind ist traumatisiert, und das muss genügen, um unruhig, unkonzentriert, verhaltensauffällig zu werden. An Selbstheilungskräfte des Kindes wird dann anscheinend weniger gedacht. Da auch die mächtige Pharmaindustrie mit im Zentrum der Kritik steht, gelingt es manchen ADHS-Kritikern erst recht nicht, aus ihrer Weltanschauung für einen Moment herauszutreten, um erst neu zu lernen und später neu zu urteilen.

3.5.2 Klüfte

„Man versteht in der Psychologie überhaupt nur das, was man selbst erlebt hat."
C. G. Jung

Oliver Sacks, berühmter amerikanischer Neuropsychologe, beschreibt in seiner ergreifenden und zugleich unterhaltsam geschriebenen Fallgeschichtensammlung „Der Mann, der seine Frau mit einem Hut verwechselte" das Tourette-Syndrom (TS), die schwere, oft mit ADHS vergesellschaftete Tic-Erkrankung:

„Einen Tag nachdem meine Begegnung mit Ray, meinem ersten Tourette-Patienten, meinen Blick [...] für diese Krankheit geschärft hatte, sah ich in den Straßen von New York drei Menschen, die am Touretteschen Syndrom litten. Alle zeigten dieselben charakteristischen Symptome wie Ray, allerdings in ausgeprägterer Form. Es war ein Tag, an dem mein Neurologenauge geradezu seherisch begabt zu sein schien. In schnell vorbeiziehenden Visionen erkannte ich, was es bedeutet, an einer äußerst schweren Form des Syndroms zu leiden, bei der sich Tics und Zuckungen nicht auf Bewegungsabläufe beschränken, sondern auch die Wahrnehmung, die Phantasie, die Leidenschaften, mit einem Wort: die gesamte Persönlichkeit erfassen. Ray selbst hatte mir gezeigt, was auf der Straße passieren konnte. Aber es reicht nicht, es erzählt zu bekommen – man muß es selbst sehen. Und für die Beobachtung einer Krankheit ist eine Klinik, eine Krankenstation nicht immer der beste Ort [...]" (Sacks, 2002, S. 167 f.)

„Man muß es selbst sehen", dieser Satz von Sacks trifft genau den Kern. Ebenso argumentieren Eltern von ADHS-Kindern immer wieder, den gut gemeinten Urteilen und Rezepten Außenstehender zu begegnen: Man kann es nicht verstehen – man muss intensiv erleben, was sich dem flüchtigen Beobachter nicht zu erschließen vermag. Wer es nicht selbst erlebt, erliegt zu leicht dem gewohnheitsmäßigen Vorurteil.

Wie groß die Kluft zwischen solchen Vorurteilen und Sachkenntnis ist, zeigt die Reaktion einer Realschullehrerin:

Eine Mutter schlägt der Klassenlehrerin ihres ADHS-diagnostizierten Sohnes für eine Lehrerfortbildung eine Pädagogin als Referentin vor, die selber ein Kind mit ADHS hat. Die Lehrerin hat diese Pädagogin über 20 Jahre nicht gesehen, nicht mit ihr gesprochen, ihren Sohn niemals kennen gelernt. Sie urteilt dennoch schnell und scharf und sagt spontan der verblüfften Mutter ihres Schülers: „Die hat ihn verwöhnt." Woraus kann sie das geschlossen haben? – darf man da sicher fragen. Würde dieser erfahrenen Lehrerin eine Fortbildung oder ein neurologisches Gutachten helfen können, Neues zu denken und Vorurteile ablegen zu lernen? Die Generalverdächtigung gilt leicht den anderen Leuten, die auffällige Kinder haben – das sind besonders oft Eltern mit ADHS-Kindern. Das Nichtglaubenkönnen ist allenthalben beim Nichterkennen der ADHS anzutreffen. Die „nicht sehen und doch glauben“ (Joh. 20, 29) werden zwar nicht selig, die Erfüllung dieses Bibelwortes hilft aber erfahrungsgemäß einer Familie mit ADHS ein großes Stück weiter.

Wenn Mütter oder Väter ihr ADHS-Kind schildern, das sie ja von klein auf erleben, dann wird ihnen gern ihr Betroffenheitsmalus zu- und ihr elterliches Beobachtungsvermögen aberkannt. Nicht viel anders als den Laieneltern geht es den Profieltern. Selbst unter Fachkollegen spaltet das Wissen bzw. Nichtwissen über ADHS alte Freundschaften. Wer als Profi in seiner Familie von der Störung ADHS betroffen ist, für den verändern sich rasch die Vorzeichen der Beurteilung seiner fachlichen Kompetenz durch andere: Auf einmal zählt nicht mehr, dass man Ergotherapeutin mit Berufserfahrung ist, dass man als Sozialpädagogin in der sozialpädagogischen Familienhilfe ADHS-Eltern hilft, über die Runden zu kommen, dass man ein Medizin-, Pädagogik- oder Psychologiestudium absolviert hat und durch die Betroffenheit des Kindes oder des Partners auf einmal neue Erkenntnisse gewonnen hat.

Selbst wenn jemand als erfahrener und erfolgreicher Profi im Thema ADHS mit anderen, schwer betroffenen Kindern und Jugendlichen seit vielen Jahren arbeitet, kann es ihm passieren, dass ihm die Kompetenz abgesprochen wird, sobald ruchbar wird, dass er persönlich von einer nicht eben schweren ADHS betroffen ist. Dabei dürfte den Kritikern, besonders denen „vom Fach“ bekannt sein, dass in allen möglichen Gebieten Hyperaktive Höchstleistungen erbringen. Denn ADHS zu haben, bedeutet nicht automatisch, unglaubwürdig, unfähig oder krank zu sein. Viele der interessantesten Bücher über ADHS stammen von selbst betroffenen Fachautoren. Um nur ein Beispiel zu nennen: Der amerikanische Psychiater Edward M. Hallowell, der sich in seinem Buch „Zwanghaft zerstreut“ als selbst betroffen outet.

Aus diesem Spannungsverhältnis wegen des Nichtverstehens eines so häufigen Problems, wie die ADHS es darstellt, erwachsen weitere Missverständnisse, die nicht leicht aufzuklären sind:

Jemand, der weiß, wo man als ADHS-Familie (noch immer) keine Hilfe, sondern Schuldzuweisungen bekommt und dies deutlich sagt, steht bald im Abseits. Das passiert leicht den Selbsthilfevertretern. Sie gelten sowieso in den Augen Außenstehender als Übertreiber, die für nichts anderes mehr Sinn haben als für ihr ehrenamtliches Arbeitsfeld. Zunehmend aber wird die Fachkompetenz der Selbsthilfeverbände von vielen Experten wegen ihrer Lückenfüllerfunktion als unersetzlich betrachtet. Nur wenige bewerten heute noch dieses Wissen als unqualifizierte Besserwisserei, dieses Engagement als Einmischung in „professionelle Kunst“. Deshalb ist es auch eine Rarität, wenn der Chefarzt einer Psychosomatischen Klinik die Bitte einer Selbsthilfegrupppenleiterin um ein Gespräch schlichtweg mit den Worten: „Ich habe keine Zeit, ich muss Vorträge halten“ ablehnt. Befürchtet er etwa, dass seine tiefenpsychologisch geprägten Ansichten erschüttert werden könnten, wenn er die Vereinbarung eines Termins in Aussicht stellt, um der Selbsthilfevertreterin über ADHS zuzuhören? Auch so lassen sich Bücher füllende Rückschlüsse erklären, die noch viele Profis und Eltern in die Irre leiten.

Wer nur Teile des Puzzles ADHS sieht, kann nicht wissen, was das komplette Bild zeigt und worin deren Ursachen zu sehen sind. So hält sich ein „Fachwissen“, das sich erst bei genauerem Hinsehen, mit der Erfahrung des selbst Erlebten, als Makulatur entpuppt. Insbesondere der therapeutische Ansatz, der auf falschen Annahmen beruht, kann sich fatal für den therapierten, letztlich dann doch nicht therapierten oder sogar falsch therapierten Patienten auswirken.

Die Zuschreibung der Verursachung beim Kind, als „Verschuldung“ gedacht in Richtung Eltern bewirkt eine weitere Zersetzung elterlichen Selbstbewusstseins und untergräbt deren Kompetenz und Autorität. Gerade diese braucht das ADHS-Kind aber mehr als andere Kinder. Dieses Kind braucht wirklich starke Eltern und eine „titanenstarke“ Mutter.

4 Knackpunkt MPH (z. B. Ritalin®)

Ritalin® ist für Methyphenidat (MPH) zu dem geworden, was Maggi® für Suppenwürze oder Fleischextrakt, Ata® für Scheuerpulver, Pampers® für Wegwerfwindeln ist: der Name für ein erfolgreiches neues Produkt – kurz und eingängig im Klang. Da es noch andere Handelsnamen für Methylphenidat (MPH) gibt, sollte man stets alle oder keines nennen, um nicht Schleichwerbung zu betreiben oder verdächtigt zu werden, von der bestimmten Firma gesponsert zu sein. MPH (Handelsnamen sind z. B. Ritalin®, Medikinet®, Equasym®, Concerta®) gilt zur Zeit als das Medikament der ersten Wahl bei ADHS.

Gäbe es eine Hitliste der in populären Veröffentlichungen meistgenannten Medikamente, so stünde zweifellos Methylphenidat (MPH) seit ein paar Jahren ununterbrochen auf einem der vorderen Plätze. Wohl kaum ein Medikament steht so in der Diskussion wie MPH (manche Bücher der Kritiker führen es direkt als „Ritalin" oder schlicht als „Pillen" im Titel) und es scheint, dass keine Krankheit bzw. Störung derzeit so heftig angezweifelt wird wie die ADHS – beide, Diagnose und Therapie, sind also „umstritten".

4.1 Eine Mutter berichtet

„Ich bin Mutter von zwei Kindern, die jetzt acht und vier Jahre alt sind. Roland, der ältere, ist vom ADS mit Hyperaktivität betroffen. Erst seit ein paar Wochen steht die Diagnose fest, aber so paradox es sich auch anhören mag, ich bin erleichtert über die Diagnose, denn jetzt haben wir endlich einen Namen und eine Antwort für so viele Frage gefunden.

Ich beginne am besten ganz am Anfang, um verständlich zu machen, wo meine Selbstzweifel als Mutter anfingen. Mit 30 Jahren wurde ich schwanger und wir waren sehr glücklich darüber. Es war eine Bilderbuchschwangerschaft. Ich habe in der Zeit der Schwangerschaft gearbeitet und mir ging es einfach nur gut. Als mein Mann und ich uns um den Namen Gedanken gemacht haben, habe ich gewusst, er müsste eigentlich ‚Philip' heißen. Schon im Bauch war er wie eine kleine Hummel. Tagsüber war ich berufsbedingt viel unterwegs, aber sobald ich abends zur Ruhe kam, legte er los. Ihm war wohl schon damals zu langweilig, wenn nichts los war.

Er war der Liebling auf der Kinderstation, alle Kinder schliefen, er nicht, denn die Welt der Erwachsenen ist ja auch viel interessanter. Am Anfang fand ich das auch gar nicht schlimm. Ich war ja froh, ein solch aufgewecktes Kind zu haben. Nur, als wir dann zu Hause waren und der Alltag begann, bekamen wir einfach zu wenig Schlaf. Durch seine starken Dreimonatskoliken, die ihn permanent nicht zur Ruhe kommen ließen, war er alle zwei Stunden wach. Nur tagsüber habe ich dann gedacht, er wird sich ja den fehlenden Schlaf nachholen. Nein, da hatte ich wohl falsch gedacht. Zwischendurch schlief er wohl ein paar Mal ein, aber das waren immer nur zehn Minuten.

Ich hatte schon Ränder unter den Augen, also ging ich zum Kinderarzt, immer wieder, und fragte ihn, ob das denn alles so sein müsste, denn es war ja nun mal mein erstes Kind. Die Antwort war: ‚Er wird den Schlaf irgendwann nachholen. Sie müssen da durch.' Ja, das wusste ich auch, nur gingen mir die ersten Zweifel durch den Kopf: Mache ich irgendwas falsch? Ich hatte ja auch keinen Vergleich. Die Ratschläge anderer, dass ich das Kind nicht so verwöhnen sollte, passten gar nicht in mein Bild von Erziehung. Denn ich konnte mir nicht vorstellen, dass man einen Säugling verwöhnen kann. Schreien lassen bis zur Erschöpfung, nein, das konnte ich nicht.

Er fing mit elf Monaten an, eigenständig zu laufen, sprach auch sehr früh und ich war ja auch stolz, ein so aufgewecktes Kind zu haben. Nur brachte er mich oft zum Zweifeln, da ich merkte, dass er einen enormen Drang nach Bewegung verspürte, den ich auch mit viel gutem Zureden nicht ändern konnte. Also versuchte ich ihn wenigstens beim Essen einigermaßen auf dem Stuhl zu halten, was natürlich manchmal unmöglich war. Und Streit in der Familie war vorprogrammiert. Ich bekam dann oft zu hören: ‚Du machst mit dem Jungen etwas falsch, andere Kinder können doch auch wenigstens beim Essen ruhig sitzen.' Aber irgendwie merkte ich, dass es keine böse Absicht von Roland war, er wollte uns damit nicht ärgern. Ich konnte nur nicht sagen, woran es lag. Dabei war und ist er ein solch liebes Kind, wenn nur nicht seine permanente Unruhe gewesen wäre, welche uns immer wieder in Konfliktsituationen brachte, die uns ratlos machte. Es war teilweise ein Horror, mit ihm einzukaufen oder Arztbesuche wahrzunehmen, wenn Wartezeiten vorprogrammiert waren. Roland war nicht frech oder böse, er konnte sich nur nicht länger in einem Raum aufhalten, denn dadurch wurde er nur noch unruhiger. Er war wie ein Wirbelwind. Und für Fremde sah es so aus, als ob ich das Kind nicht im Griff hätte.

Auch bei seinem Bruder oder bei anderen Kindern eckte er immer wieder an, und wenn ich versuchte, ihm zu erklären, dass man bestimmte Sachen nicht machen darf, war er nicht in der Lage, mir wirklich zuzuhören. Ich hatte immer das Gefühl: er ist nach ein paar Sekunden mit seinen Gedanken schon wieder ganz woanders. Oft kam es mir so vor, dass er alles, was um ihn herum passierte, gleichzeitig wahrnahm, so dass tausend Gedanken in seinem Kopf herumspuken müssten. Da kam ein Verdacht in mir auf: Liegt vielleicht eine Hyperaktivität vor? Ich hatte irgendwann mal davon gehört, aber Genaueres wusste ich darüber nicht. Mit meinem Verdacht ging ich dann zu unserem

Kinderarzt. Dieser beruhigte mich jedoch sehr schnell mit der Frage: ‚Ist er denn sehr aggressiv?' Da ich diese Frage mit Nein beantworten konnte, er war ja nicht auffällig aggressiv, war für den Kinderarzt alles klar. Er beruhigte mich mit der Antwort, dass man es sowieso erst in der Schulzeit diagnostizieren könnte.

Machte ich mir vielleicht doch zu viele Gedanken?

Drei Jahre ging Roland dann in den Kindergarten und er war sehr gerne dort. Zwischendurch fragte ich öfter mal nach, ob es Probleme gäbe, aber ich bekam nur positive Rückmeldungen. Mich wunderte nur, dass er fast nie Bilder nach Hause brachte, und als ich dann mal nachfragte, warum das so ist, sagte man mir, er malt und bastelt nicht gerne, dafür hat er andere Interessen. Ich gab mich damit zufrieden. Vielleicht war es ja ein Fehler von mir, nicht weiter nachzufragen, warum das so ist.

Dann fing die Schulzeit an. Roland freute sich auch darauf. Aber ab diesem Zeitpunkt fingen für Roland und auch für uns die Probleme erst richtig an. Es dauerte keine drei Wochen, und ich bekam den ersten Anruf von seiner Lehrerin. Sie fragte mich, ob wir denn irgendwelche familiären Probleme hätten, denn unser Sohn wäre nicht in der Lage, sich zu konzentrieren, zappele auf dem Stuhl hin und her und spiele den Klassenclown, für sie und die Schüler sehr störend. Sie gab mir zu verstehen, dass ich meinen Sohn wohl nicht im Griff hätte. Sie riet mir, eine Erziehungsberatungsstelle aufzusuchen. In diesem Moment war ich völlig ratlos und wusste auch gar nicht, wie ich darauf reagieren sollte. Ich sprach mit meinem Sohn darüber und fragte ihn, was los ist. Nach seiner Antwort ‚Mama, ich will ja still sitzen, aber meine Füße können nicht still halten und ich möchte ja auch nicht, dass meine Lehrerin dauernd mit mir schimpft' wusste ich, was ich zu tun hatte.

Mein Verdacht, dass Roland hyperaktiv sein musste, wurde mir plötzlich klar, ich ließ mich nicht mehr abwimmeln mit der Bemerkung, dass ‚er ist nur ein lebhaftes Kind' sei, sondern ich wusste jetzt, dass ich der Sache auf den Grund gehen musste. Jetzt begriff ich, dass ich meinem Sohn und uns helfen muss. Ich informierte mich im Internet über Hyperaktivität und besuchte ein Seminar über das Thema. Und mir wurde klar, dass Roland von ADS mit Hyperaktivität betroffen ist. Also ging ich nochmals zum Kinderarzt, nur diesmal trat ich viel konsequenter auf. Und siehe, da fand ich plötzlich Gehör. Ich suchte einen Kinderpsychiater auf und fand dank einer Selbsthilfegruppe auch eine sehr kompetente Ärztin, die sich der Probleme von Roland und uns annahm. Meine Vermutung, dass Roland ADS hat, bestätigte sich. Ich informierte Rolands Klassenlehrerin und sie wiederum besuchte ein Seminar über hyperaktive Kinder. Seitdem versteht sie Roland viel besser und auch uns. Wir sind mittlerweile ein gutes Team geworden.

Seit ein paar Wochen bekommt Roland Methylphenidat. Unser Kind ist wie ausgewechselt, hat mehr Freunde gewonnen, kann mir zuhören, kann sich viel besser konzentrieren bei den Hausaufgaben sowie in der Schule. Nach Rückmeldung seiner Klassenlehrerin (‚ein völlig anderes Kind') macht ihm der Unterricht richtig Spaß. Ich weiß nicht, wie lange Roland eine medikamentöse

Behandlung brauchen wird, aber unser Familienleben ist lebenswerter geworden, und was besonders wichtig ist, Roland kann endlich sein Leben richtig wahrnehmen. Aber heute weiß ich, dass Roland in eine Sackgasse geraten wäre, aus der er irgendwann vielleicht nicht mehr herausgefunden hätte, wenn ich nichts unternommen hätte."

4.2 (K)ein Kuriosum – eine Therapiemöglichkeit bewirkt die Leugnung einer Krankheit

Ein weit verbreiteter Irrtum scheint der Boden zu sein, auf dem seit Jahren ein Streit gedeiht. Dieser Streit, die Auseinandersetzung um die medikamentöse Therapie der ADHS mit Methylphenidat (MPH), ist aufs engste verbunden mit der Erklärung der Entstehungsgründe der ADHS.

Wenn man ADHS als genetisch, nicht aber im Wesentlichen umweltbedingt erklärt, dann steht man einer medikamentösen Therapie möglicherweise zurückhaltend oder kritisch, aber nicht unbedingt ablehnend gegenüber. Verfügt man zusätzlich über langjährige und intensive praktische Erfahrung in der Erziehung von Kindern mit ADHS, am besten von ihrer Geburt an, dann erlebt man, dass auch eine gute oder sehr gute Umweltsituation die typischen Selbststeuerungsprobleme nicht verhindern kann.

Wenn man aber ADHS als im Wesentlichen durch ungünstige Umwelteinflüsse hervorgerufen erklärt, wird man zuerst auf eine ähnlich gelagerte Therapie setzen wollen: Eine Verbesserung der Umweltbedingungen, also gute Erziehung, mehr und bessere Zuwendung, fördernde Angebote und Vermeidung schädlicher Einflüsse. Demzufolge wäre eine medikamentöse Therapie nur dann einzusetzen, wenn oder weil die (endlich einsetzenden) positiven Umweltreize bzw. nichtmedikamentöse Therapien nicht genügend helfen können.

Diese Auseinandersetzung um die medikamentöse Therapie ist für die betroffenen Familien schicksalhaft, weil ihnen dadurch unter Umständen ihre notwendigen Hilfen vorenthalten bleiben. Viele ADHS-unerfahrene Fachleute in Medizin und Psychologie, auch Eltern, sind verunsichert und lehnen Medikamente vielleicht ab, ohne sich gründlich mit ihnen befasst zu haben. Die warnenden Stimmen der MPH-Kritiker verfehlen ihre Wirkung zuweilen selbst dann nicht, wenn die Diagnose ADHS von den Eltern klar akzeptiert wird.

Anscheinend nicht selten verweigern betroffene Jugendliche, die über ihr ADHS-Problem informiert sind, die Medikamenteneinnahme bereits, wenn sie lesen, MPH sei „umstritten". Da viele Patienten aufgrund ihrer veränderten Selbstwahrnehmung den Ernst ihrer Lage selbst nicht erkennen können, haben ihre Eltern nun ein neues Problem: Die Störung ist zwar erkannt, aber ein Weg zu notwendigen Veränderungen bleibt der Familie noch immer verschlossen.

Fatalerweise wird bereits der Begriff „umstritten“ von der Öffentlichkeit wie auch von Eltern ohne Erfahrungen mit MPH gleichgesetzt mit „kritisch zu betrachten“, „vielleicht gefährlich“ oder „vielleicht zu Recht angegriffen“.

Die Einstellung, dass man Kindern nur dann Medikamente gibt, wenn nichts anderes hilft, ist natürlich eine sehr sinnvolle. Man probiert zunächst das aus, was man als harmloser betrachtet, obwohl man sich da irren kann. Mütter sind im Allgemeinen sehr zurückhaltend, wenn es um ein Medikament für ihr Kind geht. Lieber versuchen sie zuerst eine sanftere Form der Therapie, wobei Naturprodukten der Vorzug gegeben wird. Deren Risikogehalt wird jedoch anscheinend oft unterschätzt.

In der Selbsthilfe wird oft deutlich, wie lange Zeit die Mütter verschiedene Methoden versucht haben, um einer medikamentösen Therapie mit Stimulanzien (MPH) für das Kind zu entgehen. Nicht selten vergehen Jahre bis zur medikamentösen Therapie, obwohl die Diagnose ADHS gestellt ist und von der Mutter nicht einmal angezweifelt wird. Mütter wollen in der Regel für ihr Kind das Beste. Sie lehnen es selbstverständlich ab, ihrem Kind Medikamente zu geben, um es gefügig, angepasst oder pflegeleicht zu machen. Es versteht sich in einer demokratischen Gesellschaft von selbst und die Grundrechte verbieten es, dass man Menschen, ohne sie vor sich selbst schützen zu müssen, ruhigstellen oder gefügig machen darf oder ihrer persönlichen Freiheit zu berauben, auch Kinder nicht.

Nun erweist es sich jedoch als hochproblematisch, wenn die Kritik an der effektivsten Therapieform bei ADHS von denen am heftigsten angebracht wird, die mit ADHS-Kindern gar keinen oder nur sporadisch Kontakt haben oder nur leicht betroffene und zugleich gut begabte „Zappelphilippe“ kennengelernt haben. Diesen Kritikern erschließt sich nicht das Vollbild des stärker und vielfältig betroffenen ADHSlers, weil sie nur einen kleinen Ausschnitt aus dem großen Spektrum zu sehen bekommen.

4.3 MPH – Droge, Wundermittel, Medikament?

Wie Eltern überwältigend oft berichten, lässt die MPH-Therapie ihres ADHS-Kindes vieles von dem möglich werden, was bei ihren nicht betroffenen Kindern so ganz von selbst entsteht: bessere Aufmerksamkeit, größerer Lernerfolg, ein normaleres Familienklima. Für viele Eltern bedarf es keines wissenschaftlichen Beweises bezüglich der Wirksamkeit des MPH. Ihre Erfahrung ist meist eindeutig positiv. Ihre Sorge gilt den Nebenwirkungen, die allerdings meist tolerierbar sind, sowie einer bisher noch nicht erkannten, aber vielleicht doch möglichen Spätfolge des MPH.

Die positiven Auswirkungen der MPH-Behandlung beruhen nicht nur auf persönlichen Erfahrungen, sondern sie sind auch wissenschaftlich erwiesen. Michael Huss schreibt über die Ergebnisse der von ihm als „wichtigste Studie dieser Art“ bezeichneten „MTA-Studie“ (Multimodal Treatment Study of

Children with ADHD) aus dem Jahr 1999: „Die Ergebnisse der MTA-Studie haben für Aufsehen gesorgt [...] Mit der Kombination aus medikamentöser Behandlung und Verhaltenstherapie waren die größten Therapieerfolge zu erzielen. Der durch die Medikation erklärte Anteil des Therapieerfolgs war jedoch entscheidend. [...] Rein verhaltenstherapeutisch behandelte Kinder schnitten schlechter ab" (Huss, 2002, S. 106 f.).

Denen, die MPH in der „Drogenecke" sehen, erteilen die ADHS-Experten eine klare Absage. Der Schweizer Kinder- und Jugendarzt und ADHS-Praktiker Meinhard H. Ryffel (2002, S. 3) spricht deutlich aus, was kaum öffentlich beklagt wird: „Offensichtlich ist es den Scientologen [...] gelungen in großen Medienagenturen unerkannt Fuß zu fassen, indem z. B. den Redaktionen bei Berichten über berechtigte Missstände in der Psychiatrie Bilder mit scientologischen Parolen wie ‚Don't drug me, love me' (Statt Medikamente zu verabreichen, sollst du mich lieben) übermittelt werden. Perfid ist dabei, dass der englische Begriff „drug" nicht mit *Medikament*, was er bedeutet, sondern immer mit *Droge* übersetzt wird."

Methylphenidat (MPH) steht unter dem Betäubungsmittelgesetz (BTM) und wird auf den gelben BTM-Rezepten verordnet – aus gutem Grund: MPH kann, da es aufputschend wirkt, diejenigen Konsumenten süchtig machen, die nicht von ADHS betroffen sind. Noch vor ein paar Jahrzehnten konnte man es angeblich sogar in der Apotheke kaufen. Allein die Tatsache, dass es dem BTM-Gesetz unterliegt, weckt die Befürchtung noch bei manchen Ärzten wie auch in der Allgemeinheit, dass man den hyperaktiven Kindern einen Suchtstoff, eine Droge verabreicht, wenn man nicht um die sichtbar gegenteiligen Auswirkungen bei ADHS weiß. Die ADHS-Experten Krause und Krause berichten über die MPH-Wirkung und die präventiven Möglichkeiten gegen Suchtentstehung und Verkehrsunfälle bei ADHS. Dass MPH bei Nichtbetroffenen in Tests negative Auswirkungen zeigt, bestätigt die Notwendigkeit des BTM-Schutzes (s. Krause & Krause, 2005, S. 152).

Die unterschiedlichen Wirkungseffekte von MPH – beruhigend, klärend als Medikament bei ADHS-Betroffenen einerseits und stimmungssteigernd, teils euphorisierend als Suchtstoff bei Nicht-ADHS-Betroffenen andererseits – scheinen nur in den ADHS-Experten- und Betroffenenkreisen bekannt zu sein. Die Broschürenreihe zur Suchtvorbeugung der Bundeszentrale für gesundheitliche Aufklärung „Kinder stark machen – zu stark für Drogen!" (o. J., S. 6) zeigt hierzu kein ADHS-bezogenes Fachwissen, obwohl die hohe Suchtanfälligkeit dieser Patientengruppe doch vielfach belegt ist. Dieses Problem der zwiespältigen Nutzungsmöglichkeiten des MPH steht noch zur Lösung an, um für die Betroffenen wie für die befassten Helfer und Hilfeeinrichtungen, ebenso für die Kontrollinstanzen Rechtssicherheit zu erreichen.

Beispiel 1: Im Drogenscreening bei Verkehrsteilnehmern wird routinemäßig auch MPH erfasst, was zur Folge haben kann, dass der Führerschein in Gefahr ist, obwohl MPH die notwendige Fahrsicherheit beim ADHS-Betroffenen erhöht, vielleicht sogar erst ermöglicht, denn er kann sich den Situationen angemessener verhalten.

Beispiel 2: Aus gutem Grund steht MPH wie Amphetamin auf den Dopingliste. Weil aber bekanntlich Hyperaktive besonders häufig im Sport sehr hohe und höchste Leistungen bringen, dagegen ihr soziales Verhalten oder ihr Lernverhalten im außersportlichen Leben aber vielleicht nicht nach ihrem eigentlichen Willen steuern können, kann es sein, dass sie auch Patienten sind. Sie bedürfen vielleicht des Medikamentes MPH als Mittel der ersten Wahl. Dieser Konflikt „Medikament oder Dopingmittel" zeigt sich beispielsweise bei dem Basketball-Bundesligaspieler Michael Wright, der nach Presseberichten seit elf Jahren wegen ADHS medikamentös therapiert wird und im Frühling 2005 wegen unerlaubter Substanzen in der Dopingprobe für zwölf Spiele gesperrt wurde.

Dass der Hirnstoffwechsel bei ADHS teilweise anders „funktioniert" als der von Nichtbetroffenen, wird auch daran deutlich, dass Medikamente, die zur Beruhigung eingesetzt werden, wie etwa vor Operationen, bei manchen Kindern und auch bei Erwachsenen zum „Ausrasten" führen können. Über Tobsuchtsanfälle nach einer Vollnarkose wissen Krankenpfleger und -schwestern zu berichten, und manchen Patienten, denen das passiert ist, ist es nachher peinlich, ausgerastet zu sein. Die Mittel wirken bei ihnen scheinbar paradox. Ob dies ein Beweis für eine ADHS oder eine diagnostische Hilfe ist, müssten Studien noch belegen. Umgekehrt fühlen sich Nichtbetroffene durch zuviel Kaffeekonsum aufgeputscht, ja „hyperaktiv", unruhig und konfus, während viele Hyperaktive Kaffee in großen Mengen trinken, um sich mit Ausdauer konzentrieren zu können. Thom Hartmann schreibt: „Geschichten von Hunter-Erwachsenen (hunter, engl.: Jäger), die zwischen zehn und sechzig Tassen Kaffee am Tag trinken, nur um ihre unangenehmen Farmer-Jobs auszuhalten, bekommt man bei allen Treffen von ADD-Erwachsenen oder auf ADD spezialisierten Psychiatern immer wieder zu hören" (Hartmann, 1997, S. 81).

Wem die scheinbar paradoxe Wirkung des MPH bei den hyperaktiven Kindern nicht geläufig ist, der ist sehr leicht bereit zu glauben, dass man diese Kinder nur ruhigstellen will. In der Tat kann eine Überdosierung sich auch derart beruhigend auswirken, dass dem Patienten die Freiheit zum Unruhigsein wie auch zum Aufmerksamsein genommen ist. Berichte über Kinder, die aufgrund vermutlich zu hoher MPH-Dosierung oder zu schneller Aufdosierung in der Anfangsphase als apathisch, teilnahmslos, dann wirklich „ruhiggestellt" zu beschreiben sind, verunsichern natürlich die Uninformierten. Und es mag auch tatsächlich Kinder geben, die eine Zeit lang eine zu hohe Dosis erhalten, sodass der Begriff „Ruhigstellung" zutrifft. Dass aber Kinder mit einer zu hohen Dosis wie gewünscht „funktionieren" würden, kann nur aus Unerfahrenheit heraus behauptet werden. Nur die richtige Dosis nützt – das wusste schon Paracelsus und das gilt generell für Medikamente.

Nicht nur die Dosierung, sondern auch die Art des Gebrauchs kann das Medikament MPH vom Suchtstoff trennen: Intravenös injiziert ist MPH eine sehr schnell wirkende Droge, aber kein Medikament. Dass Süchtige es auf diese Weise missbrauchen, sollte nicht in der Argumentation gegen die medikamentöse Therapie der ADHS eingesetzt werden. Es macht bekanntlich einen großen Unterschied, ob man Medikamente oral aufnimmt oder injiziert. Das gilt auch für andere, ganz gewöhnliche Stoffe, beispielweise Wasser, Nahrungsmittel und Luft.

Manchmal werden Eltern zitiert, die nach der Gabe von Methylphenidat (MPH) eine Veränderung bei ihrem Kind beschreiben, die so ausgeprägt positiv ist, dass sie Zeit brauchen, sich daran zu gewöhnen: Sie wissen zuerst nicht, ob sie sich freuen oder ob sie traurig sein sollen, denn das Kind, das sich nun ein Stück weit „normaler" verhält, das vielleicht sogar ganz neue, positive Seiten seiner Persönlichkeit offenbaren kann, muss erst neu kennen gelernt werden. Was über alle Jahre seine eigene „Normalität" gewesen und nur schwer zu akzeptieren war, aber irgendwie ertragen wurde, verfliegt nun plötzlich. Das Kind ist ein „ganz anderes", an das sich die Eltern erst gewöhnen müssen. Sie fragen sich: „Fehlt nicht die Fröhlichkeit?", wenn es nicht mehr so fürchterlich laut, umtriebig, quirlig und keck umherwirbelt. Dass sein überzogenes hyperaktives Verhalten aber Fröhlichkeit war, schien vielfach nur so, denn das Kind wirkte eher so, als sei es „beschwipst". Und jetzt ist es – irgendwie normaler, mehr wie andere Kinder.

MPH kommt aufgrund mancher spektakulärer Erfolge bei Betroffenen leicht in den zwiespältigen Ruf, ein „Wundermittel", eine „Wunderdroge" zu sein, mit dem man Kinder ohne besondere Probleme großziehen könne. Hin und wieder ist das wohl auch der Fall, vermutlich nur dann, wenn die Aufmerksamkeitsproblematik nicht besonders schwer ist und nicht mit einer belastenden Komorbidität wie z. B. Verhaltensstörungen einhergeht, und wenn das Kind über eine recht gute Intelligenz sowie eine gute emotionale Ausstattung mit guter Selbstwahrnehmung verfügt. Wären solche Verbesserungen die Regel, dann verdiente MPH den Beinamen „Wundermedikament" zu Recht, denn die Probleme im Leben mit ADHS wären dann leicht lösbar. Die Realität sieht aber meist sehr viel anders aus: MPH ist bei schweren und vielfältigen Erscheinungen des Syndroms allenfalls dazu fähig, die negativen „Spitzen" zu kappen: Spitzen in der Unaufmerksamkeit, Spitzen im unerträglichen Sozialverhalten, in der Aggressivität, im Vermeidungsverhalten, in der mangelnden Umsetzung des eigentlichen Wollens in sinnvolles Handeln.

„Mit Medikament halten wir es mit ihm aus – ohne es würde er jede Grenze überschreiten und meistens tun, was ihm gerade so einfällt; er lebte heute vermutlich in einem Heim für schwer erziehbare Jugendliche." Diese Aussage der Mutter eines Jugendlichen mutet übertrieben an. Wer aber diesen oder andere schwer von ADHS Betroffene ohne Medikamente erlebt – dazu haben Eltern täglich vor der Wirkung der Morgendosis wie bei jedem Nachlassen der Wirkung Gelegenheit genug – der zweifelt diese Aussage nicht unbedingt an. MPH macht aus einem impulsiven Jugendlichen, der in aktuellen Situationen zwischen Lüge und Wahrheit oder zwischen Mein und Dein noch immer nicht unterscheidet, keinen ehrlichen Menschen, auch wenn beides als verstandesmäßiges Wissen bei ihm durchaus abfragbar ist. MPH vermittelt einer emotional wenig schwingungsfähigen Persönlichkeit keine positive, einfühlsame und herzliche Seite – sie ist vermutlich nicht genügend angelegt. Die Natur eines Menschen lässt sich auch mit MPH nicht verändern, so gerne manche Eltern mit einem schwer gestörten Kind es wünschten.

Die medikamentöse Therapie mit MPH ist kein Garant für einen „normalen" Lebensweg, der den Betroffenen oder seine Eltern zufrieden stellen kann. Das Ausmaß der ADHS mit seinen begleitenden Störungen bildet die zentrale Größe, die im Zusammenklang mit einem pädagogisch günstigen oder ungünstigen Umfeld über Gedeih und Verderb entscheidet. Die medikamentöse Therapie kann bei ADHS den Boden bereiten für die Aufnahme und Wiedergabe von Gelerntem, für den Erfolg einer Willensanstrengung, für das Zurückhalten allzu hoch schießender Reaktionen und Aggressionen, und für eine Verminderung des eventuell vorhandenen Chaos.

Letztlich ist die medikamentöse Therapie bei schwerer Betroffenheit auch die einzige Hilfe, die es Eltern ermöglicht, mit ihrem schwer betroffenen ADHSler bis zum verspäteten Erwachsenwerden zusammenzuleben.

4.4 Bedenken

Götz-Erik Trott und Sigrun Wirth schreiben: „Methylphenidat hat sich bei der Therapie der hyperkinetischen Störungen besonders gut bewährt und ist weltweit die am häufigsten eingesetzte Substanz [...] Zu den Amphetaminen zeigt es strukturelle und pharmakologische Verwandtschaft. Methylphenidat gehört zu den am besten erforschten Substanzen in der Pharmakologie des Kindes- und Jugendalters" (Trott & Wirth, 1995, S. 210).

Diese medikamentöse Therapie wird nicht erst seit den letzten Jahren kritisch betrachtet. T.J. Elliger berichtet 1991: „Die Verordnung von Psychopharmaka für Kinder und Jugendliche gehört zu den umstrittensten Themen der Kinder- und Jugendpsychiatrie. In der wissenschaftlichen Kontroverse wurde darauf abgehoben, daß andere Therapiemaßnahmen z. B. beim Hyperkinetischen Syndrom, bei ‚mehr als 95 % dieser Kinder die zusätzliche Verordnung von Amphetaminen absolut überflüssig und problematisch' erscheinen lassen (Günther, 1990)" (Elliger, 1991, S. 268).

Lange Zeit beherrschen Bedenken auch die Lösungsfindungsstrategien der Selbsthilfegruppen: „Das muss jeder mit seinem Gewissen abmachen!", kommentiert um 1995 die Leiterin einer Selbsthilfegruppe die Fragen und Einlassungen von Anwesenden zu Wirkung und Nebenwirkungen dieses Medikaments, das ihr eigener Sohn anscheinend nicht benötigt. Eltern fühlen sich gewarnt und suchen auf anderen Wegen nach Hilfe für ihr Kind und ihr Familienleben.

Die Vorstellung, dass irgendwann sehr viele Kinder, Jugendliche und Erwachsene mit einer ausgeprägten ADHS eine medikamentöse Therapie (mit

MPH) erhalten, ist selbstverständlich dazu angetan, bei Außenstehenden und zuweilen auch bei den erfahrenen Befürwortern der medikamentösen Therapie ein ungutes Gefühl hervorzurufen, denn es kann, es darf doch eigentlich nicht richtig sein, dass so viele Menschen ein Mittel brauchen, um sich innerhalb einer breiten Skala „normal" verhalten zu können. Der Mensch kann doch nicht von Geburt an „verhaltensgestört" sein! Oder vielleicht doch?

Mütter berichten oft, dass sie ihrem ADHS-betroffenen Kind gar nicht gerne Medikamente geben, und schon gar keines, dass unter dem Betäubungsmittelgesetz steht. Nur ihre langjährige, teilweise bittere Erfahrung mit ihrem Kind lässt Eltern die Entscheidung für MPH treffen, da bisher nichts anderes aus den meist vielfältigen Therapieversuchen wirklich sichtlich geholfen hat.

Wie man prinzipiell die positiven und negativen Folgen vor einer Entscheidung bedenken sollte, so stehen Bedenken aus gutem Grund auch bei der Diskussion um die medikamentöse Therapie der ADHS an wichtiger Stelle.

„Die vergessenen Fragen" lautet eine Überschrift von Eckhard und Heidrun Schiffer, die vermuten, dass bei den MPH-Befürwortern die

„psychosoziokulturellen Momente keine Rolle zu spielen scheinen. Jedenfalls wird im Hinblick auf die Entstehungsgeschichte kaum danach gefragt – eher dann, wenn es um die Folgen geht. Untergründig scheint die Überlegung mitzuschwingen, dass eine Stoffwechselstörung, die mit einer Diät oder einem Medikament behandelbar ist, in ihrer vielleicht genetischen Begründung psychosozial nicht beeinflussbar und damit auch nicht zu verantworten ist. Dies führt zu einer Entlastung der Eltern (was im Übrigen auch nach Ansicht der beiden Autoren wünschenswert ist!) Andererseits führt dies zu einem ‚Weiter so' in unserem Lebensstil – was zumindest fragwürdig ist. Womit allerdings nicht gemeint ist, den Eltern aufmerksamkeitsgestörter Kinder nun den schwarzen Peter wieder zuzuschieben." (Schiffer & Schiffer, 2002, S. 18)

Was unter diesem „‚Weiter so' in unserem Lebensstil" gemeint sein kann, erfährt der Leser später, wenn die mangelnde Vorbeugung Thema ist: „Das ganze Leben erscheint als Programm-Zappen und Partyhopping[...]", zu wenig Bewegung, zu wenig Möglichkeiten zur Kreativität usw. (Schiffer & Schiffer, 2002, S. 31). Wer nun wem den „Schwarzen Peter" zuschiebt, erklärt sich trotz gegenteiliger Beteuerung in dem Schifferschen Buch, das als Erziehungsratgeber so viele gute Gedanken in sich birgt und zu empfehlen wäre, würde es nicht ADS ins Spiel bringen.

Die teils unterschwellige, teils unverhohlen geäußerte Annahme, dass frühe Umweltfaktoren, also der mütterliche Umweltfaktor die Problematik verursacht habe, ist kennzeichnend für die Besorgnis derer, die fachlich verklausuliert in der medikamentösen Therapie einen eigentlich unzulässigen Ersatz für entgangene positive Umweltreize in der frühen und späteren Kindheit sehen.

Im Anstieg der Verordnungszahlen von MPH sehen Hüther und Bonney „Besorgniserregende Entwicklungen", wobei die Möglichkeit des Missbrauchs ins Feld geführt wird, als sei es bald alltäglicher Schulhofsport: „Auch in Deutschland scheint ein ähnlich schwunghafter Handel dieser Pillen auf Schulhöfen in Gang zu kommen" (Hüther & Bonney, 2002, S. 13). Zahlenangaben hierzu und zu ihrem angeführten amerikanischen Negativvorbild fehlen allerdings. Der Drogenbericht der Bundesregierung 2004 bestätigt diese Befürchtung der Autoren übrigens nicht. Dieser Anstieg, der meist besorgt, teils plakativ aufgegriffen wird, lässt die Drogenbeauftragte der Bundesregierung, M. Caspers-Merk im Sucht- und Drogenbericht 2000 allerdings noch schreiben: „Hier ist umstritten, ob eine sorgfältige therapeutische Begründung wirklich in allen Fällen vorliegt. Es ist davon auszugehen, dass in vielen Familien das ‚Pillen'-schlucken zur Befindlichkeitsbeeinflussung gängige Alltagspraxis ist [...]" (Caspers-Merk, 2001).

Gerald Hüther macht eine Zukunftsperspektive auf, die dazu angetan ist, Eltern Angst einzujagen und große Schuldgefühle hervorzurufen: „Niemand weiß, welche Folgen Ritalin langfristig hat – die meisten Patienten sind heute erst 20 Jahre alt" (Hüther, 2002b, S. 222). Hüther entwickelt eine Theorie, dass eine längere MPH-Therapie einen Morbus Parkinson auslösen könne. Wissenschaftlicher Ehrlichkeit angemessen wäre es, zu erwähnen, dass seit mehreren Jahrzehnten in den USA mit MPH therapiert wird, denn Ritalin gibt es seit etwa sechzig Jahren. Hätte man bei einem Patienten eine Parkinsonerkrankung mit Ritalin in Zusammenhang gebracht, mit Sicherheit stünde das im Beipackzettel, und die „Anti-Ritalin-Fraktionen" (z.B. die Scientology-Sekte) hätten dies weltweit publik gemacht.

Die Drogenbeauftragte wird später (Oktober 2002) mit der „Hoffnung, dass wir die gesundheitliche Versorgung in der Diagnose und multimodalen Behandlung [...] wesentlich verbessern können" erklären: „Ich erhoffe mir auch, dass die öffentliche Diskussion nicht weiterhin mit widersprüchlichen und unverantwortlichen Botschaften zur medikamentösen Behandlung behaftet ist" (Caspers-Merk, 2002 im „Eckpunktepapier der Ergebnisse der vom Bundesministerium für Gesundheit und soziale Sicherung durchgeführten interdisziplinären Konsensuskonferenz zur Verbesserung der Versorgung von Kindern, Jugendlichen und Erwachsenen mit [...] ADHS").

Nutzen und Risiko sind bei jedem Medikament gegeneinander abzuwägen, um zu einer sinnvollen Entscheidung zu kommen. Den Eltern kommt hier die größte Verantwortung zu. Ohne mögliche Nebenwirkungen zu bagatellisieren, muss eine Risiko-Nutzen-Abwägung die Realität miteinbeziehen. Und die ist bei Unterlassung der Therapie zu oft verheerend.

Man stößt in dieser Diskussion mitunter rasch an die Grenze der Verantwortlichkeit, nicht nur bei Kranken mit schwerer ADHS, sondern sogar bei dem Bioethikberater des amerikanischen Präsidenten, Francis Fukuyama. Wie sehr er die Probleme der schwer von der ADHS Betroffenen und anderer psychisch Kranken verkennt, verdeutlicht ein „Spiegel"-Artikel: „Fukuyama ist einer der schärfsten Kritiker jeder Pharma-Therapie für die Seele. Die moderne Gesellschaft laufe Gefahr, sich selbst jeder Entwicklung zu berauben, wenn sie weiterhin versuche, mit Hilfe von Psychopharmaka den gleichförmigen, immer funktionierenden Menschen zu schaffen. ‚Die ganze Skala unbehaglicher und unbequemer Gefühle kann auch Ausgangspunkt für Kreativität, Wunder und Fortschritt sein', sagt der Bioethikberater des US-Präsidenten"

(Blech & Thimm, 2002 S. 125). Verwechselt Fukuyama Verantwortung mit sozialer Kontrolle? Welche Wunder, welchen Fortschritt meint er wohl? Hat er nur das obere Ende der Skala mit kreativen hyperaktiven Genies wie Edison oder Einstein vor Augen, weil er sich mit weniger glänzend begabten oder wenig intelligenten ADHS-Patienten, mit Depressiven mit Selbsttötungsabsichten, mit Suchtpatienten und Kriminellen nicht abgibt?

Weiter schreiben Blech und Thimm: „Methylphenidat ist in seinen Augen ein bloßes ‚Mittel zur sozialen Kontrolle'. Das Medikament erleichtere die Last der Eltern und der Lehrer und nimmt jenen, die mit ADHS diagnostiziert sind, die Verantwortung für ihren eigenen Zustand. Früher habe man Charakter durch Selbstdisziplin und den Willen, gegen Unangenehmes und falsche Neigungen anzukämpfen, geformt, klagt Fukuyama: ‚Jetzt nehmen wir eine medizinische Abkürzung, um das gleiche Ergebnis zu erreichen'." (Blech & Thimm, 2002, S. 125).

Scheinbar sozial und liberal klingen die Worte Fukuyamas, in Wahrheit jedoch scheint sozialdarwinistisches Gedankengut den Berater des amerikanischen Präsidenten zu beflügeln. Wenn Fukuyama den seelisch Kranken, folglich auch den Patienten mit schwerer ADHS, statt mit erwiesenermaßen hilfreichen Medikamenten lieber mit Drill eine oft unerreichbare „Selbstdisziplin" anerziehen und „falsche Neigungen" aberziehen lassen will, scheint er zerbrochene Persönlichkeiten und „Unerziehbare" in Kauf nehmen zu wollen. Wo er sie wohl unterbringen will?

Zentrales Kriterium von medizinischer und psychologischer Behandlung ist das Vorhandensein von Leidensdruck. Bei der ADHS ist allerdings wegen der eingeschränkten Selbstwahrnehmung nicht selten der Leidensdruck weniger auf Seiten des Betroffenen selbst, wie es auch bei traumatisch bedingten Hirnstörungen der Fall sein kann. Der Leidensdruck besteht nicht selten mehr bei den Menschen, die mit einem zur Einsicht wenig fähigen Betroffenen zusammenleben. Zuallererst betroffen ist seine Familie, insbesondere die Mutter. „Ich muss mit ihm leben", formulierte es die Mutter eines Erwachsenen mit ADHS, der eine deutliche Einschränkung seiner Selbstwahrnehmung hat und deswegen auch die positive Wirkung seiner medikamentösen Therapie nicht selbst wahrnehmen kann.

Ein vierzigjähriger intelligenter und beruflich erfolgreicher hyperaktiver Vater eines hyperaktiven Kindes verneint daher auch die Frage danach, ob er selber die Wirkung von MPH verspüre, das er seiner Familie zuliebe einnimmt. Nicht nur die Familie, auch das weitere soziale Umfeld der Familie stellt hingegen fest, dass der Mann nun deutlich angenehmer ist.

Gegner einer medikamentösen Therapie werden einwenden, dass dann natürlich die Umwelt, die Familie ein Problem habe und es auf Kosten des Kindes, oder im Beispiel: des Erwachsenen, beseitigen lassen möchte. Wer aber in solchen Kategorien über ADHS denkt, schreibt oder redet, der hat nicht erlebt, was ADHS sein kann, oder ihm selbst fehlt die Fähigkeit zur Wahrnehmung des Leidens anderer – so wie sie schwer betroffenen ADHS-Patienten eben auch fehlen kann.

Von Bedenken getragen ist auch eine Veröffentlichung des Sigmund-Freud-Instituts Frankfurt über ein Forschungsprojekt mit dem Neurobiologen Hüther in leitender Funktion, das die medikamentöse Therapie so einschätzt: „Die Ansicht, mit dem Psychostimulans Ritalin die Lösung für den Umgang mit ‚Problemkindern' gefunden zu haben, scheint vermehrt auch bei uns Beachtung zu finden. Die ‚Lösung' steht in Zusammenhang mit einer neuen Diagnose für eine Verhaltensstörung, die sich seit etwa zehn Jahren fast epidemieartig ausbreitet: das sogenannte Aufmerksamkeits-Defizit-Syndrom [...]" (Sigmund-Freud-Institut, 2005, S. 2). Bemerkenswert ist, dass das Sigmund-Freud-Institut von einer vermeintlichen und seiner Ansicht nach nicht möglichen „Lösung" durch Medikamente spricht. Dass auch die ADHS-Experten und die Eltern meist keine „Lösung" in der medikamentösen Therapie sehen können, sondern „nur" eine große Chance für die ADHS-Betroffenen und ihre Familie, „normaler" miteinander leben und eine sinnvolle Zukunft für das Kind erarbeiten zu können, irritiert die Verantwortlichen beim Verfassen ihrer Texte nicht.

Die Bedenken, dass vorschnelle und inkompetente Verordnungen der Medikamente an vermutete oder wirkliche ADHS-Kinder vorgenommen werden, sind sinnvoll. Das gilt für Medikamente aller Art, für Antibiotika beispielsweise ebenso wie für Aspirin. Doch sollte man nicht so tun, als stellten sich Mediziner und Eltern diese Fragen im Allgemeinen nicht. In der Selbsthilfe wie auch bei den Kinderärzten, die in der ADHS-Diagnostik und Therapie arbeiten, tauchen immer wieder die Fragen nach den Nebenwirkungen und eventuellen Spätfolgen auf: Mütter und Väter machen sich Sorgen um ihr Kind, deshalb gehen sie mit ihm zum Arzt, deshalb äußern sie Bedenken vor der Verordnung von Psychostimulanzien – und deshalb geben sie ihm ein notwendiges Medikament.

Genau das belegen auch Schiffer und Schiffer (2002, S. 10): „Gelegentlich plagen Florians Mutter Zweifel: Darf ich dem Kind das Medikament geben? Heimliche Auslassversuche zeigen aber, dass die alte Hampeligkeit sich schnell wieder einstellt. Also gibt sie ihm das Ritalin wieder [...]. Florian selbst geht es mit dem Ritalin deutlich besser. Er hat mehr Kontakte, wird sogar wieder zu den Geburtstagsfeiern seiner Klassenkameraden eingeladen und scheint insgesamt mehr Spaß am Leben zu haben." Wie tröstlich, dass die Autoren zumindest am Anfang zeigen, dass die Mutter die von ihnen angemahnten Fragen doch nicht einfach vergisst, und dass das kritisierte Medikament hilft.

A. Jean Ayres, die die Sensorische Integration konzipiert hat, übt Zurückhaltung in der Bewertung von medikamentöser Therapie und Ernährungsumstellung bei Verhaltensproblemen: „Diese Themen liegen jedoch außerhalb meiner eigenen Arbeit, und so kann ich keine Empfehlungen über ihre Anwendung geben" (Ayres, 1998, S. 313).

Zu Nutzen, Risiken und Nebenwirkungen frage man am besten diejenigen, die über langjährige Erfahrungen mit dem Medikament verfügen. Hocherfahrene Experten wie Krause und Krause fassen zu den Nebenwirkungen von

MPH zusammen, dass es „als eines der sichersten Pharmaka überhaupt" gilt (Krause & Krause, 2005, S. 153 f.).

Glücklicherweise können die meisten Eltern in der Selbsthilfe bestätigen, dass Wirkung und Nebenwirkung in einem günstigen Verhältnis stehen. Dennoch hält sich eine Dosisobergrenze von 60 mg pro Tag in mancher Fachliteratur, wobei sich die Frage aufdrängt, wie ein (schwer betroffenes) Kind oder ein Jugendlicher damit über den Tag und durchs Leben kommen kann, wenn eine Einzeldosis von 20 mg nur zwei Stunden lang eine genügende Wirkung entfaltet.

Selbstverständlich darf nicht darüber hinweggesehen werden, dass es auch Kinder gibt, die wegen Unverträglichkeiten (auch der Hilfsstoffe) besser mit anderen Medikamenten therapiert werden sollten. Vor allem aber soll man nicht so tun, als genügten in der Regel therapeutische Hilfen anderer Art wie das absolut notwendige ADHS-Elterntraining und eine qualifizierte Verhaltenstherapie. Selbst an diesen mangelt es bekanntlich. Auch hier besteht Aufholbedarf.

4.5 Verdächtigungen

Seit Jahrzehnten bilden Selbsthilfegruppen eine teilweise starke und zunehmend unentbehrliche Säule des Gesundheitswesens. Meist sind ihre Mitglieder eher kritische Geister, die sich nicht gerne von der Ärzteschaft oder von Institutionen gängeln oder vereinnahmen lassen, die ein ökonomisches Interesse an Krankheit und Gesundheit haben. Wegen dieses emanzipatorischen Grundgedankens und wegen ihres sehr speziellen und zugleich breiten Wissens waren Selbsthilfegruppenmitglieder, mehr noch ihre leitenden Personen, in vergangenen Zeiten bei manchen ihrer behandelnden Fachleute durchaus auch unbeliebt. Das änderte sich jedoch in dem Maß, wie die Ärzteschaft ihren „Hergott-in-Weiß"-Status ablegte und die Notwendigkeit von Selbsthilfe verstand. Heute ist es bei chronischen Erkrankungen üblich, voneinander und miteinander zu lernen. Selbsthilfeverbände und -gruppen verfügen über ein großes und vielseitiges Wissen über ihre Krankheit bzw. zu ihrem Selbsthilfethema. Profis, die dies erkennen, scheuen sich nicht, Informationen aus diesem über lange Zeit zusammengetragenen Erfahrungsschatz der Selbsthilfe zu erbitten.

Martina Keller zeigt in ihrem „Zeit"-Dossier die Chancen und Risiken der Kooperation zwischen Betroffenen und der Industrie auf: „Selbsthilfegruppen sind für Schwerkranke ein letzter Halt – dabei arbeiten sie oft mit Pharmakonzernen zusammen und riskieren ihre Glaubwürdigkeit [..] Selbsthilfegruppen besitzen ein für Pharmakonzerne unschätzbares Kapital: ihre Glaubwürdigkeit" (Keller, 2005, S. 1). Keller weist zu Recht auf diese Gefahr hin. Es gilt, sich ihrer bewusst zu sein.

Ein guter persönlicher Kontakt der Selbsthilfevertreter zu Ärzten und anderen Fachleuten kann selbstverständlich eine rein sachlich begründete Ansicht oder Entscheidung zu einer durch Sympathie gefärbten Ansicht bzw. zu einer Gefälligkeitsentscheidung werden lassen. Ebenso kann ein Sponsoring der Pharmaindustrie eine (unreflektierte) Übernahme ihrer Argumentation erleichtern – es ist wohl eine Frage des persönlichen Charakters der Selbsthilfevertreter.

Man weiß aber andererseits, dass ohne Spenden kein Verein, keine regelmäßig und intensiv tätige Gruppe effektiv arbeiten kann. Denn ohne eine solche Unterstützung, die das meist karge Gruppenbudget aus Mitgliedsbeiträgen und Spenden aus den eigenen Reihen beträchtlich erhöhen kann, erlahmen die hilfreichen Aktivitäten rühriger Gruppenmitglieder bald. Wer ehrenamtlich aktiv ist, zahlt sowieso für dieses „Hobby", doch die Grenzen der Belastung sind oft schnell erreicht. Projekte kosten aber Geld. Dass Selbsthilfeverbände mit ihrem kleinen Etat allein keine Tagungen oder sogar Kongresse finanzieren können, wird jeder wissen, der das Industriesponsoring hinterfragt.

Die Drogenbeauftragte der Bundesregierung, Marion Caspers-Merk, hält im Drogen- und Suchtbericht 2005 eine Einflussnahme der Selbsthilfe auf die Verordnung von MPH für möglich: „Es soll festgestellt werden, inwieweit es Auswirkungen auf oder Erklärungen für die regional sehr unterschiedlichen Behandlungsprävalenzen gibt. Ferner sollen Regionen ermittelt werden, in denen Elterngruppen aktiv sind, die sich für eine Methylphenidat-Behandlung engagieren oder auch umgekehrt kritisch dazu stellen. Eventuell können auch solche Erklärungsmuster für die regionalen Unterschiede in der Behandlungsprävalenz herangezogen werden" (Caspers-Merk, 2005, S. 134).

Wer Kontakt zu den ADHS-Selbsthilfeorganisationen hat, dem ist bekannt, wie stark deren jahrelange Erfahrungen und neue Erkenntnisse einfließen in ehrenamtliche Beratung in Gruppentreffen, in Vortragsveranstaltungen mit Fachautoren und Praktikern. Sogar hochkarätig besetzte Fachkongresse, oft initiiert von der Selbsthilfe und geplant im Verbund mit universitärer Forschung und Lehre erweitern das Wissen der Kinderärzte, Psychologen und Psychiater, so dass selbstverständlich die regionale Unterschiedlichkeit in der Versorgung der Kinder und Jugendlichen, auch der Erwachsenen mit ADHS oft auf die Tätigkeit der Selbsthilfeleitungen zurückzuführen ist. Ob die Studie des Bundesgesundheitsministeriums zu anderen Einsichten führt, werden ihre Ergebnisse zeigen.

Viele ADHS-Selbsthilfegruppen vermeiden es strikt, Gelder anzunehmen, die im Zusammenhang mit der MPH-Verordnung stehen – nur um nicht angreifbar zu sein. Doch um sich selbst nicht angreifbar zu machen, weichen Kritiker auf Verdächtigungen in Konjunktiv- und Frageform oder die Unterstellung, wer als (betroffener) Laie Medikamente befürworte, der übernehme blindgläubig die Sprache der Pharmaindustrie, aus. Ein Beispiel: „Frau X. ist überzeugt, hier werde kräftig Angst geschürt vor dem meist gut verträglichen und in der richtigen Dosierung sehr hilfreichen Medikament Ritalin. Drückt sie sich hier im Sinne einer Sprachregelung aus oder sind das die weichspülenden Formulierungen einer Lobbyistin der verschreibenden Zunft und der Pharmaindustrie?" (Neue OZ v. 29.5.02). Um ihre Neutralität zu wahren, drucken auch geachtete Zeitungen zuweilen Leserbriefe ab, die man durchaus als ehrenrührig empfinden kann.

Bei ADHS geht der Vorwurf zuweilen an alle, die den Einsatz von MPH befürworten. Dass der Ärzteschaft gewisse Arbeit und Forschungsleistungen im Dienst der Pharmaindustrie vorgeworfen werden, ist durchaus nicht neu und kaum generell unberechtigt. Gegen einen Vorwurf von Gerald Hüther im „Spiegel" verwahrt sich die Kinderneurologin Kirsten Stollhoff in ihrem Artikel in der Zeitschrift „Kinder- und Jugendarzt": „Den Kinder- und Jugendärzten Bestechlichkeit vorzuwerfen, liegt im Trend der Zeit, erscheint aber vor dem Hintergrund, dass Hüther sich seine Studie von der Pharmaindustrie bezahlen ließ, geradezu dreist. Vorsichtshalber nennt er keine Namen, wohl um eine Verleumdungsklage zu vermeiden" (Stollhoff, 2002, S. 381).

Sollten die Kritiker mehr ein prinzipielles oder ein subjektives ethisch begründetes Problem in der medikamentösen Therapie der ADHS sehen, dann sind sie aufgefordert, ihre eigenen Verständnislücken zu füllen, um ihre Unterstellungen zurücknehmen zu können. Es bereitet den Familien mit ADHS Probleme, wenn Autoren, die über die medikamentöse ADHS-Therapie nicht nur zu wenig Praxiswissen, sondern auch kaum persönliche Erfahrung haben, dem fachlichen Dialog mit den erfahrenen Experten und der Selbsthilfe ausweichen.

4.6 Verharmlosungen

Die motorische Unruhe oder Hyperaktivität, landläufig „Zappeln" genannt, steht seit vielen Jahren im Vordergrund der Veröffentlichungen zur ADHS-Problematik, was nicht verwundert, denn die motorische Hyperaktivität ist ja auch das, was bei den ADHS-Kindern am ehesten und bereits sehr früh auffällt. So ist der Zappelphilipp zum Inbegriff des hyperaktiven Kindes geworden. Das Verb „zappeln" wie auch der Name „Zappelphilipp" suggerieren dem Leser schon im Wortklang etwas eher lebhaftes, lustiges, flottes, munteres, wenn auch wohl etwas übertrieben in seiner Dosierung. „Was soll dabei schon schlimm sein?", mögen Unerfahrene sich also fragen.

Die Diagnostikskalen selbst können durchaus dazu verleiten, das Problem ADHS als ein Scheinproblem zu verstehen, wenn man die Diagnosekriterien nicht mit eigenen Bildern mit Selbsterlebtem zu füllen in der Lage ist. Rosemarie Portmann hat vielleicht deswegen ihre Position gefunden: „Diabetes z. B. läst sich als Stoffwechselkrankheit eindeutig beschreiben und damit auch diagnostizieren. Demgegenüber handelt es sich bei den [...] genannten diagnostischen Kriterien lediglich um eine Liste unerwünschter Eigenschaften bei Kindern" (Portmann, 2003, S. 21).

„Ihr Kind ist eben ein lebhaftes Kind", lautet so mancher abwiegelnde Ausspruch von Ärzten, die von der Schwere und dem Kern des Problems, der verminderten Selbststeuerungsfähigkeit, noch nicht viel verstanden haben. Lebhaft? – in der Tat! Mutter und Vater wissen das durchaus, doch Lebhaftigkeit trifft nur einen kleinen Teil im nervtötenden Spektrum dieser kleinen Persönlichkeit. Was sich in den Augen Außenstehender zuerst als niedlich, witzig, originell und erfrischend darstellt, entpuppt sich für sie vielleicht erst später als nervtötend, tyrannisch, „ätzend". Sie müssten sich allerdings die Mühe machen, über längere Zeiträume und mit den normalen Anforderungen des Alltags mit einem derart betroffenen Kind zu verbringen. Dass allein die tägliche Hausaufgabenbegleitung ein Schmerzensgeld wert wäre, könnten sie so vielleicht verstehen. Wohl um den ADHS-Kindern nicht zu schaden, scheuen manche fachkundigen ADHS-Autoren davor zurück, die besonders schlimmen Begleiterscheinungen der ADHS zu nennen. So bleibt das nette Bild vom zappeligen Kind zu Unrecht im Vordergrund der Vorstellung bei denen, die sich in Unkenntnis des vollen Spektrums ein Urteil erlauben.

Elisabeth von Thadden, Literaturkritikerin der „Zeit", befasst sich mit dem „ADS-Buch" von Aust-Claus und Hammer. Sie bringt auf den Punkt, welchen Effekt ein vorsichtiges Drumherumschiffen bei der Beschreibung typischer Eigenschaften von ADHS-Betroffenen haben kann:

„Die Symptome? Liegen nah beim Alltäglichen, um nicht zu sagen Normalen. Doch was heißt heute schon normal? Störend ist, was als störend empfunden wird, auffällig ist, was unangenehm auffällt. Und das variiert nun mal ganz erheblich, zumal in einer Gesellschaft, in der die Begegnung mit Kindern zur Seltenheit wird. Nur nebenbei, auf wenigen Zeilen erwähnen die Autorinnen, dass für eine valide Diagnose die Kriterien viel strenger gefasst sind, als es ihr Panorama an Merkmalen suggeriert.
‚Kennen Sie auch Kinder, die …', fragt einladend das Buch, Kinder also, die eine endlose Liste von Eigenschaften besitzen, welche fast jedem bis zum Verdruss vertraut sind, der Kinder hat: Das ADS-Kind verweigert sich eigensinnig, ist ablenkbar, unorganisiert, ungeduldig, es kaspert um Aufmerksamkeit, kann nicht gut zuhören, diskutiert dauerhaft, ist ein Energiebündel mit empfindsamem Kern und schnell wechselnden Stimmungen, explodiert bisweilen, spielt fantasievoll und erfinderisch, träumt vor sich hin, langweilt sich leicht, interessiert sich für alles Neue – und, kaum zu glauben, in die Liste der Eigenschaften, die einen für ADS sensibilisieren sollen, gehören Kreativität und Risikofreude.
Hurra! möchte man angesichts dieses nonkonformistischen Panoramas rufen und: Aufgehorcht, Kulturpessimisten, es ist Hoffnung im spätkapitalistischen Einerlei, das Chaos gebiert weiterhin tanzende Sterne! Doch als unterläge die Gesellschaft einer Kennzeichnungspflicht für kindliche Eigenwilligkeit, schafft sie durch das Label ADS einen Abstand zum unvermeidbar nervenaufreibenden Nachwuchs. Und legt eine Diagnose zwischen sich und ihre Kinder."

Die Rezensentin wird „[…] bei der Lektüre der unendlichen Fallgeschichten des Buches den Eindruck nicht los, es mit den üblichen Niederungen des pädagogischen Alltags zu tun zu haben" (von Thadden, 2000).

Eltern mit schwächer betroffenen ADHS-Kindern mag es ähnlich ergehen, denn der optisch und inhaltlich freundliche Eindruck, den das Buch macht, ist nicht unbedingt dazu angetan, Nichterfahrenen das Problem als ein auch gesellschaftlich sehr gravierendes nahe zu bringen. Es ist ein Buch für Eltern, Lehrer und Therapeuten, die zwischen den Zeilen lesen und mit Inhalt füllen können, wenn von emotionalen Problemen und von Selbstwertproblemen die Rede ist.

Aust-Claus und Hammer, die ihren Schwerpunkt auf die therapeutischen Hilfen legen, bleiben in der Tat in den Syndrombeschreibungen vorsichtig. Ihr Buch berichtet nicht direkt über die elenden Lebensverläufe der Schulversager, Süchtigen und Kriminellen, die wegen ihrer schweren ADHS, und vielleicht zusätzlich wegen ungünstiger Umweltbedingungen auf abschüssige Wege geraten. Es „beschäftigt sich nicht mit seltenen Extremfällen aus Krankenhäusern oder Uni-Kliniken, sondern mit den Fällen, die wir täglich in unseren Praxen erleben“ (Aust-Claus & Hammer, 1999, S. 158), schränken die Autorinnen bereits im Vorwort ein. Über die Anzahl der schwer betroffenen Patienten, die nicht in Kliniken und Krankenhäusern betreut, sondern diagnostiziert und undiagnostiziert in ihren Ursprungsfamilien, in Pflege- und Adoptivfamilien und in Erziehungseinrichtungen leben, scheinen sich die Autorinnen hier (noch) zu täuschen.

Wenn ADHS-Literatur große Probleme nicht als solche schildert, also neben sachlicher Information das unvorstellbare innere und äußere Chaos schwer betroffener Kinder, Jugendlicher und Erwachsener nicht in den Verstehenshorizont des ADHS-Unerfahrenen bringt und so beim Leser den Eindruck hervorruft, als beklage man die Originalität lebhafter Kinder, dann verwundert es nicht, dass die Rezensentin von Thadden zu folgendem Schluss kommt:

> „Nun ist ADS in der Tat ein neurologisch und psychiatrisch einschlägiges und umkämpftes Forschungsgebiet, das die Psychopharmakaindustrie mit interessierten Blicken umkreist.
> […] Nur lässt einen eben das Misstrauen gegenüber dem Furor der Normierung nicht los, weil beispielsweise im *Deutschen Ärzteblatt* zu lesen ist, erwachsene ADS-Kranke neigten zu oppositionell-aggressivem Verhalten, zeichneten sich auch durch häufigen Verlust des Arbeitsplatzes aus und seien nicht geneigt, sich unterzuordnen. ADS: Da hat man was fürs Leben. Und während wir im Kinderzimmer gen Abend die Ärmel hochkrempeln, um Ordnung in die Wüste zu bringen, die durch hartnäckiges Spielen entsteht, schweift das innere Auge über den Haufen kleiner Chaoten, Erfinder und Weltverbesserer, die dieses Tohuwabohu erzeugt haben. Müssen wir einen von ihnen oder gar mehrere, gar alle ADS-Kinder nennen, damit sie Zuwendung erfahren, auf die sie ein Recht haben? Informieren Sie sich.“ (von Thadden, 2000)

Das rezensierte Buch ist ein Beispiel für die Fachliteratur, die sachlich das berichtet, was jeder hören darf. Was in ähnlicher Weise auch vielen Diagnostik-Skalen mangelt, ist das deutliche Wort, das nicht schamvoll verschweigt, was ADHS in entsprechender Ausprägung auch sein kann: eine persönliche und familiäre Katastrophe. Was „durch hartnäckiges Spielen entsteht“ ist eben nicht das, was durch planloses Fallenlassen, Schmeißen, Liegenlassen und Verstecken von allerlei Sachen, die sich zufällig den rastlosen Augen des Kindes und Jugendlichen anbieten, um sich dann mit Büchern, getragener Wäsche, ganzen und zerbrochenen Stiften, auseinander geschraubten Kulis, klebrigen Süßigkeiten, Legosteinen und Bananenschalen, versteckten vergammelten Resten von Obstkonserven, Klebstoff, Müll und Puzzleteilen,

Anspitzresten, Teilen von ehemaligen Fahrzeugen und zig Spielkarten innerhalb kurzer Zeit in einem heillos chaotischen Kinder- und Jugendzimmer zu vermischen.

Ähnlich verhält es sich mit dem Buch „Zappelphilipp und Störenfrieda lernen anders". Hier stehen die intelligenten hyperaktiven Kinder mit Lernstörungen im Vordergrund, die Problematik der inadäquaten Lehr- und Lernmethoden für „rechtshirnige" und deshalb visuell lernende (hyperaktive) Schüler. Der amerikanische Kindertherapeut Freed schreibt: „Es wäre aber falsch anzunehmen, daß das Syndrom selbst Straftäter produziere. Ich glaube vielmehr, daß die jungen Menschen sich abgestempelt fühlen. Die damit verbundene Beschämung trägt dazu bei, daß Jugendliche straffällig werden" (Freed & Parsons, 1998, S. 37). Die bei manchen Betroffenen außerordentlich hohe Impulsivität, ihre fehlende Möglichkeit, aus Fehlern, Lob und Strafe genügende Lehren zu ziehen, scheint Freed unter seinen oft sehr begabten Klienten nicht gefunden zu haben. Dass eine mindere Intelligenz die sozialen Zukunftschancen eines schwer betroffenen labilen und impulsiven ADHS-Kindes enorm schwächt, steht seit längerem außer Frage.

Wenn Thom Hartmann (1997) mit seiner recht positiven Betrachtungsweise des intelligenten ADHSlers meint, dass eine „Farmerfrau" an der Seite des ADD-„Huntermannes" für dessen erforderliche Regelung sorgen kann, dann entstammt dies seiner Erfahrung. Wie bereits oben gesagt, schildert er die Problematik nicht so, dass man annehmen muss, dass es sich um Krankheit oder Behinderung handelt. Er als begabter Hyperaktiver hat in der Tat „Eine andere Art, die Welt zu sehen", wie sein Buchtitel verrät. Die fröhliche Unbeschwertheit strahlt in seinem Buch immer wieder durch, sodass die schweren, tragisch zu nennenden Facetten der ADHS doch wenig Beachtung finden. Sein Buch ist deshalb für selbst betroffene Väter empfehlenswert, weil sie ihre Fähigkeit zur Selbstwahrnehmung nicht überstrapazieren müssen. Es kann die Akzeptanz der ADHS in der Gesellschaft fördern.

Der Begriff „Behinderung" scheint in unserer Gesellschaft nicht selten mit „Makel" übersetzt und deshalb gerne vermieden zu werden. Die Art und Schwere der Betroffenheit, gleich von welcher Krankheit, entscheidet jedoch darüber, ob man von Behinderung sprechen darf – oder muss. Eltern schwer betroffener ADHS-Kinder könnten einen Grad der Behinderung feststellen lassen; das Schwerbehindertengesetz weist genügend Parameter dafür aus. Eltern unterlassen dies jedoch, weil sie befürchten, ihr Kind sonst noch mehr in die Zone des „Nichtnormalen" zu schieben, es zu etikettieren. Auch sie empfinden die Festschreibung einer Behinderung als Brandmarkung, die ihrem Kind vielleicht einmal schaden könnte, selbst wenn sie ihr schwer betroffenes ADHS-Kind durchaus als ein seelisch behindertes Kind empfinden mögen.

Wie sehr manche Autoren bemüht sind, die ADHS zu bagatellisieren und als Ergebnis des „Zeitgeistes" zu deklarieren, erscheint durchaus auch schon mal hilflos. So zitiert Hartmut Amft aus einem 13 Jahre zuvor im Deutschen Ärzteblatt erschienenen Beitrag (Meiner, E; Elliger, T.J.: Forth, W.: Verschreibung von Psychopharmaka im Kindesalter. In: Dt. Ärztebl. 86, 28/29,

17.7.1998, A-2065, A-2069), der so anmutet, als würde man ein Niesen als Beweis für das Nichtvorhandensein einer Grippe abhandeln:

„,Ein hoffnungsvoller Knabe aus der engeren Familie eines der Autoren lief eines Tages hinter den letzten Bänken in seinem Schulraum, die Hände in den Hosentaschen, pfeifend umher, während die Lehrerin glühend darum bemüht war, die Aufmerksamkeit der lieben Kleinen auf sich zu ziehen. Das hat nicht nur dazu geführt, dass die Großmutter in die Schule zitiert wurde und ein Familienpalaver über die Konsequenzen, die nunmehr zu ziehen sind, abgehalten wurde. Früher hätte es dafür, wohldosiert, sofort ausgeführt, eine ‚Maulschelle' gegeben, die die Einsicht in die verschiedenen Notwendigkeiten sehr sinnfällig nach sich gezogen hätte. Auch hier werden wir nicht umhin kommen, die Indikation für Psychostimulantien entsprechend unseren veränderten Verhaltensschemata bei der Abrichtung der Kinder zum ach so qualvollen Leben der Erwachsenenwelt zu akzeptieren.'" (Amft, 2002, S. 48)

Was wissen die von Amft zitierten Autoren Meiner, Elliger und Forth vom „ach so qualvollen Leben" der Familie mit ADHS? Amft weiß vermutlich nicht mehr als die zitierten Autoren, sonst hätte er die nachfolgende Bemerkung nicht auch noch zur Verstärkung zitiert: „,Zeigt dieses Fallbeispiel einen jungen Patienten, der von einem Aufmerksamkeitsdefizit-Syndrom' betroffen ist, oder das frech-provokative Verhalten eines aufgeweckten Jungen? Was soll er bekommen? Ritalin® nach amerikanischer Art oder eine ‚Maulschelle' nach deutscher Tradition? Zusammengefasst lässt sich festhalten: ADS ist keine Krankheit und erst recht keine Krankheitseinheit, sondern eine behaviorale Beschreibung eines sozial unerwünschten Verhaltens'" (Amft, 2002, S. 48).

Was die von den Autoren nicht weiter negativ betrachtete „,Maulschelle' nach deutscher Tradition" angeht, die man auch Ohrfeige, Schläge, Prügel nennen könnte, so ist dazu zu bemerken, dass viele hyperaktive Kinder und Jugendliche, insbesondere die mit einer oppositionellen Störung des Sozialverhaltens, frühzeitig Bekanntschaft machen mit derlei pädagogisch fragwürdigen Maßnahmen: Erstens können diese körperlich und seelisch schaden, und zweitens nützen sie so gut wie nichts, denn ADHSler lernen sehr wenig aus Fehlern und aus Strafe. Sie lernen vielleicht, dasselbe zu tun, insbesondere wenn sie zur Aggression neigen. Darüber hinaus ist die körperliche Gewalt, die vom berühmten „Klaps", über die erwähnte „Maulschelle" bis zur schweren und schwersten Misshandlung reichen kann, ein besonderes Problem gerade in denjenigen ADHS-Familien, wo Mutter und/oder Vater selbst unter einer ADHS mit leichter Erregbarkeit, schwacher Impulskontrolle und schnell überschießender Aggressivität leiden.

Um den Leser erkennen zu lassen, dass Unaufmerksamkeit – und zugleich das von ihm als „so genanntes" apostrophiertes ADS – etwas ganz Normales, Banales, Alltägliches ist, weil jeder hin und wieder unaufmerksam ist, führt Amft ihm „jedermanns" zeitweilige Unaufmerksamkeit vor Augen, um dann die Forderung von Aufmerksamkeit in militärische Zusammenhänge zu bringen:

„Wir sind zu müde, um zuhören zu können. Wir haben ernste Probleme, die uns dauernd durch den Kopf gehen. Wir sind verträumt, verliebt oder gehen sonstigen Gedanken nach.
Der Vortrag langweilt. Der Vortrag überfordert uns. Er ist anstrengend, weil wir irgendwie nicht mitkommen.
All dies sind ‚Aufmerksamkeitsstörungen', die wir uns in der Regel gern verzeihen, obwohl wir wissen, dass wir eigentlich aufmerksam sein sollen. [...] Das so genannte Aufmerksamkeitsdefizitsyndrom ist folglich in erster Linie eine Verhaltensbewertung, die Kinder von außen erfahren. ‚Attention' bedeutet auch: Beachtung. Und ‚to stand at attention' meint das ‚Stramm-Stehen' beim Militär. Das ADS ist in diesem Bedeutungskontext in erster Linie als ‚ein Defizit an schulischer Folgsamkeit' zu interpretieren." (Amft, 2002, S. 47)

Zeitweilige Unaufmerksamkeit, wie Amft sie zu meinen scheint, ist kein echtes Problem und hat mit ADHS nichts zu tun. Hierbei geht es um die Fähigkeit, die Aufmerksamkeit über eine gewisse Dauer aufrecht erhalten zu können, nicht nur bei großem Interesse, sondern auch bei uninteressanteren Vorgängen des alltäglichen Lebens, die weit wichtiger sind, als bei einem Vortrag gut zuhören zu können. Dem ADHS-Betroffenen mangelt es grundsätzlich an ausdauernden Fähigkeiten seiner übergeordneten Instanz – es sei denn, er ist hochmotiviert. Es ist eben eine Frage des Maßes dieser Selbststeuerungsfähigkeit, ob man in seinem sozialen Umfeld akzeptiert werden kann. Mit militärischem „Strammstehen" oder mit „Kadavergehorsam" hat dies nun wirklich nichts zu tun.

Schwer betroffene Erwachsene mit ADHS, die sehr wohl wissen, dass sie früher ohne medikamentöse Therapie im Chaos lebten und ihre Situation nicht verändern konnten, die täglich das Ergebnis ihres Versagens bewusst wahrnahmen und ihm hilflos ausgeliefert waren, sie können beurteilen, ob ihre ADHS eine Krankheit ist. „Früher überlebte ich – jetzt lebe ich" lautet die Aussage einer Mutter seit ihrer medikamentösen Therapie. Sie hat eigentlich wegen der ADHS ihrer kleinen Tochter eine Selbsthilfegruppe aufgesucht und fand endlich auch Hilfe für sich selbst.

Darf man von Krankheit sprechen, wenn ein dreißigjähriger Familienvater, der früh und lange Zeit Alkoholiker war, sich auf spektakuläre Weise das Leben nimmt, der nicht in der Jugendzeit als verträumter ADHSler, sondern erst nach seinem Tod in diesen Verdacht kommt, weil man erst dann seine einzelnen Auffälligkeiten zusammenbringt? Ist es keine Krankheit, wenn Depressionen aufgrund einer ADHS das Leben kaum erträglich machen, wenn eine Sucht nicht verhindert und auch nicht rückgängig gemacht werden kann?

Man spricht und liest von „Zappelkindern", man sorgt sich um die Kinder, die nicht so konzentrationsfähig sind wie die anderen. Etwas „Zerstreutheit" hat schon viele nicht daran gehindert, Professoren zu werden. Mit einer genügenden Portion Genialität haben es so einige Berühmtheiten weit gebracht. Albert Einstein wird daher gern als ein Prototyp tröstlicher ADHS-Ausprägung genommen – warum auch nicht?

Über Mozart sagt der Stardirigent Sir Simon Rattle: „Er muss ein unglaublicher Irrwisch gewesen sein – was eine faszinierende Vorstellung ist“ (Rattle 2005). Zu untersuchen, ob Mozart wirklich von ADHS betroffen war, wäre spannend. Sein geniales und enorm großes Werk überstrahlt dennoch all seine vermuteten Schwächen. Ob er MPH gebraucht hätte? Es ist nicht wirklich vonnöten, heute darüber zu urteilen.

Mit weiteren Geistesgrößen wie Einstein oder Weltpolitikern wie Churchill ADHS zu vermitteln – das ist die eine Seite, mit der man betroffene Väter am ehesten dazu bringen kann, sich zu fragen, ob sie „es“ auch haben. Doch wie sieht die andere, düstere Seite der ADHS aus? Wer möchte sich schon gerne mit Drogenabhängigen in einen Topf werfen lassen, mit Obdachlosen, mit Kriminellen, gar mit Sexualstraftätern? Darüber zu schweigen hat einen guten Grund: Nicht alle ADHSler haben ein Risiko, in diesen Abgründen zu landen. Nicht alle Kinder werden später kriminell, weil sie ADHS haben, und sie sollen auch gar nicht erst in die Nähe einer Verdächtigung gerückt werden, so als ob es *das* Kriminalitätsgen gäbe, das sich in der Kindheit als Zappeln bemerkbar mache. Also verschweigt man, vielleicht mangels Erfahrung, auch in der Selbsthilfe lieber die dunkelste Seite, die Kirsten Stollhoff, Karin Duscha und Wilma Mahler in ihrem Klartext sprechenden Buch „Hochrisiko ADHS“ aufgezeigt haben. Unter anderem berichtet das Buch über die Tragödie vom Hungertod eines Babys, den eine Sozialpädagogin in der vom Jugendamt angeordneten sozialpädagogischen Familienhilfe auch nicht verhindern konnte, da sie nicht die ADHS-Betroffenheit der absolut unfähigen jungen Mutter erkennen konnte.

Wer nur den Zappelphilipp als typischen Hyperaktiven zeigt, der vergisst, dass motorische Unruhe nur ein Zug von vielen, aber der am schnellsten auffallende ist. Wer Verhaltensauffälligkeiten nur mit diesem Begriff beschreibt, der möchte vielleicht eine Stigmatisierung der ADHS-Kinder vermeiden, er zeigt aber auch nur einen Teil von dem, was Verhaltensauffälligkeiten bei ADHS sein können. Diese Verharmlosungen sind Futter für diejenigen Autoren und „Experten“, die das Störungsbild kaum anders kennen als aus Büchern mit den entsprechenden, manchmal verniedlichenden Beschreibungen, und die dann auch voller Überzeugung gegen die medikamentöse Therapie anschreiben und dozieren oder sie für dann notwendig erachten, wenn das Kind in den vermuteten elterlichen „Versagensbrunnen“ gefallen ist.

Manche Überschriften zu Büchern, Vorträgen und Artikeln verraten, wie die ADHS von weit außen betrachtet eingeschätzt wird: „Warum Pippi Langstrumpf so gesund ist“, „Warum Huckleberry Finn kein Ritalin brauchte“ sind beispielsweise Titel des Psychoanalytikers Eckhard Schiffer. Henning Köhler wählt den Titel „War Michel aus Lönneberga aufmerksamkeitsgestört? Der ADHS-Mythos und die neue Kindergeneration“: „Kindsein ohne Maske ist nicht pathologisch, wie man es auch dreht und wendet“ (Köhler, 2002, S. 20 f.). Köhler übernimmt den von Dieter Mattner gezogenen Vergleich zur Naziideologie: „Er [Mattner] weist nach, dass dieselben sozialdarwinistischen, biologistischen und Mediokrität [Mittelmäßigkeit] verherrlichenden Vorstellungen, die im Nationalsozialismus triumphierten, auch dem postmodernen Normalitätsmythos verkappt zugrunde liegen. [...] Auch heute wieder triumphiert, gestützt auf ein Geist und Seele leugnendes Menschenbild, das Unauffälligkeitsideal" (Köhler, 2002, S. 59).

Dass man einen schwer und in breiter Komorbidität betroffenen ADHS-Patienten auch mit noch so vielfältiger Therapie nicht in eine Mittelmäßigkeit hineinmanipulieren kann, scheint auch dieser Autor nicht zu wissen. Es ist mitunter allenfalls möglich, die heftigsten Folgen zu verhindern, doch selbst das nicht immer. Folgen, die Köhler genauso wie die übrigen zitierten ADHS-„kritischen" Autoren keinesfalls für ein eigenes Kind wünschen würde: Schulversagen, Sucht, Chaos, Unfallhäufigkeit, Ängste, Depression bis zum Suizid, Delinquenz, und was noch alles dazugehören kann, je nach der Art der individuellen Betroffenheit.

Mark Twains Huckleberry Finn oder die pfiffige und fantasievolle, etwas herrische Pippi Langstrumpf, der niedliche Michel aus Lönneberga, der angeberische Karlsson vom Dach – wir kennen sie aus Astrid Lindgrens liebevollen Erzählungen und aus Filmen, erheiternd in Szene gesetzt. Wenn eine schwere ADHS nur *so* aussähe und unsere Welt zugleich *so* voller absoluter Freiheit wäre und ohne die Notwendigkeit, die Realität klar zu sehen und sich in sie einzufügen, dann könnte auch die „Therapie" so aussehen wie in den Kinderbüchern.

Aus gutem Grund runden die positiven Beschreibungen das Bild vieler ADHS-Persönlichkeiten ab: Fantasie und Kreativität, Fröhlichkeit und Offenheit, Hilfsbereitschaft, Abenteuerlust und Wagemut. Sie sind durchaus „besondere" Kinder, wenn man dieses Wort nicht ausschließlich schönfärberisch versteht.

„Und das sollen Kennzeichen einer Krankheit sein?" – Mit dieser Frage stehen die Kritiker bereit, diese positiven Merkmale vieler ADHSler aufzugreifen, um damit die Notwendigkeit einer medikamentösen Therapie als überflüssig, falsch und „sowieso schädlich" zu brandmarken. Die Negativa sehen sie ja per se als Folge von ungünstigen Umwelteinflüssen, denen logischerweise pädagogisch vorzubeugen sei, um nicht medikamentös therapieren zu müssen.

Wären alle hyperaktiven ADHSler mit einer Zielstrebigkeit ausgestattet, die ihnen mit Intelligenz, Kreativität, Emotion oder Komik gepaart ermöglicht, dass sie ihre passende Nische entdecken könnten wie so viele geniale Künstler, die auf der Bühne den Hyperaktiven geben, dann müsste man sich nicht die größten Sorgen um sie machen. So herzhaft wir über den Komiker Rowan Atkinson lachen können, wenn wir ihn als „Mr. Bean" im Fernsehen sehen, so entsetzt sind wir aber, wenn unser ADHSler sich so auf der alltäglichen „Lebensbühne" benimmt.

4.7 Einmal gedruckt – für immer in der Welt

Am Anfang einer wissenschaftlichen Arbeit oder einer Untersuchung steht die Fragestellung. Am Ende steht das Ergebnis und dessen Interpretation, evtl. eine daraus hervorgehende neue Fragestellung. Hierbei kann es darum gehen, neue Sachverhalte zu klären oder Problemlösungen weiterzubringen, es kann aber auch darum gehen, Lorbeeren zu ernten. Zuweilen geht beides. Ist die Arbeit abgeschlossen, wird sie veröffentlicht mit dem Ziel, sie der Fachwelt oder der breiten Öffentlichkeit bekannt zu machen.

Wenige Veröffentlichungen um die ADHS haben einen so nachhaltigen Effekt in der allgemeinen Leserschaft, mehr noch bei den ADHS-Experten und den Eltern der ADHS-Kinder hinterlassen wie die des Göttinger Neurobiologen Gerald Hüther über eine gewagte „Parkinson-Theorie" (Hüther 2002a). Seine Versuche mit fünf jungen Ratten führten ihn zu der Überlegung, dass eine Langzeitnebenwirkung der medikamentösen Therapie mit Methylphenidat vielleicht ein erhöhtes Parkinson-Risiko sein könne. Dies veröffentlichte er im Arzneitelegramm. Er ging dort wegen des Anstiegs der Verordnungszahlen des MPH auch von „missbräuchlicher Verordnung" aus. Tages- und Wochenzeitungen, Zeitschriften populärer wie fachlicher Art und politische Magazine, auch Fernsehsendungen nahmen diese Theorie auf und verbreiteten sie. Hüther erntete heftige Kritik, denn viele in Forschung und Praxis der ADHS erfahrene Fachleute waren empört. Universitäts-Kollegen um den Direktor der Kinder- und Jugendpsychiatrie der Georg-August-Universität Göttingen und Vorsitzenden der Deutschen Tourette-Gesellschaft, Aribert Rothenberger, distanzierten sich und argumentierten unter der Überschrift „Es gibt Grund zur Sorgfalt, aber keinen Grund zur Sorge […] Im Vergleich zur großen Anzahl von Untersuchungen zu kurzfristigen Wirkungen und Nebenwirkungen der Stimulantienbehandlung fehlen tatsächlich noch Untersuchungen zu Langzeitwirkungen. Immerhin liegen mehrere klinische Studien vor, aus denen sich *keine Besorgnisse hinsichtlich Spätschäden* ableiten lassen. Insbesondere wurde bisher von keinem Fall der Parkinsonerkrankung nach Methylphenidat-Gabe berichtet. Dies wäre durchaus zu erwarten, nachdem spätestens seit Mitte der 70er Jahre Methylphenidat in größerem Umfang verordnet wird" (Höger et al., 2002).

Für die Deutsche Gesellschaft für Kinder- und Jugendpsychiatrie und -psychotherapie (DGKJP) bezog Rothenberger offiziell Stellung:

„Zu großer Medienbeachtung, Internetdiskussion und Verunsicherung bei Betroffenen führte die umstrittene und in hohem Maße spekulative Behauptung, dass die Einnahme von MPH im Kindesalter später zu einem Parkinson-Syndrom führen könnte […]. Allerdings gibt es hierüber bisher keine Fallberichte und Erfahrungen, obwohl Stimulantien seit 1937 verabreicht werden […] und bei der Diagnostik eines Parkinson-Syndroms eine sorgfältige Medikamentenanamnese erhoben wird. Die vermeintliche ‚Parkinsongefahr' ist also bisher weder begründet noch belegt" (Rothenberger, 2002, S. 2 f.).

Wie weit die vielfach als spekulativ bezeichnete Aussage Hüthers in die Bevölkerung hineingetragen wurde, war bald zu spüren. Beispielsweise Lehrer, die von der ADHS kaum mehr wussten als, dass es sie doch „vielleicht wirklich" gibt, lesen diese Neuigkeit auch, steht sie doch im Hauptteil vieler Tageszeitung.

Wie sehr die Hüthersche These besonders Eltern von neu diagnostizierten ADHS-Kindern geängstigt und verunsichert hat, wird in den vielen Anrufen am Selbsthilfetelefon deutlich, wenn Mütter besorgt den Parkinson-Verdacht ansprechen. Mütter berichten, dass andere Mütter ihrem Kind das Medikament von nun an nicht mehr geben und die Probleme wieder so deutlich zutage treten wie früher. Selbst an jugendlichen ADHS-Patienten ist die Parkinson-Theorie nicht spurlos vorbeigegangen: Auch hierzu wird von einer Mutter berichtet, dass ihr Sohn sein Medikament nicht mehr einnehmen will. Intelligente junge ADHS-Betroffene lesen eben auch die Tageszeitung.

Über mögliche Langzeitnebenwirkungen wird seit langem spekuliert. Sie kritisch ins Kalkül zu ziehen, ist die Pflicht der Pharmakologie. Klar ist jedoch, dass seit mehreren Jahrzehnten viele Kinder und Jugendliche, besonders in den USA, mit Methylphenidat therapiert werden. Ein Erwachsener mit ADHS, der auf Grund einer früheren, auch langjährigen Pharmakotherapie zum Parkinson-Patienten geworden ist, wurde bisher noch nicht öffentlich genannt. Es kann vermutet werden, dass die weltweit agierenden Gegner der medikamentösen ADHS-Therapie dies getan hätten, wäre er gefunden worden.

Der flotte Spruch, die eingängige Schlagzeile – bei der uninformierten oder nur wenig oder auch falsch informierten Käufer- und Leserschicht kommen sie leicht an. Für die Betroffenen und ihre Familien führen sie zu großer Verunsicherung und in einigen Fällen zum Abbruch einer existenziell wichtigen Therapie. Es kann nicht im Interesse der Betroffenen sein, ohne fundierte wissenschaftliche Grundlage Ängste zu schüren.

4.7.1 Medien und die Ausgewogenheit

Medienschelte kommt niemals gut bei den Medien an, und es wäre auch unfair, sie für allen Unsinn, der durch sie verbreitet wird, verantwortlich zu machen. Wer aber innerhalb dieser Unternehmen und großen Konzerne kann unterscheiden, was richtig und falsch, nützlich und nutzlos ist? Wer eine Meinung oder Informationen verbreiten will, der braucht die Medien, und er erhofft von ihnen, dass sie seine Information oder Meinung für wesentlich oder zumindest interessant halten. Die Medien haben aber generell die Aufgabe, als Wirtschaftsunternehmen zu funktionieren. Ihr Interesse gilt also nicht unbedingt in erster Linie der objektiven Aufklärung, sondern ihr Ziel ist, sich selbst an die Leserschaft bzw. Zuschauerschaft zu bringen. Der Kampf um Einschaltquoten im Fernsehen macht die Prioritäten der öffentlichen Medien deutlich. Dennoch ist es möglich, dass die persönlichen Interessen von Mitarbeitern eines Mediums den Inhalt wesentlich bestimmen. Es ist also falsch, die Medien über einen Kamm zu scheren. Die Probleme sind dennoch vielfach da: Mit schneller Recherche, dem hingeworfenen Wort in gekonnten und reißerischen Überschriften wollen sich Magazine und Zeitschriften ihre Leser, Fernsehmacher hohe Einschaltquoten sichern. Das Thema „Zappelkinder und Psychopillen" lässt mit Kreativität Aufmerksamkeit auch da entstehen, wo man sich sonst nicht unbedingt für Krankheiten interessiert.

Führende internationale Wissenschaftler, allen voran R. A. Barkley, äußern sich in einer gemeinsamen Erklärung „tief besorgt über regelmäßig wiederkehrende Falschdarstellungen der [...] ADHS in den Medien. Wir befürchten, dass unzutreffende Meldungen, die ADHS als Erfindung, Betrug oder gutartigen Zustand darstellen, dazu führen können, dass sich Tausende von Leidenden nicht um eine Behandlung ihrer Störung bemühen" (Barkley et al., 2002).

Da Ausgewogenheit ein medien-demokratisches Schlüsselwort ist, wird eine Fernsehsendung bereits in der Vorankündigung als ausgewogen bewertet, wenn mehr als ein Meinungsvertreter auftritt, denn man will ein gebildetes und kritisches Publikum ansprechen. Das Problem für den unaufgeklärten Zuschauer ist nun aber: Wie soll er bei den als „ausgewogen" angekündigten Beiträgen eines Themenabends erkennen, dass diese „Ausgewogenheit" eine deutliche Schieflage hat? Nur die im Thema bewanderten Zuschauer können diese Schieflage erkennen, weil sie die Argumente aus den verschiedenen Richtungen schon kennen. Es können mehr als zwei Ansichten über ein strittiges Problem herrschen, deshalb können auch zwei gesendete Ansichten an der Wahrheit vorbeigehen. Da man sich aber bereits mit dem Begriff „Wahrheit" in die Nesseln setzen kann, spricht man besser von den Erfahrungen, die eindeutiger sind als wissenschaftlich verbrämte Spekulationen.

Von einem als seriös geltenden Kultursender wie Arte, der eher vom überdurchschnittlich gebildeten Zuschauer eingeschaltet wird, erwartet man also auch zum Thema ADHS Fundiertes und wirklich Ausgewogenes. Empörung ernteten die Arte-Macher daher auch von Betroffenen und von den Profi-ADHS-Experten nach Ausstrahlung ihres ADHS-Themenabends am 16.9.2003. Der Bundesverband Arbeitskreis überaktives Kind e. V. (2003) schreibt in einem offenen Brief an die Fernsehmacher von ZDF und Arte:

> „Insbesondere der Beitrag des Journalisten Hans-Christian Koch wurde als eine ausgewogene Bestandsaufnahme der Situation in Deutschland angekündigt. [...] Zu unserem größten Bedauern sahen wir unsere Bedenken bestätigt. Insgesamt können wir zu dem Beitrag sagen: Schade – eine vertane Chance. Hier wurde nicht zur Klärung der Situation (und Besserung für die vielen Betroffenen) beigetragen, sondern in Räuber-und-Gendarm-Manier vermeintlichen dunklen Machenschaften nachgespürt und Klischees bedient. Es war sozusagen ein Rückschritt in die Steinzeit der ADHD-Diskussion."

Wenn man sich kompetente Ausgewogenheit zur Pflicht macht, weil man aufklären will, dann ist es ratsam, sich bei Erfahrenen kundig zu machen. Wenn Medien ausschließlich diejenigen zu einer Sendung einladen, die ein medizinisches Problem samt Therapie kritisieren, aber kein umfassendes Wissen und schon gar keine breite Erfahrung damit haben, dann bedienen sie die Vorurteile

Außenstehender. Alle Medien würden sich sicher dagegen verwahren wollen, sich zu Komplizen der Ignoranz gemacht zu haben.

Erfreulich für Experten wie Betroffene ist, dass in jüngster Zeit Fernsehbeiträge mehr die Chance genutzt haben, sich bei erfahrenen ADHS-Experten kundig zu machen. Als Positivbeispiel kann die Sendung „Horror Hyperaktivität – Was Kindern mit Zappelphilippsyndrom hilft“ in der Reihe „Welt der Wunder“ genannt werden, die am 30. April 2006 von RTL II ausgestrahlt und von weiteren Sendern wiederholt wurde.

4.7.2 Sprachjongleure

Niemand sollte behaupten, dass TV-Beiträge oder schriftstellerische Produkte nicht interessant seien, in denen die ADHS verharmlost, geleugnet, ihre Verursachung tiefenpsychologisch interpretiert und die Mütter, seltener Väter, als schuldlos Schuldige verdächtigt werden. Nicht wenig stilistisch Gelungenes findet sich, auch wenn der Inhalt von erlebter ADHS-Wirklichkeit und auch von den Ergebnissen der ADHS-Forschung teilweise recht weit entfernt ist.

In einer Kritik von Neuerscheinungen zum Thema ADHS wendet sich Elisabeth von Thadden in der „Zeit“ vom 20.6.2002 drei „Büchern [zu], die es vergleichend zu lesen lohnt.“ Von Thadden entpuppt sich hier aber leider als eher schöngeistige Literatin: Stilistisch anspruchsvolle Satzstrukturen, die Lust an der Sprachschöpfung verraten, sind geeignet, dem uninformierten, unvoreingenommen Leser halbwahre oder unwahre Aussagen schmackhaft zu machen; an und für sich schwierige Inhalte werden geglättet und mit Gleitmittel transportiert, und so wird die Akzeptanz des Gedruckten auch für den anspruchsvollen Leser leichter. Wer von den mit täglicher ADHS-Realität konfrontierten Experten wollte sich anmaßen, die neuesten Erscheinungen der Belletristik zu rezensieren, wenn er nicht aus Beruf oder Leidenschaft oder aus beidem ein Literat geworden ist? Von Thadden ist unverkennbar Literatin:

> „Aufmerksamkeit ist der Schlüssel zum Ausgang aus der unverschuldeten Ungewissheit, wer denn im Wettbewerb zählt. Also muss man herausfinden, was sie denn sei, um sie herstellen zu können. Wie hängen die Vorgänge im Gehirn mit denen der Seele zusammen, mit der Umwelt, der Macht der Diskurse? Verlangt das Nützliche eine andere Aufmerksamkeit als das Schöne? Wo von dem knappen Gut die Rede ist, sind stillschweigend soziale Muster im Spiel, und meistens droht die Entwertung, wenn die Aufmerksamkeit, die einer aufbringt, nicht die erwünschte ist. So türmen sich um das Thema zahllose Bücher aller Disziplinen, und falls einer noch nicht verunsichert war, wird er's angesichts dieses Stapels gewiss.“ (von Thadden, 2002)

Die Kunst der passenden Wortwahl macht selbstverständlich den gelungenen Stil von Sachbüchern aus. In Frageform gehüllte Andeutungen, Unterstellungen und in den Konjunktiv gesetzte Erwägungen wollen dem Leser eine Meinung vermitteln. ADS/ADHS ist dann „Symptom einer Gesellschaft“ und „Ausdruck unserer hektischen Zeit“. ADHS-Kinder werden nicht therapiert, sondern „gefügig“ oder „pflegeleicht gemacht“, „ruhig gestellt“, „unter Ritalin gesetzt“, „angepasst“, „zum Funktionieren gebracht“ oder „gepuscht“.

Die Medikamente heißen „Psychopille", „Ruhigsteller", „Kinder-Koks ". Sie werden nicht einfach gegeben, sondern „verabreicht" und es wird „löffelweise Ritalin" „verfüttert". So negativ, wie es wohl gemeint sein mag, so negativ wird es auch von den Zuhörern verstanden.

Auf Kritikerseite wird der ADHS oder dem ADS gern ein Wort vorangestellt, dass es leicht erkennbar als eigentlich nicht wirklich existent oder nicht akzeptiert, als umstritten kennzeichnen soll: Die „so genannte" ADHS, das so genannte ADS. (Den Älteren fällt hierzu die „so genannte DDR" ein, die SBZ – die „sowjetisch besetzte Zone", wie man in den 1960er Jahren den heute manchmal noch Ex-DDR oder Ost- oder Mitteldeutschland genannten Teil unseres Landes bezeichnete. Als „so genannte" musste die DDR jeder bezeichnen, der sich nicht verdächtig machen wollte, ein Kommunist oder subversiv tätig zu sein. Ohne das vorangestellte „so genannte" erkannte man quasi die DDR als einen Staat an.)

4.8 Unklare Motive

Bei der mehr oder weniger vehementen Kritik an der Diagnose ADHS sowie ihrer medikamentösen Therapie stellt sich die Frage nach den Gründen und den Absichten dieser Kritiker. Der grundsätzliche Kampf gegen Psychiatrie der weltweiten Sekte Scientology ist bekannt. Vielfältige und fundierte Informationen hierzu, das Thema ADHS miteingeschlossen, gibt im Internet Ingo Heinemann, der Geschäftsführer der Aktion für geistige und Psychische Freiheit, Bundesverband Sekten- und Psychomarktberatung e. V. (AGPF) unter www.agpf.de. Doch auch von Autoren mit einer Denkrichtung fern von Scientology weht Eltern und Profis ein ähnlich scharfer Wind entgegen, sobald es um die medikamentöse Therapie geht.

Dass die Scientology Church und andere führende Gegner der medikamentösen Therapie der ADHS sich nicht gerade spinnefeind sind, fiel auch der Kinderneurologin Kirsten Stollhoff auf. Im „Kinder- und Jugendarzt" schreibt sie: „Und nun noch eine ganz andere Überlegung: Herrn Hüthers Überlegungen zu der 5-Ratten-Studie waren lange vor der schriftlichen Publikation in sehr obskuren Foren einzusehen, die teils von Scientologen selbst (ritalin-kritik.de), teils von Scientology-Sympatisanten (z.B. psychometrix.de) betrieben werden. Damit soll nicht gesagt werden, dass Herr Hüther Scientologe ist. Ich frage mich aber, warum er sich von dieser Gruppe und ihren bekannten Aktivitäten nicht klar distanziert" (Stollhoff, 2002, S. 381).

Der Journalist Jörg Blech widmet eines von elf Kapiteln seines Buches „Die Krankheitserfinder – Wie wir zu Patienten gemacht werden" kritisch der ADHS und der medikamentösen Therapie. Über ADHS scheint Blech bei Drucklegung (noch) kein fundiertes Wissen zu haben. Er schreibt in der Rolle des Berichterstatters, doch seine Tendenz ist eindeutig: „Die Pharmaindustrie definiert die Gesundheit des Menschen gegenwärtig neu, so dass Gesundheit ein Zustand ist, den keiner mehr erreichen kann. […] Denn indem man zappelnde Kinder medikamentös ruhig stellt […] kann man viel Geld verdienen" (Blech, 2003, Umschlagtext). Sich der Pharmaindustrie gegenüber kritisch zu äußern ist sicher kein Fehler – so zu tun, als habe es die ADHS nötig, neu erfunden oder von einer Pharmalobby entdeckt oder definiert zu werden, beweist eher, dass seine ADHS-Recherche den Autor nur bis an den Rand des Problems geführt hat. Ohne jegliche „Aufklärung" durch irgendeine Lobby wissen viele betroffene Eltern intuitiv: Mein Kind ist krank, wenn nicht sogar behindert. Nur der Name für diese Krankheit und auch die entsprechenden Therapien und Hilfen, einschließlich der nicht medikamentösen, werden ihnen von anderen vermittelt, natürlich auch durch Schriften und Fachvorträge, die von der Pharmaindustrie gesponsert sind.

Vielfach wird finanzielles Interesse der Pharmaindustrie als alleiniges Motiv für die Entwicklung von Medikamenten betrachtet. Doch genauso wenig wie z. B. Therapeuten und Autoren sich verdächtigen lassen möchten, dass sie sich vorrangig aus finanziellem Interesse kritisch zur medikamentösen Therapie stellen, sollte man der Pharmaindustrie unterstellen, übliche kindliche Verhaltensweisen zu einer Krankheit hoch zu stilisieren, um ihren Produkten einen Markt zu verschaffen. Bei MPH scheint es sogar manchmal umgekehrt angebracht, die Pharmaindustrie zu animieren, die Indikationen endlich erweiternd zu überarbeiten. Der Beipackzettel besagt, dass zwei Indikationen für Ritalin® in Frage kommen: „Hyperkinetisches Syndrom im Kindesalter" und „Narkolepsie", bei der keine Altersangabe gemacht wird. Eine Überarbeitung mit der Aufhebung der Grenze „Kindesalter" bzw. „Kindes- und Jugendalter" ist überfällig, denn ab 14 Jahren ist das Kind Jugendlicher. Für Erwachsene ist demnach MPH nicht zugelassen. Die Mediziner, die Erwachsene mit MPH behandeln, sehen sich in einer rechtlichen Grauzone, aber ein großes „Kind" von 18 Jahren oder ein entsprechend betroffener älterer Erwachsener benötigt wie in seiner Kindheit sein Medikament.

Es ist vonnöten, der Phalanx der unerfahrenen Kritiker, zu denen Blech sich gesellt, ihre Argumente zu entziehen. Die Pharmaindustrie sollte das Ihre dazu tun.

Blech urteilt als Außenstehender, Nichtbetroffener. Er will vermutlich redlich aufklären und davor warnen, sich von den falschen Propheten des Medizinbetriebs vereinnahmen zu lassen. Leider ist er in seinem Kapitel „Psychopille zum Pausenbrot" selber zum falschen Propheten geworden. Unter der „Spiegel"-Titelgeschichte „Das Zappelphilipp-Syndrom" schreiben Jörg Blech und Katja Thimm den Artikel „Kinder mit Knacks" (Blech & Thimm, 2002). Nach der Aussage des Kinderarztes und ADHS-Experten Klaus Skrodzki ging dem ein dreitägiger Aufenthalt des Autors in Skrodzkis Kinderarztpraxis voraus, mit der Möglichkeit, Eltern betroffener Kinder zu befragen. Skrodzki schreibt dazu (in einem persönlichen Schreiben an die Verfasserin dieses Buches): „Er [Blech] selbst empfand die Darstellung gerechtfertigt […] Meine Patienteneltern waren mehr beleidigt als ich, da meine Erfahrungen mit Journalisten – bis auf wenige Ausnahmen – ähnlich sind." Es wäre falsch, würde man allen Ritalin-Gegnern geschäftliche oder ideologische Interessen unterstellen. Viele schreiben vermutlich aus ehrlicher Besorgnis und bestem Wissen und Gewissen. Sie übersehen dabei aber, dass ihr begrenztes Wissen und besonders die fehlende persönliche Erfahrung sie auf einen falschen Weg geführt hat. Und ihre Leser sehen sich in gutgemeinter Kritikgläubigkeit in dem Grundsatz bestätigt, dass „man gar nicht misstrauisch genug sein kann".

4.9 „Medikamente nein!" – doch was bleibt stattdessen?

Die Gegner einer medikamentösen Therapie sehen in einer „Vorbeugung" genannten Verhinderung des Ausbruchs der ADHS, also in der „richtigen" Erziehung, was immer das heißen kann, die ideale Methode, Medikamente überflüssig zu machen. Nicht wenige Familientherapeuten meinen, auch ohne Medikamente durch ihre Therapieangebote das ausgleichen zu können, was elterliche Erziehung angeblich nicht vermocht hat. Warum ihre Falldarstellungen es so oft bei der Lebensgeschichte plus Interpretation (Anamnese und „Diagnose") belassen, erklärt sich vielleicht damit, dass sie auch nicht wirklich, zumindest nicht langfristig weiterkamen in der Problemverbesserung. Werden Fallbeispiele mit deutlich positiver Entwicklung geschildert, dann handelt es sich nicht selten um weniger schwer betroffene Kinder mit guter und sehr guter Intelligenz und Emotionalität und eine nicht schlechte, aber verbesserbare Erziehungssituation.

Vielfach angebotene bzw. angepriesene alternative Heilmethoden zeigen bisher bei der ADHS im Allgemeinen keine oder nur sehr geringe, allenfalls unterstützende Wirkungen. Das bedauern hauptsächlich die Eltern, erwachsene Betroffene und die Selbsthilfeverbände, selbstverständlich auch diejenigen Ärzte, die alternative Heilmethoden grundsätzlich in ihrem Therapiekatalog führen. Insbesondere der Elternverband „Bundesverband Arbeitskreis überaktives Kind e. V." (BV AÜK) hat bis heute in seiner langjährigen Tradition bei der Suche nach sanften Methoden und alternativen Ansätzen nichts anderes herausgefunden als: MPH ist das Mittel der Wahl, aber hin und wieder helfen auch diätetische Maßnahmen. Die „Phosphatliga" als Vorgängerin des BV AÜK fand heraus, dass manche Kinder überempfindlich auf Phosphat als natürlichen oder zugesetzten Bestandteil der Nahrung reagieren. Dies zeigt sich in teilweise sehr massiven Verhaltensstörungen. So wird bei manchen Kindern eine negative Verhaltensveränderung etwa nach dem Konsum von Zucker oder chemischen Zusätzen der Nahrung beobachtet. Überempfindlichkeiten oder Allergien sind auf fast alle Nahrungsmittel denkbar, und der BV AÜK berät hierzu seit langem in Richtung auf Auslassversuche und eine oligoantigene Diät. Die Erfolge sind meist sehr mäßig, die Diäten auf Dauer kaum durchführbar, und die medikamentöse Therapie hat sich fast immer als die wirksamere Methode erwiesen.

Sabine Bernau, ehemaliges Vorstandsmitglied im BV AÜK, hat dieses Resümee in Bezug auf erwachsene Patienten ziehen müssen: „Patienten weichen häufig auf einige der […] alternativen Heilmethoden aus, wenn sie vor einer medizinisch notwendigen ADHS-Therapie zurückschrecken. In keinem Fall stellen diese Heilmethoden eine wirksame Alternative zur medikamentösen ADHS-Therapie dar" (Bernau, 2003, S. 163).

Mütter von ADHS-Kindern versuchen erfahrungsgemäß ebenso wie erwachsene ADHS-Patienten, oft über viele Jahre hinweg, Wege ohne die medikamentöse Therapie zu gehen – leider ebenso erfolglos.

Bernau weiß aufgrund ihrer jahrzehntelangen Erfahrung mit ihren drei hyperaktiven Söhnen und aus der Selbsthilfearbeit: „Um den Hirnstoffwechsel zu beeinflussen und eine Störung im dopaminergen Stoffwechsel zu beheben, bedarf es anderer Therapien. […] Die Hirnfunktionsstörung sollte von Anfang an schulmedizinisch behandelt werden. […] Einige Naturheilverfahren sind eine gute Begleittherapie" (Bernau, 2003, S. 164).

Die Tatsache, dass viele Störungen und Krankheiten sich mit Naturheilverfahren günstig beeinflussen und sogar heilen lassen, indem beispielsweise die Selbstheilungskräfte des Menschen angeregt werden, und dass dabei die schulmedizinischen Methoden durchaus nicht immer die besseren sein müssen, sei hier unbestritten.

Genauso wenig, wie man mit psychoanalytischen Verfahren die angeborene Störung ADHS heilen kann, gelingt es mit der Familienaufstellung nach Bert Hellinger, demzufolge ein Mensch mit Problemen die Position eines früher verstorbenen Familienmitglieds eingenommen habe. Ebenso wenig gelingt die Heilung von ADHS mit anderen obskuren Methoden, die mitunter die Wahrnehmung der Realität ausschließen. Von Nahrungsergänzungsmitteln bis zu physikalischen Therapien gegen ADHS bietet der Markt vieles, was teuer ist. Hätten diese Produkte und Verfahren eine deutliche Wirkung, dann, so kann man sicher sein, hätte es sich schnell in den Selbsthilfeverbänden und -gruppen herumgesprochen.

4.9.1 Vorbeugen – der ganz heiße Tipp

Dass ADHS eine genetisch bedingte, mithin also auch vererbte Störung oder Krankheit ist, wird seit Jahrzehnten in Zwillings- und Adoptionsstudien immer wieder belegt. Krause und Krause führen mehrere solcher Studien an (Krause & Krause, 2005, S. 29). Die Erfahrungen vieler Pflege- und Adoptiveltern innerhalb der Selbsthilfe bestätigen solche Ergebnisse. Hallowell und Ratey (2002, S. 322) nennen Adoption daher einen Risikofaktor für ADHS, womit sie nicht meinen, dass ADHS wegen der Adoption oder Inpflegenahme entsteht. Vermutlich haben weggenommene und weggegebene Kinder sehr oft Eltern bzw. eine Mutter mit ADHS, die unfähig war, es zu pflegen und zu erziehen.

In der Auseinandersetzung um die Ursachen der ADHS haben die Begriffe „Vorbeugung" und „Prävention" eine zentrale Bedeutung erlangt, weil sie, vorzugsweise von den Autoren der tiefenpsychologischen Richtung, oft und dann gebraucht werden, wenn sie das Zutagetreten der ADHS dem sozialen Umfeld anlasten. Selbstverständlich muss Vorbeugung bei ADHS unbedingt eine zentrale Rolle spielen: Es gilt den Sekundärfolgen der ADHS vorzubeugen, die bei einer ausgeprägten ADHS nicht allein mit gutem sozialem Umfeld, sondern nur mit der multimodalen Therapie gelingen kann. Je nach der Art und Schwere der Betroffenheit kann selbst den Folgen nur sehr schwer bzw. nur unzureichend vorgebeugt werden.

Der Kriminologe Christian Pfeiffer fordert „neue Konzepte gegen die Sprach- und Medienverwahrlosung". In einem Interview mit der Aachener Zeitung (AZ Nr. 216 v. 17.9.2003) äußert er sich auch über ADS: „Kinder mit der ADS-Veranlagung brauchen viel körperliche Bewegung, feste soziale Strukturen und gesunde Ernährung. Wenn alle drei Faktoren positiv gegeben sind, kommt die Krankheit erst gar nicht richtig zum Ausbruch. Wenn aber der Alltag eines solchen Kindes geprägt ist von stundenlangem Fernsehen, Bewegungsarmut, häufigem Wechsel der alltäglichen Abläufe und ‚junk food', dann ist es nicht verwunderlich, wenn die ADS-Symptome virulent werden" (Pfeiffer, 2003).

Derartigen Vermutungen widersprechen die ADHS-Experten wie beispielsweise der Rostocker Kinderpsychiater Frank Häßler anlässlich des 29. Kongresses der Gesellschaft für Kinder- und Jugendpsychiatrie, Psychosomatik & Psychotherapie (DGKJPP): „Behauptungen, die neurobiologische Funktionsstörung ADHS könne generell durch etwas mehr Bewegung oder verminderten TV-Konsum behandelt werden, sind schlicht falsch" (Häßler, 2005).

Als Beispiel für die Forderung nach vorbeugender sinn- und bildgebender Erziehung kann E. und H. Schiffers Buch „Nachdenken über Zappelphilipp" genommen werden. Hätte es nicht die motorische Unruhe der ADHS-Kinder zum Hauptinhalt, wäre es ein in allgemeinen Erziehungsfragen bereicherndes Buch, nicht nur für Eltern. Aus dem Vorspann :

> „Die Autoren dieses Buches orten denn auch die Gründe, weshalb viele unserer Kinder unter den Symptomen leiden, die als ‚ADS' zusammengefasst werden, eher in unserer Gesellschaft [„und weniger in hirnorganischen Defiziten", wie bereits dem Bucheinband zu entnehmen ist]. Kinder, die mit immer mehr optischen Reizen überflutet werden, denen immer weniger Bewegungsmöglichkeiten geboten und deren Phantasie und ‚innere Bilder' von den Medien gestohlen werden, reagieren einfach so, wie es das ‚Krankheitsbild' ADS umschreibt. Und sie reagieren auf das, was ihnen da angeboten wird, durchaus ‚gesund', weshalb eine Therapie auch am besten dort ansetzt, wo ADS entsteht, nämlich in der nächsten Umgebung des betroffenen Kindes.
> [...] Eingehend auf das Wechselspiel biologischer und sozialer Faktoren, geht es den Autoren im wesentlichen darum, wie den ADS-Symptomen präventiv begegnet werden kann. Ihre Vorschläge reichen von ganz einfachen Mitteln wie der ‚Gutenachtgeschichte' über die sinnvolle Einrichtung des Kinderzimmers bis hin zu einem adäquatvorbeugenden Unterricht in der Grundschule – Möglichkeiten, das Problem an der Wurzel zu packen, statt Medikamente zu verordnen, was den Autoren, wenn überhaupt, nur im Einzelfall sinnvoll erscheint." (Schiffer & Schiffer, 2002, S. 2)

Viele ADHS-Kinder reagieren leider oft nicht „gesund“, sondern sehr überempfindlich oder unterempfindlich auf ihre Umwelt, reagieren überzogen mit Abwehr und teilweise gar nicht auf eine liebevolle und Grenzen setzende Erziehung.

ADHS entsteht nicht „in der nächsten Umgebung des betroffenen Kindes“, sondern das betroffene Kind bringt sie mit. Es verhält sich vielleicht schon im Mutterleib fühlbar hyperaktiv, es kommt zur Welt und ist vielleicht sofort ein Kind mit mehreren Verhaltensauffälligkeiten, wie Eltern und Fachautoren berichten. Cordula Neuhaus schreibt, dass Frühsymptome bei Babys oft nicht ernst genommen und Eltern bei der Schilderung dieser frühen Symptome oft belächelt würden. Sie fordert sehr zu Recht: „Früherkennung tut Not“ (Neuhaus, 2003, S. 8 f.).

„Wer gut spielt, bleibt gesund“, dieser schöne Vortragstitel von E. Schiffer (Neue OZ v. 26.10.02) suggeriert, dass man späteren Problemen vorbeugen kann, wenn man Kinder schöpferisch tätig sein lässt und mit ihnen über ihre Spielerfahrungen spricht. Problematisch wird dieser Satz jedoch, wenn er sich auf ADHS beziehen sollte. Geradezu typisch ist das Problem, das Mütter etwa so berichten: „Mein Kind spielt meistens nicht ‚richtig‘; es packt alles nur aus, wirft es durch die Gegend, es konstruiert nichts, es demoliert beinahe alles, wenn ich es beim Spiel nicht animiere und lenke. Es verliert ganz schnell das Interesse, wenn es alleine spielt. Mit anderen Kindern gerät es in Streit, weil es ständig gegen vereinbarte Spielregeln verstößt.“

Mit seinen Kindern spielen, sie versunken ihrem Spiel überlassen, über gemeinsame Erlebnisse und Erinnerungen mit ihnen sprechen – das ist dann möglich, wenn sie in der Lage sind, sich an die elterliche Führung oder die der Erzieherinnen freiwillig anzulehnen und den zugestandenen Freiraum sinnvoll nutzen können. Bei ADHS-Kindern ist das oft völlig anders, es ist eine typische Eigenart, dass sie schon sehr früh eine altersgemäße Spielintensität vermissen lassen. Das gilt selbstverständlich nicht für alle Spiele und auch nicht für alle Kinder mit ADHS.

Jedes Kind hat seine Neigungen, und überließe man Hyperaktive so wie die Romanfigur Huckleberry Finn ausschließlich den grenzenlosen Möglichkeiten der Natur, außerhalb der Gesellschaft, dann fänden sie das sicher toll. Hyperaktive hassen Grenzen. Daher fallen ADHS-Kinder beispielsweise im grenzen- und strukturarmen Waldkindergarten auch nur wenig auf.

„Vom gesunden Eigen-Sinn“ (Schiffer, 1993, S. 31) heißt eine Kapitelüberschrift von E. Schiffer in seinem 1993 erschienenen Buch „Warum Huckleberry Finn nicht süchtig wurde“. „Gesund“ kann man den Eigensinn von ADHS-Kindern und Erwachsenen mit ADHS oft überhaupt nicht nennen, weil ihnen der Sinn zu oft gerade danach steht, was ihnen im Moment attraktiv erscheint. Auf den Kunstunterricht bezogen oder auf die therapeutische Arbeit, die Patienten zu freiem, befreiendem Ausdruck mit Hilfe künstlerischer Techniken animiert, ist der Eigensinn von höchstem Wert. Hierbei geht es um einen Freiraum im Schonraum, nicht um die vernünftige Gestaltung der realen Lebenswirklichkeit. Wenn Eigensinn aber eher Starrsinn ist, dann hat der Eigensinnige und mit ihm seine Familie ein Problem.

Wenn Schiffer einen Vortrag titelt „Warum Huckleberry Finn kein Ritalin brauchte", (Schiffer, 2003) dann schlägt er einen Bogen zu oben genanntem Buch. Meint er damit, dass Huck Finn entweder von ADHS verschont geblieben ist, weil er in der Wildnis, frei von allen Zwängen und ohne elterliche Fürsorge und Anforderungen aufwachsen „durfte"? Oder ist gemeint, dass Huck Finn mit einer ADHS, aber ohne lästige Grenzen sich nicht in die Gesellschaft einfügen musste, sich den Anforderungen seiner Zeit entzog und daher so spielen und herumstromern konnte, wie es ihm beliebte, und dass er darum kein Ritalin brauchte? Schiffer nennt Huckleberry Finn (1993, S. 9) „[...] Bürgerschreck – faul, verwahrlost, ohne festen Wohnsitz; der Vater ein gewalttätiger Säufer, von der Mutter ist schon gar nicht mehr die Rede." Schiffer muss sich fragen lassen: Reicht Verwahrlosung nicht aus, um von einem Jungen mit einem massiven Problem zu sprechen? Auch wenn Huck Finn sein Problem nicht wahrnimmt und auch nicht darunter leidet – auf unsere Zeit übertragen bedeutet dies doch, dass wir kein Problem darin sähen, wenn Jugendliche als (äußerlich oder innerlich) verwahrloste Straßenkinder herumlungern würden.

Einer derart romantisierenden Vorstellung vom abenteuerlustigen ADHS-Jugendlichen stehen die Berichte über delinquente Jugendliche entgegen, denen Freiheiten gelassen und Grenzen gesetzt wurden, mit denen sie nicht zurechtkamen. Sie leben nicht am Mississippi des 19. Jahrhunderts, sondern in einer Zeit mit neuen und reizvollsten Verführungen, an die Hucks „Erfinder" Mark Twain im Traum noch nicht denken konnte.

Den Autoren Hüther und Bonney zufolge „muß die Ausbildung dieser Verhaltensstörung durch gezielte präventive Maßnahmen verhinderbar sein" (Hüther & Bonney, 2002, S. 82). Um eine genetische Verursachung der ADHS nicht gänzlich zu leugnen, entwickeln sie einen Kompromiss, der in unser gängiges Weltbild von krank machenden Umweltfaktoren passt. Sie schreiben:

> „1. Unbestreitbar gibt es Kinder, die mit einer besonderen Vulnerabilität auf die Welt kommen und deshalb besonders leicht dazu neigen, eine derartige Verhaltensstörung zu entwickeln. Aber ob es wirklich dazu kommt, hängt ebenso unbestreitbar von den familiären und sozialen Bedingungen ab, unter denen diese Kinder aufwachsen.
> 2. Selbstverständlich muß das Gehirn eines Kindes, das eine solche Verhaltensstörung im Verlauf seiner ersten Lebensjahre aufgrund ungünstiger Startbedingungen und/oder schwieriger familiärer und sozialer Verhältnisse entwickelt hat, anders strukturiert und organisiert sein als das eines ‚normalen' Kindes." (Hüther & Bonney, 2002, S. 81 f.)

Wie klein wäre der Schritt der Vorbeugung anmahnenden Autoren in Richtung auf eine vorgegebene und nicht primär durch die Umwelt hervorgerufene ADHS beim Kind! Hätten die Autoren eine Methode zur Verhinderung der ADHS und den begleitenden Verhaltensstörungen in ihrem Buch verraten, dann hätten ADHS-Experten und die Elternschaft es bereits zum Bestseller gemacht.

4.9.2 Neue Erkenntnisse – bittere Einsichten

Es gut gemeint und doch das Falsche getan zu haben – dafür gibt es aus vielen Bereichen des alltäglichen Lebens wie auch der Politik viele Beispiele. So wurden in der Entwicklungshilfe aus den besten Motiven heraus Projekte erdacht und mit viel Aufwand durchgeführt, die sich nachher nicht nur als nicht genügend wirksam, sondern sogar als langfristig schädlich für die Natur und damit für die Menschen erwiesen haben, denen man doch eigentlich helfen wollte.

Ähnlich ergeht es denen, die sich berufen fühlen, Gutes am Menschen und für den Menschen zu bewirken. Sie haben einen Helferberuf ergriffen und sehen ihre Arbeit im Allgemeinen nicht als einen „Job" nur zum Gelderwerb. Ihre Berufswahl erfolgte oft aus einer wirklichen Berufung heraus. Deshalb sollte man erwarten können, dass eine grundsätzliche Übereinstimmung besteht zwischen den Vertretern der gegensätzlichen Auffassungen zur ADHS und ihrer medikamentösen Therapie: Sie alle wollen den Betroffenen helfen.

Wegen dieser auch den Kritikern zu unterstellenden Absicht, Gutes bewirken zu wollen, leben die Betroffenen in der Hoffnung, dass auch diejenigen, die sich heute noch sehr ablehnend äußern, doch in naher Zukunft ihre eingefahrenen Bahnen und Denkschablonen verlassen und sich den Erkenntnissen erfahrener ADHS-Experten öffnen.

Dieses Umdenken mag für viele ein langwieriger und schmerzhafter Prozess werden:

- Wie geht ein Psychotherapeut mit der Erkenntnis um, dass seine frühere Auffassung sich als fataler Irrtum erweist? – Fatal im Sinne des Wortes: schicksalhaft z. B. für die ADHS-bedingt Depressiven und Suchtpatienten, die keine Psychoanalyse, sondern ein Psychostimulans wie MPH und eine geeignete Verhaltenstherapie gebraucht hätten.
- Die Tiefenpsychologen sollten sich endlich eingestehen, dass die psychoanalytische Herangehensweise an das Krankheitsbild ADHS nicht zum Erfolg führen kann.
- Ähnlich ist die Situation der Gutachter in der forensischen Psychologie und Psychiatrie: Können sie die Erkenntnis ertragen, dass sie Delinquenten, die eigentlich unter ADHS leiden, ausschließlich unter psychoanalytischen Gesichtspunkten begutachtet und zu Unrecht für „therapiert" oder „nicht therapierbar" bezeichnet haben?
- Auch die in sozialpädagogischen Bereichen arbeitenden Betreuer und Berater, die aus wohlmeinender Fürsorge die medikamentöse Therapie für ihre Klienten fürchten und daher ablehnen und davon abraten, müssen einsehen, dass sie bei allem guten Willen nicht wirklich helfen können, wenn es ihnen an einer für eine fundierte Beurteilung unerlässlichen intensiven theoretischen Auseinandersetzung und an jeglicher praktischer Erfahrung mit ADHS mangelt.

Wenn aber die vehementen Kritiker der ADHS und ihrer medikamentösen Therapie sich vor Augen halten, was sie mit ihren Veröffentlichungen und Vorträgen in konkreten Einzelfällen „angerichtet" haben, weil die unerlässliche medikamentöse Therapie aufgrund ihres Buches oder Vortrages unterblieben ist, dann müssten sie sich bedauernd eingestehen, sich ohne eigene Erfahrung zu einem großen und schwierigen Thema ausgelassen zu haben. So lange die ADHS-Problematik derart umstritten ist, werden die Nicht- und die Falschtherapierten sowie die Zuspättherapierten als Jugendliche und Erwachsene in den psychotherapeutischen Kliniken zu sehen sein – vielleicht zum Drogenentzug, vielleicht wegen Depressionen, vielleicht nach einem Suizidversuch.

5 Sackgassen

5.1 Über verlorene Kinder

„Helfen Sie mir. Ich bin dabei, mein Kind zu verlieren." Dieser Hilferuf einer verzweifelten Mutter eines Neunjährigen wurde für Russel A. Barkley, einen der führenden amerikanischen ADHS-Experten, zu einem Schlüsselerlebnis. In seinem ADHS-Handbuch beschreibt er, wie ihn 1990 dieser Satz überrascht und aus dem Konzept gebracht hatte. Doch er nahm sich Zeit, dieser Mutter zuzuhören, und lernte „eine der für mich [Barkley] aufschlussreichsten Lektionen [...]" (Barkley, 2002, S. 18).

Die Tragweite einer schweren ADHS mit schwerwiegenden Begleitstörungen wird erst dann so ganz offenbar, wenn man die Lebensgeschichten Erwachsener mit ADHS verfolgt oder den Berichten ihrer Mütter und Väter Glauben schenkt. In den Publikationen der Selbsthilfeverbände finden sich Lebensläufe zuhauf, bei denen die schlimmsten Entwicklungen noch rechtzeitig durch geeignete Therapien abgewendet werden konnten, und zum Glück sind ja auch nicht alle ADHS-Kinder schwer und von mehrfachen komorbiden Störungen betroffen. Weniger finden die tragischen Lebensläufe von ADHS-Betroffenen dort ihre Veröffentlichung – aus gutem Grund: Der Optimismus und die Hoffnung anderer Eltern sollen nicht noch weiter getrübt werden.

Aus den Statistiken der ADHS-Experten (s. Kapitel „Unruhe und Zappeln – nur ein Stein im Mosaik") und aus vielen Lebensbeschreibungen ist aus der Rückschau abzuleiten, dass ein gewisser Teil der ADHS-betroffenen Kinder und Jugendlichen, besonders die mit einer oppositionellen Störung des Sozialverhaltens bzw. Dissozialität und großen Lernschwierigkeiten, sich so ungünstig entwickelt, dass sie am Rande der Gesellschaft leben werden. Sehr negative Entwicklungen sind insbesondere einer stark ausgeprägten Störung der Impulskontrolle anzulasten. Von einem Leben in chaotischen häuslichen Zuständen, von Depression und Ängsten, von Süchten, Selbsttötungsabsichten und beruflichem Misserfolg, von Kriminalität ist die Rede, auch in der Selbsthilfe. Wie viele Menschen sich wegen ihrer neurobiologischen Störung ADHS, dessen Kernproblem Barkley so treffend „Mangel an Selbstbeherrschung" nennt, und mit entsprechender Komorbidität in Gefängnissen, in der Obdachlosenszene oder im Rotlichtmilieu befinden, ist nicht geklärt.

Unerheblich scheint vielfach, wie sich die Eltern dieser bereits gestrauchelten und im Abseits der Gesellschaft lebenden „Kinder" fühlen. Sicher ist, dass viele Eltern solcher besonders schwer betroffenen ADHS-Kinder bereits früh erkennen müssen, dass ihnen selbst vermutlich in der Zukunft ein Problem droht: Wie werde ich später damit fertig, wenn mein Kind einmal zu denen gehört, die außerhalb unserer Gesellschaft leben?

Was es bedeuten kann, die ungünstige, ehrlicher ausgedrückt: die katastrophale Entwicklung des eigenen Kindes mitzuerleben, ohne sie abwenden zu können, ist nur schwer von Menschen ohne derart betroffene Kinder nachzuempfinden. Insofern können gut und tröstend gemeinte Worte Außenstehender auch kaum als hilfreich empfunden werden. Wenn die Schwester der Mutter eines schwer betroffenen ADHS-Kindes sagt: „Du hast doch alles getan, was du konntest, also musst du dir später auch keine Schuldgefühle machen“, dann wird deutlich, dass es schwierig ist, sich vorzustellen, was die Mutter des ADHS-Kindes für sich selbst befürchtet. Erst wenn sie ihre Schwester, die charakterlich gute wie auch schulisch und beruflich erfolgreiche Kinder hat, fragt: „Was würdest du empfinden, wenn deine Tochter ‚auf den Strich‘ gehen würde?“, scheint die Schwester verstehen zu können, dass Trauer und Scham an Stelle elterlichen Stolzes vielleicht unausweichlich sind.

Eltern eines „missratenen“ Kindes haben versagt. Oft empfinden sie es selbst so. Und genau so wird es ihnen nachgesagt, meist hinter vorgehaltener Hand im Wohnort und im Bekanntenkreis, in psychiatrischen Gutachten und vor Gericht sogar schriftlich.

5.2 Vier Beispiele

Beispiel 1

Ähnlich wie „Die Bekenntnisse des Hochstaplers Felix Krull“ von Thomas Mann könnten die Erinnerungen eines etwa 30-jährigen Gefängnisinsassen zum Bestseller werden, meint dessen Mutter, nur müsse er das Durchhaltevermögen für ein ganzes Buch aufbringen. Ihr mündlicher Bericht, der selbst in gestraffter Form Stunden füllt, offenbart die Ambivalenz mütterlicher Gefühle ihrem so liebenswerten und zugleich so zu verachtenden Sohn gegenüber:

Das Ungeborene zeigt schon lange vor der Geburt extreme Bewegungen, die seine Geschwister ab und zu beobachten dürfen. Der Geburtshelfer gesteht der Mutter Jahre später, als er von der Entwicklung des Kindes hört: „Seinen Geburtsschrei werde ich nie vergessen. Ich kann mich nicht an einen ähnlich wilden Schrei eines Neugeborenen erinnern.“ Das Schreibaby will dann auch nie alleine sein. Also nimmt die Mutter bei der Hausarbeit den „Kleinen Häwelmann“ in dem kleinen Rollenbettchen mit durch die Wohnung, bis er krabbeln kann. Den Schwierigkeiten mit den Geschwistern, im Kindergarten, wo der Zappelphilipp nicht im Stuhlkreis sitzen bleiben kann und oft Ärger mit anderen Kindern hat, folgen die Schulprobleme. Eine junge Lehrerin ist mit ihm überfordert, Elternschaft und Klassenkonferenz erreichen eine Versetzung in die Parallelklasse, denn das Kind hält sich nicht an Regeln, kaspert und stört den ganzen Unterrichtsablauf. Die älteren Kolleginnen der neuen Klasse vermögen ihn mit zugewandt-konsequentem Unterrichtsstil zu integrieren. Die Mutter erzählt, wie der kleine Sohn vor dem Weggehen sagt: „Mama, drück mir die Daumen, dass ich heute in der Schule artig sein kann!". Nach der Schule kommt auf die Frage: „Na, wie war's?" die enttäuschte Antwort: „Hat schon wieder nicht geklappt!" Sie erzählt, wie er, um ihr eine Freude zu machen, alle Johannisbeeren grün abpflückt. Ruhig, ohne Schimpfen erklärt sie ihm seinen Fehler. Nur wenig später, wohl wieder, um ihr eine Freude zu machen, erntet er körbeweise unreife Äpfel für sie – er hat aus dem Fehler nicht gelernt.

Eine Tante liest über Hyperaktivität bei W. Eichlseder, und Gespräche mit dem Kinderarzt bringen die medikamentöse Therapie mit Methylphenidat für den Jungen. Vieles wird dadurch zwar besser, aber es bleibt in Elternhaus und Schule schwierig mit ihm. Die Mutter berichtet von insgesamt sechs verschiedenen Schulen und drei Internaten als beredte Zeugen einer atemberaubenden Schulkarriere. Es gibt keine Zuverlässigkeit, kein Durchhaltevermögen, keine Einsicht. Ehrlichkeit entwickelt sich bei ihm nicht so, wie die Mutter es von ihren älteren Kindern gewohnt ist.

Die Mutter sagt, dass er nie aggressiv war, manchmal traurig, auch depressiv, aber höchst impulsiv. Mit acht Jahren beispielsweise, als mal wieder etwas nicht so läuft, wie er es wollte, steht er in Rage auf der Außenseite des Geländers einer drei Meter hohen Empore und ruft: „Wo soll ich hinspringen, rechts oder links?" Eine andere Situation: Er rennt in die Küche, hält sich zwei Brotmesser vor die Brust und fragt herausfordernd: „Welches soll ich nehmen?" Mühsam Ruhe bewahrend schickt die Mutter ihn zur Beruhigung auf sein Zimmer. Nach zehn Minuten kommt er traurig wieder, setzt sich auf ihren Schoß und weint bittere Tränen: „Mama, warum bin ich nur so?!" Noch heute, nach so vielen Jahren, treten der Mutter beim Erzählen Tränen in die Augen.

Eine Familienberatungsstelle bescheidet der Hilfe suchenden Mutter des Zehnjährigen nach zehn Stunden Einzeltherapie, dass er doch ein völlig unauffälliges Kind sei, sie wüssten gar nicht, was er bei ihnen solle. „Sie erleben ihn nur allein und nicht in der Gruppe! Glauben Sie wirklich, ich würde Ihnen ein unauffälliges Kind schicken?", versucht die Mutter, mal wieder enttäuscht, ihre Aktivität zu untermauern.

Der Psychologe, der mit dem Zwölfjährigen eine Verhaltenstherapie durchführt, kommt zu dem Schluss: „Er ist überhaupt nicht in der Lage, aus Erfahrungen Lehren und Konsequenzen zu ziehen. Richten Sie sich darauf ein, dass es sehr schwierig mit ihm werden wird, dass er möglicherweise im Gefängnis landen wird."

Sein Intelligenzquotient wird mehrfach über 135 gemessen, so gelingt ihm trotz der vielen Schulwechsel (Gymnasium – Realschule – schließlich Hauptschule wegen immer weiter sinkender Leistungen) doch ein guter Realschulabschluss. Zuhause mischt er die ganze Familie auf. Er hält sich nicht an Regeln und Abmachungen, versucht mit Impulsivität und Lautstärke seinen Willen durchzusetzen. Die ständigen Auseinandersetzungen belasten die

Familie sehr. Zwischen den Internatsaufenthalten gibt es immer wieder Versuche mit Schulen am Ort und Bleiben in der Familie – es geht einfach nicht. Er verbraucht alle Kraft der Mutter, die inzwischen voll in ihren Beruf einsteigen musste, weil der Vater die Familie verlassen hat. Seine Geschwister kommen regelmäßig zu kurz. Er beginnt, Geldbeträge – sogar aus den Spardosen der Geschwister – zu stehlen, streitet aber alles ab. Mit 14 Jahren entwendet er eine CD im Supermarkt, wird angezeigt und zu Sozialstunden verurteilt. Im selben Jahr pflückt er reife Äpfel und Holunderbeeren, kocht mit ungebremstem Eifer in Nachtarbeit Apfel-Holundersaft und -gelee und verkauft sie in Mutters Garten. Die Nachbarn sind begeistert von seiner Idee und seinem Engagement. Mit Bild steht er in der Zeitung. Einen Teil des Erlöses spendet er für einen guten Zweck.

Mit seinem charmanten, freundlichen und zuvorkommenden Auftreten übt er eine starke Anziehungskraft auf andere Menschen aus und bekommt sofort eine Lehrstelle, die er aber wegen ständigen Fehlens in der Berufsschule schnell verliert. Er jobbt, und sein Vater hilft ihm mit Geld immer wieder aus. Die ihm zur Verfügung gestellte Wohnung demoliert der Sohn, indem er Fliesen abklopft, den Fußboden rausreißt und einen Schaden von 20 000 DM hinterlässt – eigentlich wollte er alles nur verschönern. Alle seine Wohnungen, sieben an der Zahl, gestaltet er immer sehr geschmackvoll, dann aber verkommen sie und er lässt, nachdem man ihm kündigt, ein Chaos, oft mitsamt den Möbeln, zurück.

Er verpflichtet sich für vier Jahre bei der Bundeswehr – die Aufnahmeprüfung übersteht er spielend – muss aber leider gehen, als er dem Vorgesetzten erzählt, dass er Ritalin einnimmt. „Endlich nahm er es gewissenhaft, da er merkte, dass er ohne dort nicht zurechtkommen konnte“, sagt die Mutter, und sie vermutet, dass die festen Strukturen ihm vielleicht geholfen hätten, sein eigenes Leben zu strukturieren.

Wieder bekommt er eine Lehrstelle angeboten, weil er im Job enorm zupackt und einen so besonders sympathischen Eindruck macht. Den Lehrvertrag „schenkt“ er seiner Mutter unter einem Kerzenleuchter mit Kerze zu Weihnachten – er will ihr, wie so oft, eine Freude machen – und sagt dazu: „Die Kerze musst du immer anmachen, wenn ich eine Arbeit schreibe, damit es auch wirklich klappt!“ In der Berufsschule weiß er dann wieder „alles besser“ als die Lehrer, stört oder schwänzt den Unterricht, schreibt Fünfen und Sechsen. Die Mutter denkt heute, dass er im Grunde unterfordert war, was Gift für ihn sei. Nach dem ersten entsprechenden Zeugnis mit nur Fünfen und Sechsen beendet er die Lehre selbst. Wieder mal hält er nicht durch!

Er übernimmt, ohne Sachkenntnisse zu haben, mit 22 Jahren einen gut gehenden Handel, was der Vater ihm finanziell ermöglicht. Mit einer überaus großzügigen Einweihungsfeier im Messestil hinterlässt der junge Unternehmer einen nachhaltigen Eindruck. Aber schon nach zwei Jahren endet das Unternehmen mit großen Verlusten und hohen Schulden, da er angebotene professionelle Hilfe für die Formalitäten zur Geschäftsführung nicht annehmen kann und die Organisation im Chaos versinkt, er die Bareinnahmen direkt verbraucht, keine Rechnungen schreibt und keine bezahlt. Nun hängt er ganz in der Luft. Er hat nie Geld, kauft aber alles Mögliche auf Rechnung, edelste Kleidung und Möbel zum Beispiel, denn der Familienname hat in seinem Heimatort einen positiven Klang.

Als ihm sein Führerschein entzogen wird, fährt der rasante Autofahrer mit einem frühzeitig besorgten Ersatzführerschein weiter. In seiner ihn auszeichnenden übergroßen Hilfsbereitschaft hilft er beispielsweise bei Pannen auf dem Standstreifen und riskiert unbekümmert immer wieder Kontakte mit der Polizei. Im Armani-Anzug bekommt er ohne Probleme einen „Jaguar" und andere edle Gefährte zur Probefahrt anvertraut und durchquert damit Deutschland; Damenbegleitung gehört dazu. Eine seiner Freundinnen – die Frauen fliegen auf ihn – least ein Auto für ihn, sie bezahlt auch die Versicherung in gutem Glauben auf Vertrauen – und bleibt mit 15 000 Euro Schulden sitzen. Schließlich wird er wegen eines Verkehrsdelikts verhaftet. Die zuständige Richterin drängt die Mutter beharrlich, ihn mit einer Kaution freizukaufen: „Dieser nette Mann muss da schnell raus, der gehört da einfach nicht hin, er bekommt da nur schlechte Kontakte." Kurz darauf kommt es zur zweiten Verhaftung wegen Scheckkartenbetruges. Dieses Mal hat er Glück, seine Zelle beschreibt er als ein „Hotelzimmer mit Fernseher".

Sein Auftreten ist stets so freundlich, zuvorkommend und selbstverständlich, dass niemand skeptisch wird. Immer wieder schafft er es, Menschen für seine tollen Ideen zu begeistern und zu gewinnen. So „kauft" er unter rätselhaften Umständen im Ausland ein Riesenareal, um ein Hotel darauf zu errichten. Er kann einen ihm bekannten Architekten dafür begeistern, der plant und baut sogar ein Modell. Daraus geworden ist nichts – nur Schulden. Auf einer großen Ausstellung gelingt es ihm trotz SCHUFA-Einträgen luxuriöse Yachten für eine Millionensumme zu ordern, um sie zu verchartern. Auf einer Messe will er Maschinen verkaufen, engagiert Studentinnen als Hostessen und mietet sich mit ihnen in einer teuren Hotelsuite ein. Nach fünf Tagen ist er mehrere Tausend Euro schuldig und wird wieder verhaftet. Seine Betrügereien haben sich aufsummiert. Zwei kürzere Gefängnisaufenthalte und zwei noch laufende Bewährungen – alles hat ihn nicht stoppen können. Der mittlerweile 27-jährige Mehrfachtäter bekommt vier Jahre Haft. Nun sind alle seine unrealistischen Aktionen erst einmal gestoppt. Die Folgen stehen noch aus. Er fügt sich, führt sich anständig, bleibt aber ohne Einsicht, dass seine Delikte Vergehen sind, sagt seine Mutter.

Die verlassene Wohnung, die er sich mit zwei anhänglichen Hunden teilte – die einzigen Freunde, die immer bei ihm blieben – zeigt sich bei der Auflösung als absolutes Chaos, unter dem sich Designermöbel verbergen, alle unbezahlt. Etwa 150 Briefe liegen ungeöffnet herum, viele von amtlichen Stellen wie Polizei, Staatsanwaltschaft, Gerichten und Rechtsanwälten.

Mittendrin steht die verzweifelte Mutter und resümiert:

„Es ist so traurig. Er ist im Grunde seines Herzens ein so lieber Mensch und lebt ein so schlimmes Leben. Er kann keine Hilfe, keinen Rat annehmen, nicht aus Erfahrungen lernen. Als Mutter sehe ich, wie er sich selber die Brocken vor die Füße wirft, über die er stolpert, aber er bindet denen quasi die Hände, die ihm helfen wollen. Gequält muss man zusehen, wie er sich sein Leben selbst zerstört. Es ist ein Drama. Seine vielen guten Eigenschaften gehen unter in dem Meer von ‚verrückten' Ideen. Für die nur nutzt er seine hohe Intelligenz, Rechtsempfinden ist auf der Strecke geblieben. Wird er es je noch entwickeln können? Wird er es schaffen, seine guten Anlagen und Fähigkeiten endlich positiv für sich und seine Mitmenschen zu nutzen? Im Gefängnis wird er wegen ADHS medikamentös behandelt. Die psychotherapeutische Behandlung ist nicht intensiv genug. Schade, denn nun könnte er sich nicht entziehen – wertvolle Zeit verstreicht!"

Und wie geht es der Mutter heute? Sie sagt: „Manchmal denke ich, dass sein Schicksal wie ein Damoklesschwert über meinem Leben hängt. Seine Zeit im Gefängnis bedeutet Ruhe und ein wenig Aufatmen für mich, ich muss nicht jeden Tag mit einer neuen Hiobsbotschaft oder Katastrophe rechnen. Aber was ist danach? Geht alles wieder von Neuem los oder hat er endlich begriffen, dass diese Krankheit ihn zerstört, wenn er nichts dagegen tut? Der Weg ist hart, aber dann könnte er ihn schaffen. Es gibt viele Menschen, die ihn sehr gern haben. Alle und vor allem wir, seine Familie, die ihn trotz allem liebt und nicht fallen lässt, werden alles Erdenkliche tun, ihm zu helfen und Stütze sein zu können."

Es bleiben Hoffen und Angst.

Beispiel 2

„Mit Fingern hat man auf uns gezeigt", erzählt am Telefon der Vater eines längst erwachsenen Sohnes, der wegen Eigentumsdelikten einsitzt. Eine Sucht ist der Grund dafür, die er mit kriminellen Methoden finanzieren „musste".

Als Kind wird der Junge mit MPH therapiert, nachdem der Kinderpsychiater seine Hyperaktivität feststellte. Jahre sind zuvor vergangen, in denen die Mutter verschiedene Methoden ausprobiert, um das Verhalten ihres Kindes in normale Bahnen zu bringen. Auch die Phosphat-Diät gehört dazu. Mit den Medikamenten bessern sich die Schulleistungen des Jungen auf Dauer deutlich. Doch dann wird er vierzehn, ist Jugendlicher. Nun kann der Psychiater MPH nicht mehr verordnen, da es nur für Kinder zugelassen ist. Sofort sinken die Schulleistungen drastisch und die positive Entwicklung des Jugendlichen kehrt sich wieder um.

Der Vater bekennt, dass er viele Jahre nicht verstanden habe, was seine Frau meinte, wenn sie von Hyperaktivität sprach, er habe sich auch nicht weiter darum gekümmert. Sie habe sich in der Selbsthilfe engagiert, und er sei mit ihr zu Kongressen gefahren, aber nicht, weil er dort, wie sie, mehr verstehen und lernen wollte, sondern einfach, weil er sie liebte. Irgendwann habe er erkannt, dass er selber ein Hyperaktiver sei, womit er auch seine Sucht erklärt, die er inzwischen besiegt habe. Er erzählt, dass er sich später schwere Vorwürfe gemacht habe, dass er seinem Sohn das Problem vererbt habe, und weil er weggesehen und seine Frau zu oft alleine zu Hause habe kämpfen lassen.

Zu ihrem Sohn haben die Eltern auf Anraten des Gefängnispsychologen den Kontakt abgebrochen. Dadurch, dass der andere Sohn ein „ganz normaler“ Sohn ist, der beruflich und mit seiner eigenen Familie in gesellschaftlich akzeptierter Weise lebt, erfährt der Schmerz der Eltern über ihren verlorenen Sohn etwas Linderung.

Beispiel 3

Ein Buch mit dem Titel „Ist das mein Kind?“, das Eltern schwer betroffener ADHS-Kinder die Tränen in die Augen zu treiben vermag, hat 1995 Elke Sauer, Mutter zweier mittlerweile längst erwachsener Söhne, veröffentlicht. Der Einband zeigt das offene, intelligente, herausfordernde Gesicht des etwa fünfjährigen Sohnes der Autorin, der dermaßen hübsch ist, dass man annehmen möchte, dass er der ganze Stolz seiner Eltern ist.

Dieses Buch müsste heute eigentlich in die mittlerweile große Reihe von ADHS-Büchern aufgenommen werden, obwohl die Autorin zum Zeitpunkt der Veröffentlichung wohl nichts über ADHS gewusst hat, denn nirgendwo ist in diesem erschütternden Bericht wörtlich von Hyperaktivität, von ADS/ADHS, vom Hyperkinetischen Syndrom oder von MCD die Rede. Dem ADHS-kundigen Leser aber kommt bei ihren Schilderungen des Jungen der starke Verdacht auf eine komorbide ADHS-Betroffenheit. Hier soll zunächst die Kurzbeschreibung des Klappentextes zitiert werden:

> „In diesem Buch erzählt eine Mutter die Geschichte ihres Sohnes: ein in einer heilen Familie aufgewachsenes Kind, dem es weder an Liebe noch an Zuwendung fehlte. Um so unbegreiflicher ist für die Mutter daher die Entwicklung, die ihr Sohn nimmt. Aus harmlosen Kinderstreichen werden kleine Delikte wie Schwarzfahren und Zechprellerei. Michael bricht die Schule und seine Bäckerlehre ab, desertiert von der Bundeswehr, verbüßt mehrere Haftstrafen und macht Erfahrungen mit Drogen. Niemals übernimmt er die Verantwortung für seine Taten, oft schafft er es, sich mit raffinierten Lügengeschichten aus der Affäre zu ziehen. Das Leben mit ihrem Sohn ist für die Eltern oft genug ein Tanz am Rande des Abgrunds.“

Ihre Überzeugung, dass die Ursache nicht in einer falschen Erziehung liegen kann, formuliert die Autorin wie folgt (Sauer, 1995, S. 7):

> „Penner, Bettler, Streuner, Rauschgiftsüchtige: Das sind Randerscheinungen, die zu unserem modernen Stadtbild gehören. Aber waren solche Menschen schon immer mißliebige Außenseiter? Wie wurden sie das, was sie heute sind? Am meisten hat mich im Lauf meiner Erfahrungen die Einsicht erstaunt, daß sich das Abgleiten in die Gosse völlig lautlos vollzieht! Über Jahre hinweg bleibt es fast unbemerkt und endet doch unweigerlich im Zerfall und Elend.
> Gewiß, meist handelt es sich um eine Verquickung unglücklicher Umstände. Doch ich glaube, es liegt einem im Blut. Denn mein Sohn Michael hat an der Seite eines jüngeren, heute erfolgreichen und bürgerlich völlig „integrierten“ Bruders eine ganz normale Kindheit erfahren. Und dennoch ist Michael zunehmend auf Abwege geraten. Er ist immer tiefer gefallen.“

Die Autorin berichtet in ihrem Buch aus dem Gutachten, das dem Anwalt ihres straffällig gewordenen Sohnes Michael zugestellt worden war:

„Wir erhielten eine Kopie zur Kenntnisnahme. Nach der Aufgliederung der Straftaten folgte die Beurteilung der Familie. Wir Eltern wurden als kontaktfreudig und lebensfroh beschrieben, das Familienleben und unsere Ehe als intakt. Die mit Michael durchgeführten Tests wiesen auf eine durchschnittliche Intelligenz hin, so daß ein normales Denken und Handeln – auch in Bezug auf die Schuldfähigkeit – angenommen werden mußte. Charakterlich zeichne sich Michael durch nicht aggressives Verhalten sowie durch verschlossene, unkritische, beherrschte, ungezwungene und beziehungsfähige Wesenszüge aus. Es war von seiner Selbstsucht die Rede, von Michaels Ablehnung gegenüber Ereignissen, die ihm unangenehm waren, von seinem Streben nach Lust, dem Verweigern der Realität. All das kannten wir zur Genüge.
Doch dann lasen wir, daß sein erschwerter Umgang mit der Wirklichkeit auf inkonsequente Erziehungsmaßnahmen zurückzuführen sei. Wir Eltern seien nicht fähig gewesen, Michael die realen Werte des Lebens zu vermitteln, ihn zu erziehen. Wir hätten es versäumt, Michael allein die Folgen seines Handelns tragen zu lassen. Er verhalte sich nach Lust und Laune, weil er keine Angst vor einer vernunftgerechten Bestrafung seitens der Eltern haben mußte.
Konsterniert blickten Peter [Michaels Vater] und ich uns an. Nach einer Pause meinte Peter: ‚Ich frage mich, wie die Beurteilung ausgesehen hätte, wenn Michael wirklich Angst vor Bestrafung gehabt hätte! Wenn er sich etwa beschwert hätte, daß wir ihn für jede Kleinigkeit schlagen. Wenn sein Vater Alkoholiker gewesen wäre oder du tablettensüchtig? Wir haben ihm doch nun wirklich eine korrekte und realitätsbezogene Existenz vorgelebt! Ist es vielleicht das Ziel von Erziehung, daß ein Kind permanent Angst vor der Bestrafung seiner Eltern haben muß?‘ Auch ich grübelte noch lange: Ist es nicht eher so, daß man eine Veranlagung einfach nicht ändern kann? Die Schwierigkeiten, in die sich Michael gebracht hatte, trugen selbstvernichtende Züge. Der Schlüssel zu seinen Fehltritten war der Wunsch, nur Freude zu erleben, und der Fehler, dabei alle sozialen Grundsätze außer acht zu lassen.“ (Sauer, 1995, S. 124 f.)

Der Bericht von Elke Sauer zeigt die auffälligen Verhaltensweisen ihres sehnlichst erwarteten Sohnes von der Geburt bis zum letzten Gefängnisaufenthalt und dem abgebrochenen letzten Versuch, von Tabletten, Alkohol und Heroin loszukommen, bevor der Kontakt zu ihm ganz aufhört. Das Buch berichtet vom immer wieder aufs neue aufgenommenen Kampf der Mutter, die trotz der Unterstützung des Vaters ihr Kind nicht retten kann. Wie regelhaft gehört die Schuldzuweisung an die Eltern durch den Gutachter vor Gericht dazu.

Die Autorin beschreibt auch die schulische Entwicklung ihres Sohnes so, wie viele Mütter in der ADHS-Selbsthilfe sie auch beschreiben könnten. Die von der Mutter ins Feld geführten Besonderheiten und Bedürfnisse des Kindes werden in der Schule nicht ernst genommen, und so wirkt sich die deutliche Hilflosigkeit, auch eine mangelnde Kooperation auf Lehrerseite auf den Schüler Michael, wie zu erwarten, nachteilig aus. Ob Michael durch die Ganzheitsmethode Legastheniker wurde, ob die Mengenlehre ihn „dumm“ werden ließ – auch die Mutter sucht Gründe für das Schulversagen in der äußeren Umgebung bzw. im Lehrstil. Was so viele Mütter von ADHS-Kindern bei der täglichen Hausaufgabenhilfe erleben, bleibt auch Elke Sauer nicht erspart (S. 21 f.):

„Das Lernen zu Hause war furchtbar, ja im Grunde stellte es das eigentliche Problem dar! Ohne die Nachhilfe ging gar nichts. Wenn ich Michael ein, zwei Wochen seine Aufgaben allein machen ließ, folgte prompt ein Verweis der Lehrerin im Schulheft, der mich mahnte. [...]
Wenn er sich nicht mehr konzentrieren konnte, wenn die Ungeduld in mir hochstieg, dann brachen wir das Ganze ab, ließen alles stehen und liegen, und Michael durfte seine Schulsachen wegräumen. Es hatte keinen Sinn. Trotz dieses ungeheuren Aufwands hielt Michael nur das Niveau ausreichender Leistungen. War die Benotung noch schlechter, wiederholten wir den Stoff erneut. Meine Gespräche mit der Lehrerin verliefen grundsätzlich dahingehend, daß ich mit dem Kind intensiver Hausaufgaben zu machen hätte. Michael sei klug genug, und es sei meine Pflicht, ihn zu besserer Arbeit anzuhalten. Vorhaltungen statt Hilfe! Scheinbar glaubte mir die Lehrerin nicht, wie viel Zeit sich der Junge zu Hause tatsächlich schon abplagte. Ja, ihr schien nicht einmal aufgefallen zu sein, daß Michael gelesene Texte nicht richtig verstehen und somit auch nicht praktisch umsetzen konnte.
Je weiter das zweite Schuljahr fortschritt, je länger Michael sich quälen mußte und gequält wurde, um so mehr zeichneten ihn störende Charaktereigenschaften aus. Fremde Leute schellten an unserer Tür und beschwerten sich über Michaels Verhalten, bezifferten von ihm angerichtete Schäden, die wir bezahlten, da wir dem nichts entgegenzusetzen wußten. Wir zogen den Missetäter zur Rechenschaft, schenkten ihm Gehör, beeinflußten ihn. Er wurde von uns gemaßregelt und unter Druck gesetzt.
An einem sonnigen Nachmittag klingelte eine Nachbarin. Michael hatte mit einem anderen Jungen ihren Keller aufgebrochen, Pfirsichkonserven geöffnet und verspeist. Ein starkes Stück! Mir verschlug es die Sprache. Ich schämte mich, und eine diffuse Angst kroch in mir hoch.[...]
Die Zeugniszeit brach an. Michaels Benotung war wieder insgesamt ausreichend, in Sport sogar sehr gut. Tatsächlich war unser Ältester seinen Klassenkameraden in allen Sportdisziplinen überlegen, und im Fußballspiel lag zweifellos seine große Begabung, die es zu fördern galt. Wir besprachen seinen Eintritt in einen Sportverein, und obwohl Michael dem Club zugetan war, schob er seine Mitgliedschaft auf die lange Bank. Wir fingen an, ihn zu drängen, aber Michael zögerte: Er wollte sich nicht auch noch in seiner Freizeit bevormunden lassen."

Wie die Lehrerin über Michael denkt, offenbart die Mutter in einem Zitat (S. 26): „‚Dem Unterricht kann Michael schon lange nicht mehr folgen. Dabei zeichnen ihn eine wirklich absolut durchschnittliche Intelligenz, ein geschickter Sprachgebrauch und ein fundiertes Allgemeinwissen aus! In Sachkunde ist er besonders gut. Lassen Sie sich bloß nie dazu verleiten, ihn auf eine Sonderschule zu schicken! Da gehört er nicht hin.'" Die Mutter sucht immer wieder den Kontakt zur Schule, der Junge wird positiv bestärkt für eine relativ gute Leistung, und die Lehrerin kooperiert, was nicht selbstverständlich ist (S. 26 ff.):

„Michael hatte auch Glück mit seiner intensiv bemühten Lehrerin. Er gewann Mut und Sicherheit. Dennoch erwies sich unsere Hoffnung, das Kind würde mit seinen Klassenkameraden Schritt halten können, als trügerisch. Entgegen unserer und auch seiner Erwartung mußte Michael weiterhin sehr viel lernen, um ausreichende Noten zu erzielen. Eine Drei – die er selten genug bekam – wurde bei uns im Familienkreis wie eine Eins gefeiert, eine Vier entsprach einem ‚gut'. Er wurde gelobt und beschenkt. Ich ging regelmäßig, im zweiwöchigen Abstand, in der großen Pause zu Michaels Lehrerin, die mir den Vorschlag gemacht hatte, mich in dieser Weise auf dem Laufenden zu halten.

‚Das größte Problem bei Michael ist, daß ohne Kontrolle gar nichts läuft', seufzte sie jedes Mal. ‚Ich habe ihm schon manches Mal gesagt, ich würde darauf vertrauen, daß er seine Hausaufgaben vollständig macht, und sie nicht immer rigoros durchsehen. Das Ergebnis ist stets das gleiche: Am nächsten Tag hat er nur die Hälfte der Übungen im Heft! Jede Unaufmerksamkeit oder Großzügigkeit nutzt er sofort aus, um sein Versprechen zu brechen. Aber in ein oder zwei Jahren ist er zu alt dafür, ständig kontrolliert zu werden. Spätestens dann muß er verstanden haben, daß auch er Pflichten hat – wie alle seine Mitschüler!'

Traurig, niedergeschlagen, manchmal ängstlich, hin und wieder auch wütend begab ich mich nach Hause. Michael waren meine Besuche in der Schule überhaupt nicht unangenehm, im Gegenteil: Er freute sich und lief mir glücklich auf der Schultreppe entgegen! Er stellte mich seinen Klassenkameraden vor, rief laut nach mir, wenn ich ihn nicht gleich entdeckte, und umarmte mich liebevoll. Ich freute mich, konnte sein Verhalten aber nicht ganz einordnen. Ich glaube, mir wäre es peinlich gewesen, wenn sich meine Mutter so oft in meiner Schule gezeigt hätte.

Michael lernte jetzt meist freiwillig, nur selten unter Zwang. Im Rahmen der hohen Anforderungen trat seine Konzentrationsschwäche unmißverständlich hervor: Nach fünfzehnminütigem Lernen war er erschöpft und mußte eine Pause einlegen. Unser ganzes Bestreben war nun darauf gerichtet, Michael ein annähernd reguläres Durchlaufen von Grund- und Hauptschule zu ermöglichen. Alles – auch der Ärger, den er uns weiterhin machte – fiel daneben ab: das Fehlen von Spielzeug, sein zu spätes nach Hause kommen, seine Ungezogenheiten. [...]

Michaels Versetzungszeugnis war der Höhepunkt seines bisherigen Werdegangs: ‚ausreichend' in den Hauptfächern, ‚sehr gut' in Sport, Verhalten in der Schule: ‚gut'! Er war immer noch ein angenehm stilles und ruhiges Kind, niemals herausfordernd, penetrant, frech oder unverschämt. Seine Streiche übte er im Stillen aus. Auch im anschließenden Klärungsgespräch war er grundsätzlich zugänglich und wand sich dabei, als wolle er nur in den Arm genommen werden. Michael kostete seinen schulischen Erfolg aus und ließ sich feiern."

Elke Sauer thematisiert auch die professionelle Suche nach der Ursache (S. 36):

„Ich hörte auf zu arbeiten. Michael besuchte jetzt die Hauptschule, doch zu einer Leistungssteigerung kam es nicht! Die nächste Versetzung schaffte er mit Ach und Krach. Besorgt um die noch vor ihm liegenden Schuljahre und um die eingeschränkten Berufsmöglichkeiten, die ihn erwarteten, konsultierten wir gemeinsam einen Neurologen. Vielleicht lag doch eine bisher unerkannte Behinderung vor, von der wir nichts wußten? Und wie begründete sich seine ausgeprägte Konzentrationsschwäche? Aber der Fachmann konnte keine meßbaren, von der Norm abweichenden Werte feststellen. Michael war vollkommen gesund und auch nicht dumm.

Wir gingen zum Schulpsychologen, der ebenfalls Tests mit Michael durchführte. Das Ergebnis besagte, Michael weise keine Verhaltensstörungen auf, er befände sich in einer ‚kindlichen Entwicklungsphase', die durchgestanden werden müsse. Er weise eine außergewöhnlich starke Bindung an Vater und Mutter auf, meine Berufstätigkeit habe ihm nicht geschadet und er verfüge über ein sehr gutes Allgemeinwissen, ein ausgeprägtes technisches Verständnis sowie eine durchschnittliche Auffassungsgabe, mit der er durchaus gute Leistungen in der Hauptschule erbringen könne. Warum letzteres nicht der Fall sei – auf diese unsere Frage antwortete der Psychologe nur unpräzise. Es handele sich um ‚besondere' Schwierigkeiten in Michaels Entfaltung. Wir verließen den Arzt mit dem guten Testergebnis unseres Sohns in der Hand und mit der Überzeugung, als Eltern alles richtig zu machen."

Das große Leid, das den Eltern, den Müttern widerfährt, wenn sie ihr Kind verloren haben, und seine krank machenden Auswirkungen gibt Elke Sauer ohne Vorbehalt preis. Sie schildert (S. 156) ihren „Nervenzusammenbruch infolge enormer psychischer Anspannung“, die Suche nach einem freien Bett in der Psychiatrie und die allmähliche Erholung bis zur relativen Genesung nach ihrem Aufenthalt in der Psychiatrie (S. 158):

„Auf der belebten Straße fühlte ich mich wie von einer bauschigen Wolkenwand umhüllt. Die Umwelt stellte sich mir nur schemenhaft und weit entrückt dar. Ich verspürte ganz klar den Wunsch, diese grauenvolle Welt zu verlassen. Ich wollte sterben, nicht mehr leiden, fliegen! Von dem Moment des freien Falls erhoffte ich mir eine Befreiung, eine Erlösung von meiner Not. Der Nebelvorhang um meinen Körper zog sich zu, wurde dichter, fast undurchsichtig. Ohne meinem eigenen Antrieb zu folgen, fand ich mich auf einmal auf dem obersten Deck eines Parkhauses wieder. Ich sah hinunter in die Tiefe. Dort liefen die Menschen auf den Bürgersteigen in verschiedene Richtungen, die Autos schoben sich durch den Verkehr, alles um mich herum erschien mir wieder deutlich. Die schützende Nebelwand war plötzlich verschwunden. Nackt, als wäre ich ohne Bekleidung, fühlte ich mich jetzt. Der eisige Wind, der über das Dach peitschte, trieb mir Schauer über den Rücken und weckte meine Sehnsucht nach Wärme und meiner Familie. ‚Nein‘, hallte es in meinem Inneren, ‚du darfst nicht gehen! Du darfst sie nicht allein lassen, Peter, Andreas und Michael. Du darfst sie nicht in Zweifel stürzen und mit Schuldgefühlen belasten! Ich muß leben. Ich muß den Weg aus dieser Dunkelheit heraus suchen. Irgendwo gibt es Licht, auch für mich!‘
Verwirrt schloß ich die Wohnungstür auf. Ich fiel in meinen Sessel und schaute teilnahmslos vor mich hin. Irgendwann entschloß ich mich, mich etwas herzurichten. Um meine Haare zu ordnen, blickte ich in den Spiegel. Eine fremde Fratze starrte mich an. Ekel stieg in mir hoch. ‚Das bin ich nicht‘, hörte ich mich mit tonloser Stimme sagen. ‚mit der habe ich nichts zu tun!‘ Ich nahm mir vor, mich nie mehr im Spiegel zu betrachten.“

Michael erhielt nirgendwo die Diagnose, die dem Begriff ADHS entspricht. Er wurde liebevoll erzogen, wie auch sein Bruder im Nachwort betont. Doch alle Bemühungen, die natürlich die Eltern überfordern mussten, und sie hätten vielleicht jeden überfordert, sie waren letztlich vergebens, wenn man als Ziel von Elternschaft das Heranwachsen des Kindes zu einem lebenstüchtigen, verantwortungsfähigen Menschen innerhalb der Gesellschaft definiert. Michael war es nie und wurde es nie. Der Bruder schreibt im Nachwort (S. 265):

„Es ist schwierig zu beurteilen, ob sein Verhalten genetisch vorprogrammiert oder zumindest bedingt ist. Eins ist jedoch sicher: Es lag keinesfalls an einem gestörten sozialen Umfeld! Hilfsbereitere und fürsorglichere Eltern als die unseren kann man sich nicht wünschen. Der übrigen Welt war Michael wie jeder andere ausgesetzt. Warum scheiterte er, nicht andere? Ich glaube, das Gegenteil trifft zu: Das soziale Umfeld wurde von Michael gestört! Dies geschah in vielfältiger Form, die schlimmsten Auswüchse jedoch waren und sind die Schuldgefühle meiner Mutter und meines Vaters. Alle Eltern, die ihr Kind lieben und es als einen Teil ihrer selbst betrachten, kennen bestimmt die Regung, die man empfindet, wenn das eigene Kind schuldig zu werden droht oder auf eine schiefe Bahn gerät.[…] Viele, die von den kriminellen und sonstigen Aktivitäten meines Bruders wußten, rückten die gesamte Familie in eine ganz bestimmte gesellschaftliche Ecke. Und selbst wenn das nicht der Fall war, so hegten wir doch den Verdacht, daß es geschah! Für viele Gleichaltrige war ich zum Beispiel nur der Bruder vom ‚Sauer', was einer Verurteilung gleichkam. Diese Rolle hat meine Persönlichkeit mit geprägt: Noch heute meine ich, jemand zu sein, der ‚von unten' kommt, obwohl das gar nicht zutrifft."

Eine Diagnostik mit dem Hintergrundwissen über ADHS wurde bei Michael anscheinend nicht durchgeführt. Sie wäre vermutlich positiv ausgefallen, denn das geschilderte Mosaik kommt einer Indiziensammlung für ADHS, zwar ohne Hyperaktivität, aber mit anderen begleitenden Störungen, gleich. Man hätte Michaels Problemen einen Namen geben können, und, was viel wichtiger ist, man hätte ihm und den Eltern helfen können. Sie hätten von ihren ungerechtfertigten, aber quälenden Selbstvorwürfen zumindest teilweise entlastet werden können.

Beispiel 4

Größtes Entsetzen in der deutschen Bevölkerung verbreitete ein anderes „verlorenes Kind" am 26. April 2002, indem es 16 Menschen und sich selbst erschoss: der Amokläufer von Erfurt, Robert Steinhäuser.

Warum sollte Robert Steinhäuser in einem Buch über ADHS vorkommen? Soll jetzt alles mit dieser Störung erklärt werden? Vermutlich um mangels einer durchgeführten ADHS-Diagnostik sicher zu gehen, wird der „Fall" Robert Steinhäuser von ADHS-Experten unter den Dozenten in der Kinder- und Jugendpsychiatrie bisher unter dem Thema „Sozialstörungen" abgehandelt. Der Zusammenhang von Sozialstörungen und ADHS scheint nicht willkürlich. Klaus Skrodzki veröffentlicht zu diesem allgemeinen Zusammenhang im Internet einen Auszug aus seinem heute vergriffenen Buch „Unser Kind ist hyperaktiv – was nun?" von 1996: „ADDS: Attention Defizit Disorder Syndrom mit/ohne Hyperaktivität und Sozialstörungen gilt in den USA und nach der WHO (Weltgesundheitsbehörde) als die jetzt korrekte Bezeichnung = Aufmerksamkeitsstörung" (Skrodzki, o. J.). War die (komorbide?) Sozialstörung des Robert Steinhäuser zerstörerischer als seine vielleicht vorhandene nichthyperaktive ADHS, die niemand erkannte? Petermann, Döpfner und Schmidt schreiben zu den komorbiden Störungen bei aggressivem Verhalten: „Bei Kindern, die sowohl eine aggressiv-dissoziale als auch eine Aufmerksamkeitsstörung aufweisen, treten auch stärkere psychosoziale Beeinträchtigungen, z.B. Zurückweisung durch Gleichaltrige, schulische Probleme [...] auf . Ebenso kann man bei einem komorbiden Auftreten aggressiv-dissozialer und depressiver Störungen von schwerwiegenderen psychosozialen Folgen, größeren Schulschwierigkeiten, einer höheren Suizidgefahr und einem erhöhten Risiko für weitere Störungen ausgehen [...]" (Petermann & Döpfner & Schmidt, 2001, S. 14).

Die ARD sendet am 22.4.2004, fünf Tage, bevor sich die Tragödie zum zweiten Mal jährt, den Dokumentarfilm „Amok in der Schule" von Thomas Schadt und Knut Beulich, und immer wieder keimt der Verdacht einer unerkannten ADHS im Zuschauer auf, wenn Eltern und Lehrer den Täter beschreiben: „Der ist nicht dumm, der ist nur faul ... war ein riesengroßes Faultier... müsste mehr arbeiten ... fleißiger sein ... er war cholerisch ... in sich gekehrt ... keine Konfliktlösung gelernt...“. Zu Hause war die Stimmung gereizt, die Mutter berichtet selbstreflektierend über „viel Geschimpfe den ganzen Tag“. Robert hatte keine Interessen außer Computerspielen und Schießen, darin war er sehr geschickt. Die Schützenvereinsvorsitzenden beschreiben ihn als intelligent. Eine verbitterte Lehrerin, deren Mann unter den Ermordeten ist, hält die Familie für „mitverantwortlich“.

Und so beschrieb Robert Steinhäuser sich einmal selbst: „Ich sehe mich persönlich als einen Menschen, der seine Macken hat und manchmal etwas schwer zu ertragen ist. Allerdings habe ich auch meine guten Seiten wie zum Beispiel meinen Humor.“

Der Polizeibericht erwähnt „eine persönlich bedingte Antriebsschwäche“ bei Robert Steinhäuser. Hat die Polizei vielleicht am treffendsten die primäre Ursache für diese verheerenden Entwicklung Roberts beschrieben, die in dieser unvorstellbaren Tat endete?

Roberts Mutter wird im Film zitiert, sie grübele „jeden Tag, was ich falsch gemacht habe“. Diese Suche nach der eigenen Schuld am Unglück ihres Kindes unternimmt fast jede psychische gesunde Mutter eines ADHS-Kindes, auch wenn es niemandem sonst außer sich selbst schadet. Um wie viel mehr muss diese Schuldfrage auf einer Mutter lasten, deren Kind so großes Unheil über andere Menschen gebracht hat?! Roberts Eltern haben ihr Kind in zweifacher Hinsicht verloren. Eine Äußerung des Vaters: „Es ist unser Schicksal, als Eltern von dem Robert leben zu müssen.“ Ist es nicht an der Zeit, die Eltern zumindest von ungerechtfertigten Vorwürfen zu entlasten? Es lohnt, allein schon wegen der Chance, die selbstquälerischen Gedanken von Roberts Eltern mildern zu können, dem ADHS-Verdacht nachgehen. Indizien für diese Störung gibt es bereits in den Berichten des Fernsehbeitrags.

5.3 Auf schmalem Grat

Eine Mutter berichtet

„Unser Familienleben wurde durch unseren Pflegesohn Ole bereichert, der mit 15 Monaten zu uns kam. Wir haben zwei heute erwachsene leibliche Töchter, die sich mit uns sehr über den niedlichen Jungen freuten. Doch bald merkten wir, dass mit Ole etwas nicht stimmte. Schon im Kindergarten fiel er mit seinem Verhalten auf, er ordnete sich nicht ein, sodass ich öfter zu hören bekam, dass Ole Grenzen brauche. Zu Hause probierten wir vieles aus, aber Ole blieb, wie er war. Das Jugendamt war der Meinung, Ole brauche Zeit, es wäre eine Phase, die vorbeigeht. Da sich sein Verhalten nicht besserte, bekam er Frühförderung. Auch nach fünf Jahren Frühförderung konnte man keine Verbesserung feststellen.

In der Schule machte Ole das Lernen keine Probleme, aber wieder sein Verhalten. Bis zum Halbjahr des 4. Schuljahres ging es schulisch einigermaßen gut. Da wir aber Gewissheit haben wollten, warum Ole sich so verhielt, kam er zehn Wochen in die Tagesgruppe in einer Jugendklinik. Wir hofften, dass uns endlich geholfen werden konnte. Aber stattdessen wurden uns Vorwürfe gemacht: Ole hätte zu viele Freiräume. In der Jugendklinik sahen erzieherische Maßnahmen so aus, dass Ole eingesperrt wurde, da er eine Erzieherin mit Erdklumpen beworfen hat. Die ‚Therapie' wurde zwei Wochen vor Schluss abgebrochen, da Ole in der Einrichtung nicht mehr erwünscht war.

Im 5. Schuljahr zeigte sich seine Konzentrationsschwäche deutlicher, schlechte Noten, unleserliche Schrift, Beschmieren der Heftränder und häufiges ‚Verbummeln' seiner Schulsachen waren Hauptprobleme. Da Ole aber am meisten unter seinen schlechten Noten und seinem Verhalten litt, wurde er zu Hause aufsässiger. Wenn es um seine Interessen ging, konnte sich Ole gut konzentrieren. Seine Lehrer waren aber der Meinung, dass er trotz einiger ausreichender Noten das 6. Schuljahr nicht schaffen würde. Daraufhin machte uns das Jugendamt den Vorschlag, Ole in eine Sonderschule mit kleineren Klassen zu geben, wo er mehr Aufmerksamkeit bekommen würde, besser lernen könnte und dadurch sein Verhalten besser in den Griff bekommen könnte. Da es keine Schule mit kleineren Klassen bei uns im Ort oder in der näheren Umgebung gab, war das Jugendamt, das das Sorgerecht hat, der Meinung, Ole zu einer Schule mit Heimunterbringung zu geben. Der Aufenthalt sollte wegen seiner Verhaltensauffälligkeiten ein bis zwei Jahre dauern.

Die Trennung von Ole fiel uns allen sehr schwer, aber unsere Familie brauchte dringend Hilfe. Ole sagte uns immer wieder, dass er selber möchte, dass ihm geholfen wird. In der Einrichtung gab es einen schwierigen Jungen, mit dem sich Ole angefreundet hatte. Die beiden Jungen brachten die Gruppe total aus dem Gleichgewicht, was uns in den darauffolgenden Sitzungen vorgehalten wurde. Nach den Ferien, als wir Ole in die Einrichtung zurückbrachten, wollte er absolut nicht dort bleiben, sondern wieder zurück nach Hause. Seit dem Tag hatte er oft Heimweh, so dass wir ihn immer öfter nach Hause geholt haben. War er wieder dort, lief er von der Einrichtung fort. Die Folge war, dass sein Psychologe meinte, dass er für das Heim nicht mehr tragbar sei – Oles zweiter Rausschmiss! Wo sollten wir ihn jetzt einschulen? Das Jugendamt suchte vergeblich nach einer neuen Einrichtung für Ole. Da er zu keiner hiesigen Schule gehen konnte, sorgten wir dafür, dass er an vier Tagen in der Woche zu einer privaten Nachhilfeeinrichtung ging, wo er schulisch betreut wurde. Die Kosten wollte das Jugendamt am Anfang nicht übernehmen, tat es nach langem Hin und Her dann doch.

Kurz vor Weihnachten – es war immer noch keine Lösung in Sicht – lasen wir einen Artikel über ADS in der Zeitung. Die Merkmale, die dort aufgeführt waren, passten genau auf unseren Pflegesohn. Sofort besorgten wir uns Informationsmaterial über diese Krankheit und wir konnten es nicht glauben, was dort geschildert wurde: Das war Ole! Diese Informationen gaben uns Hoffnung, ihm endlich helfen zu können. Plötzlich schaltete sich das Jugendamt wieder ein: man hätte eine neue Einrichtung für Ole gefunden. Damit waren wir aber nicht einverstanden. Wir bestanden auf einer Untersuchung, um zu klären, ob Ole ADS hat.

Anfang Januar kam Ole dann doch in diese Einrichtung, eine Wohngemeinschaft, was für ihn wiederum sehr schwer war. Wir waren entschieden dagegen. Der Test beim dortigen Psychologen ergab, dass man nicht mit hundertprozentiger Sicherheit sagen könne, dass Ole ADS hat. In der Zwischenzeit eskalierte es in der WG. Ole zerstörte Fenster, Bilder usw. und wurde immer aggressiver. Er verletzte sich sogar selbst und sagte, er wolle nicht mehr leben, nur noch nach Hause! Unsere Nerven lagen blank. Das Jugendamt war zugegen, als das Testergebnis verkündet wurde und wir wurden nach unserem Wunsch gefragt, was mit Ole weiter geschehen sollte. Wir äußerten, das er schnell zu uns zurück nach Hause kommen sollte, denn wir liebten ihn ja. Daraufhin äußerte die Sozialarbeiterin des Jugendamtes, dass wir ja ganz nette Leute seien, aber sie hätte Bedenken, den Jungen zurück in unsere Familie zu geben, da wir ihn nicht erziehen könnten.

Der Psychologe äußerte sich so, dass er festgestellt habe, dass Ole keine weitere Trennung verkraften würde und für ihn das Beste wäre, ihn zu uns nach Hause zu geben oder ihn in der Einrichtung zu lassen. Ole blieb vorerst dort, aber nach einem Anruf an einem Sonntagabend sollten wir ihn sofort abholen, da es heftige Auseinandersetzungen gegeben hatte. Eine unserer Töchter meinte daraufhin, man könnte nicht mit ihm, aber auch nicht ohne ihn leben. Als Ole zu Hause war, fanden wir mit Hilfe der Selbsthilfegruppenleiterin sofort einen Kinderarzt, der sich mit ADS auskennt. Der Kinderarzt nahm sich sehr viel Zeit für uns, wofür wir ihm sehr dankbar sind. Wir hatten zum ersten Mal das Gefühl, richtig verstanden zu werden. Nach unseren Schilderungen war er der Ansicht, Ole habe ADS. Da wir die Unterschrift von Oles Vormund im Jugendamt schon hatten, konnten wir mit der Methylphenidat-Behandlung beginnen. Als die Dosis langsam erhöht wurde, merkten wir, dass er ruhiger und zugänglicher wurde.

Da wir immer noch keine Schule gefunden hatten und das Jugendamt sich auch nicht darum kümmerte, beschlossen wir, ihn an der hiesigen wieder anzumelden. Wir hatten den Eindruck, als wolle das Jugendamt abwarten, bis wir aufgeben würden, denn die Sozialarbeiterin meldete sich lange nicht mehr bei uns. Drei Monate besuchte Ole noch die 6. Klasse. Plötzlich schaltete sich das Jugendamt wieder ein. Man war immer noch der Meinung, dass Ole zu einer Schule für Erziehungshilfe sollte. Man ließ ihn ohne unser Wissen in der Schule testen, wobei herauskam, dass er bei niedriger Medikamentendosis einen IQ von 110 erreicht hat. Damit war das Thema Sonderschule vom Tisch. Der Alltag zu Hause wurde entspannter und ruhiger dank des Medikaments. Eine Lern- und Verhaltenstherapie ergab bei Ole aber keine deutlichen Veränderungen.

Ole kam in eine 7. Hauptschulklasse mit einigen verhaltensauffälligen Kindern. Der Lehrer hatte die Klasse unserer Ansicht nach nicht genügend unter Kontrolle, und bald wurde uns vom Schulleiter mitgeteilt, dass Ole in die Parallelklasse wechseln sollte. Wenn er dort nicht zur Ruhe kommen würde, müsste er die Schule verlassen. In der Parallelklasse fühlte Ole sich sehr wohl, er war ausgeglichener und zufriedener und schrieb wieder gute Noten.

Wir hoffen, dass es so ruhig und entspannt bleibt wie jetzt. Noch mehr Turbulenzen als in den letzten Jahren kann unsere Familie nicht verkraften. Mehrmals sagte unser Pflegesohn zu uns: ‚Ich weiß, dass ich euch viele Nerven koste, aber wenn ich groß bin, mache ich alles wieder gut!‘ Vom Jugendamt sind wir maßlos enttäuscht. Sobald Probleme mit Pflegekindern auftreten, taugen die Pflegeeltern nicht, klappt es aber gut, sind die Eltern super. Obwohl das Jugendamt dem Wohle des Kindes verpflichtet ist, scheint es bei den Mitarbeitern einen Mangel an Kompetenz betreffs ADS zu geben.“

Hier endet der schriftliche Bericht der Pflegemutter, die mittlerweile gesundheitliche Probleme hat, die sie auch auf die vielen Aufregungen zurückführt.

Wie stellt sich die Situation heute, drei Jahre später dar?

Seinen Hauptschulabschluss hat Ole nicht geschafft. Über fehlende Hausaufgaben werden die Pflegeeltern oft nicht informiert. Ole schwänzt viele Unterrichtstage in der 9. Klasse, wovon die Pflegeeltern erst spät erfahren. Als sie hören, dass er kifft, melden sie es dem Jugendamt. In einer Privatschule, die ihn nach seinem Schulabgang auf ihr Betreiben aufnimmt, nimmt er seine Medikamente nicht ein. Wegen Drogenkonsums muss er sie sehr bald verlassen. Überraschend ruft Ole dann aus einer sozialpädagogischen Einrichtung bei seinen Pflegeeltern an. Auch aus dieser Einrichtung wird er gewiesen, da er die Regeln bricht und die Gruppe mit einem Freund aufmischt. Das Jugendamt meldet ihn daraufhin im Obdachlosenasyl an, das er ebenfalls wegen Nichteinhaltung der Regeln verlassen muss. Ole lebt dann mit dem Freund auf der Straße. Nach einem Handtaschenraub des Freundes, den Ole zwar nicht mitmachen will, aber auch nicht verhindert, läuft er mit dem Freund weg. Ole wird zu 80 Stunden sozialer Arbeit verurteilt, die er bis heute nach und nach ableistet. Freiwillig geht er zum Drogenentzug in eine psychiatrische Fachklinik, denn seine Pflegeeltern wollen ihn nur nach einem Entzug wieder aufnehmen.

Sie kämpfen noch immer für ihn. Sie bedauern, dass sie ihm nicht vertrauen können. Der jetzt 17-Jährige besucht eine Berufsförderungsmaßnahme, wo er den Hauptschulabschluss machen will. Die Beziehung der Pflegeeltern leidet sehr unter den Wutausbrüchen und dem nächtlichen Nachhausekommen des Jungen. Abmachungen hält er nicht ein, und das morgendliche Aufstehen ist täglicher Stress für die Eltern. Die Pflegemutter sorgt für regelmäßige Drogenkontrollen, die die Krankenkasse zu ihrem Bedauern nur einmal im Quartal bezahlt. Vom Jugendamt wollen die Pflegeeltern die von Ole im Lauf der Jahre mit Fußtritten beschädigten Zimmertüren ersetzt bekommen. Dazu sollen sie rückwirkend genaue Tatzeiten und nichtverwandte Zeugen benennen. Ihre Rechtsschutzversicherung lehnt einen Beistand ab mit der Begründung, es bestehe kein „Grundstückseigentümerrechtsschutz“.

Verzweifelt äußert der Pflegevater eines Tages angesichts der nicht enden wollenden Probleme: „Ich verfluche den Tag, an dem wir ihn in Pflege nahmen!" „Wir waren nicht darauf eingestellt, ihn einmal wegen so großer Schwierigkeiten abgeben zu müssen", sagt die Pflegemutter. Wenn die Pflegeeltern vor Sorgen wach liegen, fragen sie sich: „Wie kommen wir damit klar, wenn wir später hören, dass er ganz verkommen ist oder sogar tot?" Eine wirkliche Trennung von ihrem „Kind auf Zeit" erscheint ihnen nicht möglich, denn sie empfinden Ole als ihr Kind. Bleibt er aber in ihrer Familie, so befürchten sie, auch niemals zur Ruhe kommen zu können.

6 Im Brennglas Schule

6.1 Schlüsselpositionen

6.1.1 Eine Mutter berichtet

„Nico ist fast zehn Jahre alt und seit ca. drei Jahren ist bei ihm ADS mit Hyperaktivität diagnostiziert. Ich als Mutter hatte schon viel früher bemerkt, dass mein Kind wilder und unkonzentrierter ist als gleich alte Kinder. Ich habe den unmittelbaren Vergleich, da ich selber Erzieherin bin. Er war ein Powerkind, immer für Streiche offen, und er hatte permanent das Bedürfnis, sich zu bewegen. Obwohl ihm alles an kreativem und konstruktivem Material geboten wurde, bevorzugte er immer Sand, Wasser und große Bauklötze. Kein Baum war zu hoch, er erkannte nie eine Gefahr, und durch sein mangelndes Schmerzempfinden wusste er auch oft nicht, woher seine blauen Flecken am Körper kamen.

Als Nico sieben Jahre alt wurde, sind wir umgezogen. Nico wurde in einer kleinen Dorfschule eingeschult. Er kannte dort keinen, aber ihn kannte man dort schnell. Beim ersten Elternabend wurde mir gesagt, dass die Schule sich sofort meldet, wenn etwas auffällig ist. Zum Elternsprechtag ging ich mit großer Neugierde. Was ich da zu hören bekam, war nicht lustig. In den Augen der Lehrerin war Nico sehr auffällig. Er konnte sich nicht konzentrieren, fiel oft vom Stuhl und brauchte immer wieder eine zweite und dritte Aufforderung, seine Aufgaben anzugehen. Außerdem hatte er eine mangelnde Frustrationstoleranz. Bei seinen Mitschülern eckte er ewig an, und somit war er schnell der Außenseiter. Oft musste er für Dinge gerade stehen, wobei nie hinterfragt wurde, was Auslöser für seine Reaktion gewesen war.

Die Lehrerin in der 1. und 2. Klasse hat es leider nie verstanden, auf Nico einzugehen oder ihn so zu akzeptieren wie er ist. Als wir eine Zeit mit Verstärkerplänen gearbeitet haben, meinte sie, alle ‚Schandtaten' auf die Rückseite des Blattes schreiben zu müssen, z.B.

18.5. Nico fällt vom Stuhl
19.5. Nico sagt ‚Scheiß Schule', Nico bohrt in der Nase
20.5. Nico braucht 3 Aufforderungen zum Schreiben etc.

was wir als reichlich unnötig und kontraproduktiv empfanden.

Seit einem Jahr sind wir in einer Praxis eines Arztes für Kinder- und Jugendpsychiatrie und Psychologie. Der Arzt hat uns Eltern sehr viel Verständnis entgegengebracht und Nico ganz schnell durchschaut, Medikamente angeordnet und ihn und uns mit einer guten Therapie begleitet. Jetzt hat Nico endlich einen Freund gefunden, der wie seine Familie ADS-betroffen ist. Die Diagnose ist u. a. durch Beurteilungsbögen der Lehrer gestellt worden, Als diese nach ca. sechs Monaten Therapie nochmals ausgefüllt werden sollten, hat sich seine Lehrerin geweigert, da sie es als eine Bewertung ihrer Person sah. Zum Gespräch mit der Psychologin ist aber die Sport- und Kunstlehrerin mitgekommen.

In der dritten Klasse bekam Nico dann eine Lehrerin, die er sehr gerne mochte. Sie war streng, aber gerecht, konnte auch mal einen Spaß mitmachen. Leider stand sie mit ihrer Ansicht über Nico alleine da und wurde von Kollegen und Eltern unter Druck gesetzt, um eine Überprüfung durch den Schulpsychologen einzuleiten. Im Grunde sprach ja nichts dagegen, aber nachdem die Schule mir keine Auskunft über die rechtlichen Konsequenzen der Beurteilung geben konnte, haben wir Nico an einer anderen Grundschule angemeldet. Nach Aussage seiner neuen Lehrerin ist er zwar ein Kind, das man beobachten muss, er ist aber nicht auffälliger als einige andere Kinder in der Klasse auch. Inzwischen habe ich gehört, dass der Schulpsychologe überprüfen sollte, ob Nico besser in eine Schule für Verhaltensauffälligkeiten gehen sollte. Ich denke, das wäre sein Untergang gewesen. Ich wünsche ihm weiterhin eine tolle erfahrene Lehrerin, wie er sie jetzt hat. Leider ist diese jetzt schwanger und gibt die Klasse bald ab."

6.1.2 Wissenslücken

„Nicht wenige Lehrkräfte haben heutzutage beim Betreten ihres Klassenzimmers das Gefühl, eine Manege zu betreten mit der Aufgabe, eine gemischte Raubtiergruppe zu bändigen", schreibt Rosemarie Farnkopf in „ADS und Schule" (Farnkopf, 2002, S. 59). Den ADHS-betroffenen Schülern kommt hierbei vermutlich eine „tragende" Rolle zu. Hyperaktivität und ADS/ADHS sind fast jedem, natürlich auch den Lehrern, mittlerweile „irgendwie" bekannte Begriffe. Man weiß: Es gibt zappelige Kinder, die ihre Arme und Beine nicht stillhalten können. Lehrerinnen und Lehrer erkennen wohl, dass eine gewisse Konzentrations- und Lernschwäche, die sich bald in der „Schulunlust" zeigt, den Lern- und Schulerfolg dieser Schüler gefährdet, und sie machen oft einen mangelnden Willen oder elterliche Erziehungsfehler verantwortlich. Sie wissen meist nicht, dass nicht die motorische Unruhe den problematischen Schwerpunkt im schulischen wie im außerschulischen Leben dieser Kinder und Jugendlichen darstellt, sondern deren mangelnde Fähigkeit, ihre Aufmerksamkeit mit einer gewissen Ausdauer auf diejenigen Inhalte zu lenken, die andere, Lehrkräfte oder Eltern, ihnen immer wieder vorgeben.

Die Abwärtsspirale für die von ADHS betroffenen Schüler, aber auch für Lehrkräfte, beginnt mit der Schuldzuweisung. Negative Reaktionen und Vorwürfe, wenn nicht gar Entgleisungen verbaler oder tatkräftiger Art, vielleicht als Folge impulsiver oder aggressiver Schüler(re)aktionen, treiben diese Abwärtsspirale immer tiefer. Allzu oft führt sie bei der Lehrkraft zu Resignation, Erschöpfung, zum Burnout-Syndrom. Für den nicht therapierten Schüler führt eine stärkere ADHS-Problematik derzeit noch sehr oft zur Überweisung in die Sonderschule bzw. Förderschule für Lernhilfe, bei einer ausgeprägten Störung des Sozialverhaltens zur Schule für Erziehungshilfe, im Extremfall zum Schulverweis, denn man unterstellt dem Schüler eine gewisse Absicht für sein störendes Verhalten. Man glaubt wohl, dass er sich in der benachbarten Schule bessern kann.

Die typischen Schulschwierigkeiten des ADHS-betroffenen Kindes setzen meist in den ersten Schuljahren ein, denn hier muss es erstmals in hohem Maß den Forderungen nach angepasstem Verhalten genügen, viel mehr als dies im Kindergarten notwendig war. Es kann auf Grund seines mangelnden Selbststeuerungsvermögens meist nicht die zum Lernen erforderlichen Aufmerksamkeits- und Gedächtnisleistungen, Ausdauer und Sorgfalt aufbringen, es sei denn, es ist an einem Fach oder Thema oder an einer Person sehr interessiert und dadurch hochmotiviert.

Wenn sich in Klasse 3 oder 4 nach Lehreraussagen „die Spreu vom Weizen trennt", die Vorsortierung oder die Endsortierung abläuft, stehen die ADHS-betroffenen Schüler schon oft in der unteren Skala für die weitere Schullaufbahn. Nur sehr intelligente Schüler mit ADHS können noch länger, sogar bis zum Abitur, ihre Defizite mit Geschick ausgleichen, wenn sie über Interesse, Ehrgeiz und ein gutes Gedächtnis verfügen.

In der Schulzeit kristallisieren sich die ADHS-Probleme am stärksten heraus für den, der in der Lage ist, sie zu erkennen und richtig zu deuten. Aber, so konstatieren Armin Born und Claudia Oehler (2002, S. 9): „Das Studium bereitet sie [die Lehrer] jedoch in Bezug auf die Problematik von ADS-Kindern nicht einmal auf den pädagogischen Umgang mit deren vielfältigen Verhaltenproblemen vor. Ihre spezifischen Lernprobleme waren erst recht nicht Gegenstand der Lehrerausbildung. Somit bekommen Lehrer in ihrer Berufswirklichkeit viel aufgebürdet." Diese Autoren, die angemessene Lernstrategien für Kinder mit ADHS aufzeigen und sich intensiv mit den ADHS oft begleitenden Teilleistungsschwächen befassen, betonen: „ADS-Kinder können schlecht alleine lernen – das ist eine Erfahrung, die insbesondere die Mütter bestätigen können." Sie unterstreichen daher „die Notwendigkeit der Kooperation aller mit ADS-Kindern Betrauten" (Born & Oehler, 2002, S. 10).

Wie Lehrkräfte mit der ADHS-Problematik ihrer Schüler umgehen, verdeutlicht die Leiterin einer Grundschule:

„Es ist für uns Lehrkräfte schwierig, die ADHS zu durchdringen. Ein Grund liegt sicherlich darin, dass sie so viele verschiedene Facetten hat; ein anderer ist der, dass diese Kinder uns sehr stark und auf verschiedene Weise herausfordern. Ich sehe zwei Wege, wie Kolleginnen und Kollegen mit ADHS umgehen: Ein Teil versucht mit Eigenerklärungen, so wie wir es ja alle gelernt haben und üblicherweise tun, sich gegen das für sie neue Phänomen ADHS abzuschotten. Man sucht sich dann innerhalb des Kollegiums Verbündete, mit denen man sich gemeinsam abkapselt und kaum mehr erreichbar ist für sachgerechte Information über ADHS. Die anderen Lehrkräfte – und das sehe ich für den Grundschulbereich am positivsten – fangen an, den Eltern in einer Weise zuzuhören, dass sie die Berichte über diese Kinder ernst nehmen: Sie glauben den Eltern. Sodann beginnen sie, sich weiter zu informieren und sie lesen Fachliteratur zu ADHS. Wenn sie mehr von dem Phänomen ADHS verstanden haben, dann zeigen sich ihnen die Verhaltensweisen und Lernschwierigkeiten der Kinder auf einmal in einem ganz neuen Licht. Die neuen Erkenntnisse führen dann dazu, dass etwas von der Anspannung in der täglichen Unterrichtssituation von ihnen abfallen kann.

Doch es gibt auch Hemmnisse auf diesem zweiten Weg, mit ADHS umzugehen. Wie eine ‚graue Wolke' umhüllt das Problem der Medikation vielfach die endlich gewonnene Einstellung zu ADHS, denn viele fragen sich: Was machen wir da? Das Misstrauen in die Pharmaindustrie und in die Ärzteschaft hindert manche am klaren Entschluss. Hinzu kommt die Tatsache, dass ADHS genetisch bedingt ist, was für Pädagogen doch schwer zu akzeptieren ist. Ich denke aber, dass uns diese ‚graue Wolke' nicht blockieren darf, unser pädagogisches Handeln umzustellen, um den Kindern mit ADHS endlich mehr gerecht zu werden. Wir sollten unsere kritische Einstellung jedoch durchaus im Hinterkopf behalten."

6.1.3 Eine Erzieherin berichtet

„Seit über 30 Jahren arbeite ich mit Kindern und betreue über das Jugendamt seit zehn Jahren Familien, die Probleme mit Kindern haben. Ich habe lange Jahre an der Sonderschule mit Kindern aus Russland die deutsche Sprache geübt und übernahm an der Grundschule die Hausaufgabenhilfe. Durch diese vielfältigen Aufgaben wurde ich mit den unterschiedlichsten Problemen konfrontiert. Ich weiß, was ein autistisches Kind ist, auch das Downsyndrom ist mir bekannt usw. Aber mit ADHS konnte ich nicht viel anfangen, es kam bislang in meiner Arbeit nicht vor. Genau wie viele andere hatte ich schon mal etwas von hyperaktiven Kindern gehört, die nicht stillsitzen können und denen es an Konzentration fehlt. Das war alles.

Nun bekam ich über das Jugendamt wieder eine neue Familie. Der Junge, ich nenne ihn mal Jan, war, wie man so schön sagt, ‚ein fürchterliches Kind'. In der Schule gab es nur Stress, die Eltern waren am Verzweifeln und ich war mit meinem Latein auch bald am Ende. Ich hatte zwar das Gefühl, dass der Jan eigentlich ein ganz netter Junge war, der das aber nicht zeigen konnte – oder wollte? Ich war unsicher.

Dann sagte mir die Mutter, dass Jan ADHS hat. Sie sei aber schon bei verschiedenen Ärzten und Psychologen gewesen, die ihr zwar diese Diagnose bestätigt hatten, aber helfen konnte ihr niemand und ernst genommen wurde sie auch nicht. In die Schule würde sie sich schon gar nicht mehr trauen. Die Lehrer werfen ihr eine schlechte Erziehung vor, greifen sie verbal an, sie kann nicht mehr und will auch nicht mehr. Die Überlegung ging schon dahin, Jan in ein Internat zu schicken, damit im Haus mal wieder Frieden einkehrt. Ich muss zugeben, dass ich fast zugestimmt hätte.

An einem Sonntag ging ich mit meiner Freundin über einen Flohmarkt. Als ich in einer Bücherkiste stöberte, fiel mir ein Buch mit Internetadressen in die

Hände. Im Inhaltsverzeichnis suchte ich nach Hyperaktivität und wurde fündig. Zu Hause klickte ich diese Seite an und fand einen Bericht von Frau Cordula Neuhaus über das Thema ADHS. Ich fing an zu lesen und fand Jan auf jeder Seite wieder. Während ich las, dachte ich: Mein Gott, warum weiß man so wenig über diese Krankheit!! Mir wurde so vieles klar, jetzt begriff ich erst sein Verhaltensmuster. Jan konnte gar nicht anders handeln.

Zum Glück fanden wir einen kompetenten Arzt, der Jans Familie richtig aufgeklärt hat. Zum Glück stand ein Schulwechsel an, sodass Jan die Chance eines Neustarts bekam. Zum Glück nimmt er ein Medikament, das ihm hilft, sein Leben in den Griff zu bekommen.

Aber in der Öffentlichkeit, sprich Schule, Eltern, Ärzte usw. steckt das Wissen über diese Krankheit noch in den Kinderschuhen. Ich bin an die Lehrer herangetreten und auf so viel Unverständnis gestoßen, aber auch Desinteresse, dass ich einfach wütend wurde. Viele denken, dass solche Kinder unerzogen sind, dass das Elternhaus versagt hat. Die Reaktionen sind unglaublich und resultieren nur aus dem Unwissen. Wenn ich jetzt an meine Zeit in der Hausaufgabenhilfe zurückdenke, fallen mir einige Kinder ein, die diese typischen Verhaltensweisen hatten. Ich wünsche mir, dass die Lehrer in allen Schulen über dieses Thema informiert werden, um Kindern und Eltern und auch sich selbst helfen zu können, denn ein Kind mit ADHS in der Klasse ist für alle Beteiligten schwer zu ertragen, wenn es nicht behandelt wird."

6.1.4 Wenn der Schein trügt

Es gibt Lehrkräfte, die sich nach den ersten Kontakten mit dem Thema ADHS intensiv weiterbilden, „ihre" ADHS-Kinder zu erkennen beginnen und einen neuen diagnostischen Blick dafür entwickeln. Sie fangen an, ihr eigenes Verhalten zu überprüfen und gegebenenfalls zu verändern. Den weniger Interessierten ist vermutlich nicht bewusst, wie sehr ihre Weigerung, sich dem Problem ADHS aktiv zu stellen, die Schullaufbahn und das spätere Leben dieser Schüler mitbestimmt. Dass Schüler mit ADHS oft nicht so können wie sie eigentlich wollen, können Lehrer mangels Wissens nicht verstehen, und so hört man von Lehrkräften immer wieder die typischen Bemerkungen:

- „Er könnte viel mehr, wenn er sich mehr anstrengen würde."
- „Er kann sich nicht einmal kurze Zeit konzentrieren und hat überhaupt keine Struktur."
- „Sie ist ja eigentlich lieb und nett, sie stört auch nicht, aber sie träumt ständig im Unterricht."
- „Er gibt ganz schnell auf, wenn es schwieriger wird."
- „Er vermeidet und geht seinen eigenen Interessen nach."

Hätten diese Lehrkräfte gute ADHS-Kenntnisse, dann fiele ihnen auch in der Zeugniskonferenz schnell auf, dass sie mit den Bemerkungen oft die typischen Lern- und Leistungsprobleme bei ADHS beschreiben. Hier soll nun nicht gesagt werden, dass jeder Schüler, der in eine solche Beschreibung passt, eine

ADHS hat. Es gibt genügend andere Gründe, keine Lust auf Schule zu haben. Erst die Zusammensetzung der Schwierigkeiten ergibt ein deutliches Bild, doch da sind nicht selten schnell die Gründe parat, warum dieser Schüler oder diese Schülerin „so" ist. Notfalls ist es „die Pubertät".

Wenn es dann um das Verhalten dieser auffälligen Schüler geht, das den Eindruck erweckt, als sei der Schüler nicht erzogen oder seelisch verwahrlost, was man manchmal auch durch Gehabe und Erscheinung als bewiesen ansieht, dann ist bald das Elternhaus im Visier – nicht immer, aber oft zu Unrecht. Urteile, den Kollegen gegenüber geäußert, und gut gemeinte Ratschläge an die Mutter vermitteln das Bild, das Lehrkräfte von ihr bzw. dem Elternhaus haben:

- „Sie müssen mehr mit ihm üben."
- „Vielleicht sollten Sie ihn selbstständiger arbeiten lassen."
- „Man muss den Kindern auch etwas zutrauen."
- „Da ist vieles schiefgelaufen."
- „Der hat zu Hause keinen richtigen Halt."
- „Er muss lernen, Verantwortung für sich zu übernehmen."
- „In dem Alter müssen die das können."

Manche ADHS-betroffenen Schüler sorgen dafür, dass ein falscher Eindruck vom Elternhaus sich im Denken der Lehrer festsetzt: Das Kind, das seine Schulbrote nicht auspackt, also auch nicht isst, oder das Kind, das zu Hause Süßes stibitzt und als „Frühstück" in der Schule isst, vermittelt den Eindruck, als werde zu Hause nicht auf vernünftige Ernährung geachtet. Die Hefte, die in wenigen Tagen zerfleddert sind, „zeigen", dass auch zu Hause wohl viel Unordnung herrscht. Fehlende Arbeitsmaterialien lassen elterliches Desinteresse „erkennen", obwohl die Mutter erst morgens um 7 Uhr oder gar nicht erfährt, was zu besorgen war. Ein aggressives Kind wird als von den Eltern verprügeltes Opfer betrachtet. Ein ängstliches Kind wird als überbehütet oder einsam wohnend eingeschätzt. Für alle Eigenarten lassen sich einleuchtende Erklärungen finden.

6.1.5 Elternsprechtag – Elternstresstag

Für erfahrene Lehrkräfte ist der Elternsprechtag nicht sonderlich aufwühlend, eher frustrierend, denn einige Eltern, die Lehrer sich am Elternsprechtag herbeisehnen, weil sie sich doch endlich mal die Probleme anhören sollen, die ihr Kind macht – vielleicht auch hat, kommen nicht. Als Lehrer fühlt man sich souverän, und es steht für einen selbst nicht viel auf dem Spiel. Eltern sind da in einer ganz anderen Position: Der Elternsprechtag ist für sie nicht selten mit Angst besetzt, insbesondere dann, wenn ihr Kind häufiger negative Verhaltensweisen zeigt. Eltern fühlen sich abhängig, weil sie mit der Absicht kommen, den Lehrern ein Anliegen zu vermitteln, das den Umgang mit ihrem (diagnostizierten) ADHS-Kind betrifft.

Der Einwand seitens der Schule, dass wirklich interessierte Eltern zum Elternsprechtag kommen würden oder, falls sie verhindert sind, sich doch auch telefonisch mit den Lehrkräften in Verbindung setzen könnten, trifft das Problem nur teilweise. Manche Eltern kennen Schule noch aus eigenem negativem Erleben von früher, nicht selten, weil sie selbst von ADHS betroffen sind. Manche selbst betroffene Eltern vergessen diesen Termin einfach – wie auch so manchen Arzttermin. Es gibt auch Eltern, die es nicht wagen, bei den Lehrern zu Hause anzurufen, wenn sie nicht ausdrücklich dazu ermutigt worden sind.

Wieder andere Eltern, die wegen ihres „schwierigen“ Kindes und negativer Lehrerreaktionen ein insgesamt schwieriges Verhältnis zur Schule entwickelt haben, versprechen sich womöglich keine Verbesserung mehr im Hinblick auf eine verständnisvolle Zusammenarbeit mit den Lehrern ihres Kindes.

Darüber hinaus gibt es Eltern, die aufgrund ihres eigenen schwerwiegenden ADHS-Problems mit entsprechendem Chaos, und vielleicht einem zusätzlichen Suchtproblem in schulischen Angelegenheiten kaum für ihr Kind tätig werden können. Lehrkräfte finden zu ihnen kaum Kontakt, schon gar nicht am Elternsprechtag. Resignation oder Hilflosigkeit, vielleicht auch ein Gefühl der Scham können bei diesen Eltern die Oberhand gewonnen haben. Nur Desinteresse bei den Eltern zu vermuten, die sich „noch nicht einmal am Elternsprechtag“ sehen lassen, kann eine Fehleinschätzung sein.

Wird der Elternsprechtag aber nicht nur als (halb-)jährlicher Lehrer-Klagetag verstanden, sondern als eine Gelegenheit zu einem ersten von vielen persönlichen und telefonischen Kontakten, dann kann er der Beginn einer guten Kooperation zwischen Schule und Elternhaus sein.

6.2 ADHS und die Schulpädagogik

6.2.1 Schulversagen – damals wie heute?

Im Jahr 2003 verlassen 68 741 deutsche Schüler ohne Hauptschulabschluss ihre Schule, das sind 7,9 % (Statistisches Bundesamt, 2004). Hinter den Zahlen verbergen sich viele schwierige Einzelschicksale und familiäre Katastrophen, nicht alle auf Grund von ADHS.

Das Amt veröffentlicht für das Schuljahr 2003/2004 die Wiederholerquoten für die verschiedenen Schularten:

- 1,5 % in Grundschulen
- 4,4 % in Hauptschulen
- 4,5 % in Schularten mit mehreren Bildungsgängen
- 5,5 % in Realschulen
- 2,7 % in Gymnasien.

Unter diesen als „Schulversager“ bezeichneten Kindern und Jugendlichen befinden sich vermutlich sehr viele Schüler mit ADHS; Klaus Skrodzki nennt einen Anteil von 25 bis 35 % Klassenwiederholer unter den ADHS-Betroffenen (Skrodzki & Mertens, 2000, S. 26).

„Die Sitzenbleiber-Katastrophe", ein Buch von Willy Starck aus dem Jahr 1974, der Ausbildungszeit vieler der heutigen Lehrkräfte also, befasst sich engagiert mit dem Problem des Schulversagens, insbesondere mit dem Sitzenbleiben: Im Jahr 1971 wurden demnach etwa 3 % in den Grund- und Hauptschulen nicht versetzt. Für die Realschulen berichtet Starck etwa 7,6 %, für die damals noch relativ wenigen Gymnasien etwa 8,3 %. (nach Starck, 1974, S. 10 f.). Die Verschiebungen im deutschen Bildungssystem der vergangenen Jahrzehnte müssen hier thematisch ausgespart bleiben, dennoch sagen die Zahlen aus: Das Problem des Schulversagens ist alt.

Hier ein Auszug aus Starcks Vorwort, das in drei Jahrzehnten nichts von seiner Aktualität verloren hat:

> „Über der allgemeinen Schwärmerei im Bereich bildungspolitischer Reformvorhaben wird ein Problem völlig vernachlässigt: Die Förderung der Leistungsversager und der Schüler mit Schulschwierigkeiten. Dabei geht dieses Problem uns alle an! Durch die Vernachlässigung dieser Schüler entstehen der Volkswirtschaft Mehrkosten von mehreren hundert Millionen jährlich und Verluste in Milliardenhöhe, und die persönlichen Nachteile für die Betroffenen und ihre Familien sind überhaupt nicht abzuschätzen." (Starck, 1974, S. 7)

Natürlich konnte Starck derzeit nicht das Wissen über eine Störung haben, die wir heute als vorrangig neurobiologisches Problem ADHS erkennen müssen. Doch erstaunlicherweise sind seine Ausführungen zu den Vorurteilen über die Gründe des Leistungsversagens mit den heutigen auf die ADHS bezogenen Verhältnissen, nahezu deckungsgleich.

Er resümiert:

> „So schließt sich der Kreis: Die Ungereimtheiten und Unzulänglichkeiten des gegenwärtigen Schulsystems, die nicht hinreichende Informiertheit des Lehrers und seine Abwehrhaltung gegenüber dem schlechten Schüler stehen in einem Wechselverhältnis. Solange der Lehrer von der Erziehungswissenschaft und der pädagogischen Psychologie keine Mittel an die Hand bekommen hat, mit denen er die Ursachen des Leistungsversagens erkennen und gezielte Hilfe anbieten könnte, muss das Eingeständnis, dass die Schule oder gar der Lehrer selbst mitverantwortlich für das Versagen sei, zu einem kaum tragbaren Misserfolgserlebnis, zu einer Bedrohung der existenziellen Grundlage werden. Darum muss er diese Einsicht abwehren, und damit gleichzeitig die Bereitschaft, neue Erkenntnisse aufzunehmen. Wir können nicht erwarten, dass der einzelne Lehrer diesen Zirkel von sich aus durchbrechen kann." (Starck, 1974, S. 57)

Dem kann im Hinblick auf die Probleme der Schüler mit ADHS nicht widersprochen werden.

6.2.2 Ein Beispiel aus der Schulpolitik

Im November 2004 wandten sich die drei großen Selbsthilfeverbände BV AÜK e. V., BV-AH e. V. und ADS e.V. per Brief an die Kultusministerkonferenz mit dem Anliegen, die Empfehlungen der ADHS-Konsensus-Konferenz im Bundesgesundheitsministerium im Oktober 2002 („Eckpunktepapier") für die

ADHS-betroffenen Schüler umzusetzen (Abdruck im „Jahrbuch 2004" des Bundesverbandes Aufmerksamkeitsstörungen/Hyperaktivität e. V. (BV-AH)).

Frau Prof. Johanna Wanka, die Präsidentin der Kultusministerkonferenz, antwortete am 28.1.2005 kurz: „Ich habe veranlasst, dass Ihr Schreiben an die zuständigen Behörden der Länder übermittelt wird mit der Bitte zu prüfen, ob dort länderübergreifend ein Beratungsbedarf in Bezug auf die von Ihnen vorgetragenen Anliegen gesehen wird" (Bundesverband Aufmerksamkeitsstörung/ Hyperaktivität e.V., 2004, S. 179).

Der Kultusminister Niedersachsens, Bernd Busemann, auch direkter Adressat dieses Briefes aus der Selbsthilfe, antwortete am 10.1.2005 u. a.: „Entscheidend ist, dass für alle betroffenen Kinder und Jugendlichen die angemessenen Hilfen bereitgestellt werden. In dieser Hinsicht ist die interdisziplinäre Zusammenarbeit der unterschiedlich Beteiligten zwingend erforderlich. [...] Ich erwarte von den jeweiligen Lehrkräften, dass sie sich entsprechend qualifizieren, um sich auch mit dem speziellen Thema ADHS vertraut zu machen und die für den Einzelfall notwendige Unterstützung zu gewährleisten. In der Überzeugung, dass wir auf einem guten Weg sind, sehe ich keine weitere Veranlassung, Änderungen in unserer Vorgehensweise vorzunehmen" (Bundesverband Aufmerksamkeitsstörung/Hyperaktivität e. V., 2004, S. 175 f.).

Im März darauf veröffentlichte das Niedersächsische Kultusministerium (2005) eine Presseerklärung mit der Überschrift: „Busemann: ‚Der Rezeptblock kann elterliche Zuwendung und Erziehungsarbeit nicht ersetzen'".

Noch immer gibt es derartige Äußerungen in Deutschland leider viel zu häufig. Vorausgegangen war eine Klausur des Landeskabinetts im Kloster Loccum. Erfahrene ADHS-Experten scheinen nicht geladen worden zu sein. Vielleicht erklärt sich so die Absicht des Niedersächsischen Kultusministers, die Lehrkräfte ihrem eigenen Fortbildungsinteresse zu überlassen. Niedersachsen bildet leider keine Ausnahme in der deutschen Schulpolitik. Zum Glück gibt es aber bundesweit auf verschiedenen Ebenen wachsende Einsicht, und auf Medikamente bei ADHS gemünzte Aussagen von Lehrern wie: „In unserer Schule gibt es keine Drogen!" dürften der Vergangenheit angehören. Die Drogenbeauftragte der Bundesregierung Marion Caspers-Merk schrieb u. a. auf den ihr zur Kenntnis übermittelten Brief der Selbsthilfeverbände: „Es war nicht erwartbar, dass die seit langem sehr breit angelegte und äußerst kontroverse Debatte um das Thema ADHS sich durch das Eckpunktepapier kurzfristig in Richtung des im Eckpunktepapier dargelegten Sinnes vereinheitlichen würde. Nach wie vor bin ich aber zuversichtlich, dass sich der dadurch angestoßene Prozess weiter fortsetzen wird" (Bundesverband Aufmerksamkeitsstörung/ Hyperaktivität e. V., 2004, S. 177 f.).

Derweil müssen sich die Eltern von Kindern mit ADHS trösten, dass es irgendwann besser werden wird.

6.2.3 Erziehungsziele auf dem Prüfstand

Was von der 68er Bewegung, auch von Lehramtsstudenten seit den 1970er Jahren errungen und zu Erziehungszielen wurde, wird als pädagogischer Schatz aufbewahrt: Die Schule hat die Schüler zu selbstständigen, mündigen und kritikfähigen Menschen zu erziehen. Wie diese drei Tugenden bilden die übergeordneten Ziele „Ich-Kompetenz“ und „Soziale Kompetenz“ pädagogische Kernstücke im Schulalltag. Einerseits sind sie Ziel, also versucht die Lehrerschaft sie im Lauf der Jahre im Schüler zu entwickeln, und andererseits werden sie bereits früh bewertet, was in den Zeugnissen und den Begleitbögen bzw. Zusatzinformationen abzulesen ist.

Selbstständigkeit

Über die Unfähigkeit von ADHS-Betroffenen, vorauszuschauen und sich selbst zu strukturieren, und über die notwendigen Hilfen, die Lehrkräfte geben könnten, haben kompetente Autoren viel Lesenswertes in Buchform sowie im Internet veröffentlicht. Mangels Kenntnis dieser Ratgeber sind Standardsätze noch üblich wie: „Das müsste der längst können“, „Er muss selbstständiger werden“ oder diplomatisch, damit die Eltern nicht direkt für die Defizite verantwortlich gemacht werden: „Er muss mit Hilfe von Elternhaus und Schule lernen, selbstständiger zu werden.“

Mündigkeit

Sie erscheinen oft recht „mündig“, wenn es darum geht, einen spontanen Gedanken zu äußern. Hyperaktive Schüler rufen impulsiv das aus, was gefragt oder nicht gefragt ist. Mit Mündigkeit hat dies nichts zu tun. Wie auch die Mündigkeit als Volljährigkeit bei ADHS-Betroffenen zu oft zu wenig mit Reife und überlegtem Handeln zu tun hat, so kann die schulische Erziehung nur wenig erfolgreich mündige Bürger mit ADHS formen. Schule und Lehrerschaft sollten sich mit dem Wissen um die ADHS-Problematik als Vormund ihrer Schüler mit diesem Defizit fühlen dürfen, da diese oft deutlich später reifen.

Kritikfähigkeit

Kritisieren, Nein zu sagen, zu opponieren, neue Ideen einzubringen, fällt vielen Hyperaktiven nicht schwer. Kritik an ihrer Umwelt, insbesondere an der nächsten Bezugsperson, aber auch an den Mitschülern, ist geläufig. Selbstkritik, die Selbstwahrnehmung voraussetzende Fähigkeit zur Selbstreflexion, ist nicht die Stärke der Hyperaktiven. Die anderen haben Schuld: zu Hause die Mutter, im Spielkreis die anderen Kinder, in der Schule der störende Banknachbar, die anderen, die so laut sind, und die „ungerechten“ oder „langweiligen“ Lehrer.

Im Interesse der ADHS-betroffenen Schüler muss das Schulwesen neu erkennen lernen, dass ein Schritt in früher übliche Strukturgebung nicht Rückschritt bedeuten muss, sondern, wenn man so will, „Sonderpädagogik" in der allgemeinbildenden oder berufsbildenden Schule, Hilfe für die Jugendlichen, die in sich noch deutliche Züge junger Kinder tragen.

6.2.4 Ein gutes Fundament braucht Zeit

Das hochtechnisierte Leben und die Berufswelt erwarten Fähigkeiten von jungen Menschen, die in der Schule vermittelt werden sollen. Immer mehr Inhalte sind in der gleichen oder sogar in kürzerer Zeit zu lernen, damit die Schulentlassenen eine Berufsausbildung und einen Arbeitplatz bekommen können, wo sie dann auch gute Leistungen bringen müssen. Klagen der Arbeitgeberschaft signalisieren seit vielen Jahren, dass es den Auszubildenden an grundlegenden Techniken, beispielsweise an mathematischen Fähigkeiten fehle, um den Anforderungen Stand zu halten. Nicht nur von ADHS betroffene, auch normgesteuerte Schüler scheinen oft als defizitär empfunden zu werden, wenn es um ihre berufliche Ausbildungsfähigkeit geht.

Hier ist nicht der Ort, zu streiten, was Schule und was Arbeitgeberschaft voneinander zu erwarten oder zu leisten haben. Im Hinblick auf ADHS kristallisiert sich heraus, dass diese Schüler mehr als andere mehr Zeit, mehr wiederholendes Üben brauchen, um Lerninhalte zu festigen. Wenn aber bereits der Schüler einer dritten Grundschulklasse beispielsweise zu lernen hat, wie sein Landkreis strukturiert ist, verbleibt ihm weniger Zeit, das kleine Einmaleins oder das Lesen zu üben. Wenn in der PISA-Studie die Lesefähigkeit deutscher Schüler weit unten rangiert, dann könnte die Zeit, die man den Kindern zum Üben einräumte, sinnerfassend lesen zu lernen, eine Rolle gespielt haben. Die Mängelzuweisung an die Eltern, die nicht mehr vorlesen würden, ist zwar beliebt, doch bei Leseschwäche spielen gestörte Wahrnehmungsfähigkeiten eine Rolle, die für die ADHS durchaus typisch, wenn auch nicht immer kennzeichnend sind.

Wie sehr das Textverständnis für mathematische Sachaufgaben bedeutend ist, wissen die Mathematiklehrer. Es fehlt den Schülern oft die Fähigkeit, ein inneres Bild aus den Inhalten zu schnell gelesener Texte zu entwickeln. Auch Born und Oehler (2002, S. 90) sehen im flüchtigen, oberflächlichen Lesen einen Grund, und sie geben Ratschläge zur Hilfe. Lässt aber die Schule den Eltern genug Zeit, zu helfen, im jungen leseschwachen Schüler einen festen Grund zu legen? Selbst pädagogisch gebildete geduldige Eltern vermögen es nicht, mit ihrem Kind mit ADHS so viel Lesen zu üben, dass es genügt, denn die anderen, besonders die schriftlichen Hausaufgaben nehmen schon so viel Zeit in Anspruch. Weniger Stofffülle und mehr Zeit ergäben ein tragfähigeres Fundament für die Kinder, die sich trotz guter Intelligenz mit dem Lernen abmühen. Abstrakte Inhalte und Begriffe muten den grobmotorisch besonders, intellektuell aber nur durchschnittlich begabten Schülern (mit ADHS) schon in der Grundschule, später in der Hauptschule viel zu. Kaum irgendwo, außer im Sport oder im Werken, können sie sich sagen: „Ich bin gut". Nicht hyperaktive verträumte und grobmotorisch ungeschickte Schüler können nicht einmal hier glänzen. Schulunlust erwächst zu oft aus den schulischen Anforderungen, die an den Fähigkeiten der Kinder, nicht nur mit ADHS, nicht anknüpfen.

6.2.5 Gescheit gescheitert

Auffällig oft berichten Eltern, dass ihr Kind im Intelligenztest in der ADHS-Diagnostik einen IQ von deutlich über dem Durchschnitt erreicht hat, sogar ohne medikamentöse Therapie. Über eine festgestellte Hochbegabung mit einem IQ von 130 und mehr berichten Eltern ratlos – ihr intelligentes Kind ist ein schwacher Schüler! Für Lehrkräfte ist die Kombination Hochbegabung/ADHS noch ein eher unbekanntes Gebiet, selbst in Gymnasien, wo es nicht selten vorkommt. „Wer angeblich superintelligent ist, der kann auch lernen“, lautet ein noch heute gängiges Lehrerurteil, weil die ADHS-typischen Unzulänglichkeiten nicht verstanden werden. Dennoch ist traurige Realität, dass überdurchschnittlich intelligente Schüler auf Grund ihrer ADHS oft nicht einmal einen Hauptschulabschluss schaffen.

Cordula Neuhaus spricht von „einem doppelten ‚Anderssein‘“ (Neuhaus, 2000, S. 228), unter dem Hochbegabte mit ADHS leiden: „Kinder mit ADHS und Hochbegabung sind besonders bedroht von früher Entwicklung tiefster Verzweiflung über sich selbst mit Selbstanklagen wie: ‚Ich bin ein Idiot‘, ‚Niemand ist so blöd wie ich‘, bei sehr hohem Eigenanspruchsniveau und dem ständigen Versuch, mit Willensanstrengung und Verstand zu kompensieren“ (Neuhaus, 2004, S. 196). Das von Fitzner und Stark herausgegebene Buch „Genial, gestört, gelangweilt? ADHS, Schule und Hochbegabung“ und „Kinder und Jugendliche mit Hochbegabung“ von Helga Simchen seien hier besonders empfohlen, da sie beiderlei Probleme im Zusammenhang sehen.

Allein die ADHS-typische „Schusseligkeit“ und die Vergesslichkeit, dadurch bedingt nicht selten eine gewisse Unzuverlässigkeit, können die Menschenkenntnis der Lehrkräfte durchaus erschüttern. Ebenso kann es eine Lehrkraft sehr enttäuschen, die über die Begeisterung eines Schülers an einem Fach oder Unterrichtsthema sogar ins „Schwärmen“ geraten konnte, dann auf einmal aber erleben muss, dass die anfängliche große Begeisterung des Schülers drastisch nachlässt, was bei ADHS durchaus typisch ist: Es mangelt häufig an der Ausdauer, wenn der erste Reiz einmal verflogen ist.

Dass die Mütter selbst älterer hochbegabter Schüler mit ADHS-typischen Defiziten von zu Hause aus noch die Fäden in der Hand behalten müssen, um für Beständigkeit in Hausaufgaben und für das notwendige Üben zu sorgen, verstehen Lehrkräfte erst, wenn sie sich über die neurobiologischen Besonderheiten der Informationsverarbeitung informiert haben.

6.2.6 Zum Beispiel: Legasthenie/Dyskalkulie

Ist ein Schüler gehbehindert, dann kommt niemand auf die Idee, ihm sportliche Leistungen abzuverlangen, und auch eine Sportzensur erübrigt sich. Dafür leistet er ja auf anderen Gebieten, was bewertbar und später verwertbar ist. Man wird selbstverständlich auch dafür Sorge tragen, dass dieser Schüler mit seinem Rollstuhl „Zugang“ zu den Unterrichtsräumen bekommt. Mitschüler werden zur Hilfe angeregt, damit er sich im Schulleben integrieren kann.

Viele Schüler mit ADHS haben Teilleistungsschwächen, die, wie man zunehmend erkennt, der Genetik zuzuschreiben sind, also nicht auf Nichtwollen, Faulheit, Intelligenz-, Erziehungs- und Zuwendungsmängeln beruhen. Auch die Lehrkräfte tragen keine Schuld daran. Sie haben aber damit umzugehen und sie in Punkten und Zensuren zu bewerten.

Einen Förderunterricht in Deutsch und Mathematik bieten die Grundschulen an, jedoch fehlt es oft an diagnostischem und therapeutischem Wissen wie auch an Lehrerstunden, um diesen Förderunterricht sachkundig und effektiv durchzuführen. Also besteht Förderunterricht nicht selten aus einer Wiederholung in einer sechsten Stunde mit den üblichen Unterrichtsmethoden und in einer neu zusammengestellten, aber wieder viel zu großen Lerngruppe. Der Erfolg bleibt oft aus, wie dann auch das Zeugnis beweist. Im Rahmen der Jugendhilfe sollen nach § 35 des Kinder- und Jugendhilfegesetzes Förderstunden bewilligt werden. Zunehmend fallen solche Mittel den Sparmaßnahmen zum Opfer, weshalb man in den Jugendämtern anscheinend nicht mehr so oft erkennen „soll“, dass den Lese-Rechtschreib- und Rechenschwachen eine seelische Behinderung droht.

Schon allein wie Schulbücher gestaltet sind, bereitet den leseschwachen Kindern Probleme. Wer ist noch nie beim Lesen eines Buches von einem Zeilenende in die übernächste oder wieder in dieselbe Zeile geraten? Kinder, die sich das Lesen erst mühsam erarbeiten müssen, besonders die mit ADHS, visuellen Wahrnehmungsstörungen, unruhigen, leicht abgelenkten Augen, brauchen jahrelang den Finger, um sich selbst zeigen zu können, wo sie mit ihren Augen hin müssen. Zeitschriften haben der leichteren Lesbarkeit wegen ihre Seiten längst in Spalten aufgeteilt. Manche haben wegen ihrer älteren Leserschaft einen größeren Schriftgrad eingeführt, damit das Lesen weniger anstrengt und die Lesefreude erhalten bleibt. Fremdworte und Fachbegriffe werden nach Möglichkeit dort vermieden, wo die Leserschaft als nicht überdurchschnittlich gebildet eingeschätzt wird.

Kann ein Mathebuch das schwierige Fach schmackhaft machen, wenn es mit lebhafter Buntheit, unklarer Strukturierung und mit schwierigen Fachbegriffen die Aufmerksamkeit vom eigentlichen Inhalt ablenkt? Für rechenschwache Schüler mit ADHS wäre das Wissen der Schulbuchmacher über ihre besonderen Schwierigkeiten hilfreich. Selbst Gebildete klagen über Arbeitsanweisungen, um ein technisches Gerät zu benutzen oder ein Möbelstück zusammenzubauen, über die Anforderungen an den Lohnsteuerjahresausgleich – dem Grundschüler werden im Mathebuch die Angaben so vorgegeben, dass er sich selbst die Frage herausarbeiten soll, um dann die Lösung zu versuchen. Für gut begabte, interessierte und konzentrationsfähige Erwachsene wie für entsprechende Schüler ist das kein großes Problem. Der Erwachsene mit schwach ausgeprägten Fähigkeiten für diese Anforderung lässt seine Formulare einfach liegen, wirft sie in den Müll oder er beauftragt für die Steuererklärung seinen Steuerberater – der Schüler mit ADHS verweigert auf seine Art und wird spätestens mit dem Zeugnis bestraft.

6.2.7 Urteile

Zum Beispiel: Zensuren

Nicht nur Schüler und Eltern, auch viele Lehrer empfinden Zensuren als negativ. Zensuren lösen Ängste aus, bei normgesteuerten Schülern, vielleicht mehr noch bei ehrgeizigen Schülern mit ADHS. Mit Zensuren wird der krasse Unterschied zwischen Intelligenz und schulischem Leistungsergebnis dokumentiert – nicht nur bei ADHS.

Schüler mit ADHS schleppen in jeder Unterrichtsstunde und in jeder Klassenarbeit, auch „Test" genannt, ihr gesundheitliches Handicap mit sich. Um Erfolg zu haben, bedürfen sie zumindest der gerechten Zensur, was an und für sich eine Selbstverständlichkeit ist. Was in den Augen einer Lehrerin „gerecht" heißt, mag eine negative Episode verdeutlichen, in der der Schüler nicht nur keinen Nachteilsausgleich erhält, sondern sogar strenger beurteilt wird als notwendig. Seine ADHS-bedingten Schwächen gereichen ihm doppelt zum Nachteil:

In Klasse 7 der Realschule steht ein Grammatik-Test an. Der ADHS-diagnostizierte Schüler sagt seiner Mutter, dass er Angst vor diesem Test habe, denn er hatte ja im Grammatiktest in der 5. Klasse eine Fünf. Die Mutter erklärt ihm nun, dass der damalige Test eigentlich nicht mangelhaft, sondern recht gut gewesen sei, die Lehrerin aber falsch zensiert habe. Der Schüler, dem sein Verhaltenstherapeut einen IQ von über 130 attestiert, äußert nun mit drastischen Worten seine Verachtung für die Lehrerin, die über das Kollegium hinaus, und auch bei Eltern, einen Ruf als sehr gute Lehrerin genießt. Sie war es auch, die der Mutter als erste den Hinweis auf eine mögliche ADHS-Betroffenheit ihres Sohnes gab und sich auch sichtlich bemühte, ihm pädagogisch wichtige Strukturierungen vorzugeben.

Drei andere Deutschlehrer hatten damals übereinstimmend die Testbewertung als sachlich falsch bestätigt. Der Vorschlag der Mutter an die Lehrerin, sich mit der Schulleitung zum klärenden Gespräch an einen Tisch zu setzen, war von der Lehrerin abgelehnt worden, worauf die Schulleitung der Kollegin beipflichtete, sie sei nicht verpflichtet, alle Arbeiten mit den Eltern durchzusprechen. Die Mutter erwog daraufhin, der Schulbehörde eine Meldung zu machen, weil auch die Schulleitung sich nicht veranlasst sah, die Kollegin zur Überprüfung ihrer Zensierung zu bewegen. Da die Mutter aber befürchtete, dass ein offizieller Schritt das Verhalten der Lehrerin und des Kollegiums gegen ihren Sohn negativ beeinflussen könnte, unterließ sie es. Ihrem Sohn sagte die Mutter von der Ungerechtigkeit nichts, um ihn nicht gegen die Lehrerin aufzubringen, damit sein ohnehin nicht immer angepasstes Verhalten nicht wieder schlechter würde.

Die Lehrerin rechtfertigte sich 25 (!) Tage nach Testrückgabe in einem etwa 50 Zeilen langen Brief an die Eltern und vergab dann 42 Tage später noch einige halbe (!) Punkte und der Schüler bekam nun eine „4+“ für die bei strengen Kriterien zu mindestens 86 % richtige Arbeit. Aus dem Brief der Lehrerin, in dem sie typische Schwächen ADHS-Betroffener beschreibt:

„Wenn Sie mir einen Kommentar zur Ursache dieses Testergebnisses erlauben: „N. hat eine schnelle Auffassungsgabe, aber wenig Geduld beim Zuhören, er arbeitet lieber selbständig. [...] N. könnte aus diesem Beispiel lernen, dass es für ihn wichtig ist, bis zum Ende einer Erklärung aufzupassen [...]. [...] N. hat in den vergangenen Wochen während der Erarbeitung dieses Themas *ausgesprochen gut* gearbeitet. [...] So wird das Testergebnis nicht seinem Leistungsstand, den er im Unterricht gezeigt hat, gerecht. In einem solchen Fall kann man die Zensur, die sich aus dem Unterricht und der Mitarbeit ergibt, in die Deutschzensur miteinfließen lassen und ein Testergebnis, das dem nicht entspricht, als Randbemerkung an die Zensur anhängen, beispielsweise durch die Bemerkung: Im Bereich der Grammatik sind die Leistungen im Schriftlichen zum Teil schwächer.

Auf diese Weise wird seine positive Arbeitshaltung der letzten Wochen anerkannt und honoriert, was ich in N.s Fall besonders wichtig finde. Der Fehler aber, aus dem er noch etwas für sein Arbeitsverhalten lernen könnte, wird nicht verharmlost.[...].“

Der Schüler hat daraus gelernt: Ich bin schlecht in Grammatik und muss deshalb Angst vor einem Grammatiktest haben.

Der Mutter bleibt die problematische Kommunikation mit Lehrerin und Schulleitung noch lange in schmerzlicher Erinnerung. Sie gibt ihrer überaus großen Verärgerung in der Selbsthilfe Ausdruck und berichtet von Anwürfen der Lehrerin wie: „Ich muss Ihren Sohn ertragen“, „Sie sind diejenige, die einen Keil zwischen mich und Ihren Sohn treibt!“, „Sie geben wohl erst Ruhe, wenn eine Zwei darunter steht!“

Der Test befindet sich noch heute, sozusagen als Beweisstück für Ungerechtigkeit, im Besitz der Mutter, die ihn ihrem Sohn nicht, wie sonst üblich, zur Rückgabe an die Lehrerin mitgibt.

Zum Beispiel: Zeugnisse

Wenn es Zeugnisse gibt, setzen sich die Probleme fort, sie summieren sich gleichsam. Ganz oben auf dem Zeugnisformular fangen häufig die Probleme des Schülers mit ADHS an: Die Eintragung der Fehltage. Ein Entlassschüler gibt dem Handwerksmeister im Bewerbungsgespräch keine Auskunft darüber, als der ihn fragt, warum er 50 Tage im Schulhalbjahr entschuldigt gefehlt habe. Der Schüler will nicht offenbaren, dass er diese Zeit für eine ADHS-Diagnose in der Kinder- und Jugendpsychiatrie verbracht hat. „Natürlich“ bekommt der Junge die Lehrstelle nicht.

Ein Schüler, der sich um eine Lehrstelle bewirbt, ist durch die Angabe seiner Krankheitstage im Vergleich zu Arbeitnehmern, die ein Arbeitszeugnis erhalten, deutlich im Nachteil. Georg R. Schulz, Fachanwalt für Arbeitsrecht, schreibt:

„Positive Aussagen zur Gesundheit sind nicht üblich, diese wird allgemein vorausgesetzt. Negative Angaben im Arbeitszeugnis eines Arbeitnehmers ‚verbauen' ihm praktisch seine berufliche Zukunft. Deshalb gehören solche Angaben – seien sie positiv oder negativ und im einen wie im anderen Fall von besonderem Interesse für andere Arbeitgeber – nicht in das Arbeitszeugnis. Dasselbe gilt auch für krankheitsbedingte Fehlzeiten, und zwar unabhängig davon, welche Ursache und welchen Umfang sie haben und wie lange vor Zeugniserteilung sie zurückliegen. [...] Beachtenswert ist noch folgende Überlegung: Wenn schon nach allgemeiner Meinung krankheitsbedingte Fehlzeiten nicht im Arbeitszeugnis auftauchen dürfen [...], so darf ihre Ursache erst recht nicht preisgegeben werden. Dies folgt nicht zuletzt aus dem heute umfassend anerkannten *Recht des Einzelnen auf informationelle Selbstbestimmung* [...]". (Schulz, 1992, S. 95 f.)

Arbeitsgerichte stärken die Position der Arbeitnehmer in ihren Urteilen zu Angaben über Krankheit in Arbeitszeugnissen, damit diese Bewerber nicht chancenlos sind, was in Zeiten hoher Arbeitslosigkeit von besonders großer Bedeutung ist, zumal psychische Erkrankungen wie ADHS noch immer als stigmatisierend empfunden werden. Da es einem Arbeitgeber im Einstellungsgespräch nicht verboten ist zu fragen, wie die Fehltage zu erklären sind, sollte über die generelle Ausweisung von krankheitsbedingten Fehltagen in Bewerbungs- und Abschlusszeugnissen nachgedacht werden.

Ein weiterer, doch schwer zu lösender Konflikt liegt in den „Kopfzensuren" bzw. Anmerkungen zum Arbeits- und Sozialverhalten. Die Primärtugenden Ordnung, Pünktlichkeit, Fleiß, Sozialverhalten, die manche auch Sekundärtugenden nennen – für Arbeitgeber und Ausbilder sind sie wesentliche Qualifizierungsmerkmale, für viele ADHSler bedeuten sie hohe Hürden, die sie vielleicht erst viel später zu nehmen in der Lage sind, womöglich erst dann, wenn eine positive Motivation sie ungeahnte Fähigkeiten entwickeln lässt.

Berücksichtigt man diese hohe Leistungsfähigkeit der Schüler mit ADHS bei hoher Motivation und guter Begabung einerseits, und die niederschmetternden Ergebnisse ohne Motivation und ohne besondere Begabung in bestimmten Bereichen andererseits, so scheint ein Überdenken der Anforderungen an Schulabschlüsse durchaus notwendig. Warum sollte nicht ein mehr individuelles Leistungsprofil die Qualifizierung zu einer speziellen Ausbildung darstellen können, wenn sonst ein Versagen droht? So lange jährlich viele intelligente Schüler, auch ohne ADHS, ihre Schule ohne einen Abschluss verlassen, der zu weiterer Ausbildung berechtigen würde, sind womöglich nicht nur die Lerninhalte und Methoden, sondern auch die Kriterien für Schulabschlüsse den Möglichkeiten der Schüler anzupassen.

Zum Beispiel: Schulverweis

Der Schulverweis wie auch der zeitweilige Ausschluss vom Unterricht werden als Erziehungs- und Ordnungsmaßnahmen bezeichnet, die einerseits helfen sollen, die Ordnung im Schulalltag aufrecht zu erhalten, die andererseits einen erzieherischen Versuch darstellen, den mit einer Maßnahme bedachten Schüler zu bessern. Beide Maßnahmen sind letzte Schritte, die unternommen werden, wenn vorige, leichtere Maßnahmen keine Wirkung zeigen. Es kann auch ein

Schulausschluss auf mehrere, sogar auf alle Schulen eines Bundeslandes ausgesprochen werden. Betroffen von diesen härtesten Maßnahmen sind im Allgemeinen Schüler, die aus der Androhung dieser Sanktionen nicht die notwendige Konsequenz, die Unterlassung des Fehlverhaltens, gezogen haben – vielleicht, weil sie nicht dazu in der Lage waren.

Da keine Überprüfung der neuropsychologischen Gesundheit derart auffälliger Schüler in den Maßnahmenkatalogen aufgeführt ist, steht zu vermuten, dass gesundheitliche Gründe auch nicht zu den Verursachern schwerer Verhaltensstörungen gezählt werden. Weil aber bekanntermaßen die ADHS-Problematik oft mit einer (schweren) Störung des Sozialverhaltens einhergeht, die im Jugendalter sogar als Dissozialität in Erscheinung treten kann, muss auch die Frage danach gestellt werden, um nach den richtigen Hilfemöglichkeiten zu suchen.

6.3 Meinungsmarkt der Fachleute/Lehrerverbände

Wenn schon die Lehrerausbildung traditionell nur wenig Wissen über Lernen, Speichern und Vergessen, über Hirnareale und Hirnchemie, auch unabhängig von ADHS, an die Lehrer vermittelt hat, so ist festzustellen, dass sich daran bis heute nur wenig geändert hat. Beim Blick auf die aktuelle Situation in der Fortbildung und in die Publikationen der Lehrerverbände erkennt man Ähnlichkeiten: Das ADHS-Problem und die notwendige pädagogische Diskussion über Hilfsmöglichkeiten für betroffene Schüler steht noch meist außerhalb der publizierenden Organe, ganz gleich, ob sie sich als „eher konservativ" oder als „eher links" bezeichnen. Fast alle tun sich schwer mit der Akzeptanz der ADHS, die eigentlich ihre Fortbildungswilligkeit herausfordern müsste.

Zum Beispiel die Zeitschrift „Erziehung und Wissenschaft" der Bildungsgewerkschaft GEW: Vom Burnout der Lehrer (9/2000) schreibt man, über Schulversagen, Schulverweigerung und die Benachteiligungsdynamik (1/01), über Lärm und dass er das Kurzzeitgedächtnis beeinträchtigt (7–8/03), ob Sitzenbleiben pädagogisch Sinn macht (6 und 7/8 2005) und die anderen Themen, die Lehrer interessieren. ADHS hat wohl noch Zeit ...

Karlheinz Thimm, der als Experte für Schulverweigerung vorgestellt wird, schreibt von den 15 Prozent der Verdrossenen, um die es zu kämpfen gilt:

> „Nicht schulgerechte Kinder werden am Tor abgeliefert, und besonders desintegrierte Eltern können die vorausgesetzte Bildungsmotivation und Anpassungsbereitschaft nicht mehr als Gratissozialisierung mitgeben. Hinter unorganisierten, überlasteten und bedürftigen Schwänzern stehen oft Erwachsene in Not. [...] Besonders Störenfriede und Intensivschwänzer erleben die Schule häufig als sinnlosen oder gar bösen Ort. Auch die passiv sich Verweigernden, die innerlich zurückgezogenen sind Sorgenkinder. [...] Eine große Zahl von Risikokindern ist schon früh identifizierbar. Nicht wenige stammen aus Benachteiligungsdynastien. Das Problem ist *nicht*, dass Warnsignale unerkannt bleiben.

Auch hier gibt es kein Wahrnehmungs-, sondern ein Umsetzungsproblem. Dabei ist Schulsozialarbeit unverzichtbar.“ (Thimm, 2001, S. 2)

Schreibt Thimm hier, ohne es zu ahnen, über Schüler mit ADHS und deren Eltern, teilweise auch mit ADHS? Niemand weiß es. Er konstatiert zu Recht: „Junge Menschen wollen dies: keinen Dauerstress mit enttäuschten Eltern, Zugehörigkeit zur Klasse, einen Abschluss, Annahme und Anerkennung durch Lehrende, eine Tagesstruktur als wiederkehrendes Gerüst.“

Der Fachverband für Behindertenpädagogik (vds), dessen Mitglieder auch Lehrkräfte an Förderschulen (Sonderschulen) sind, hat im Jahr 2003 eine Information herausgegeben, die auch im Jahr 2006 auf den Internetseiten mehrerer seiner Landesverbände nachzulesen ist: „Empfehlungen zur sonderpädagogischen Förderung von Kindern und Jugendlichen mit sogenanntem ADS / ADHS“. Bemerkenswert ist hierin unter anderem die folgende „Entscheidungsfindungsstrategie“:

„Sollten die Vorstellungen in Richtung eines neuen Förderortes [also zur Förder- oder Sonderschule; die Verf.] gehen, dürfte es in den folgenden Gesprächen nützlich sein, eine Vertreterin oder einen Vertreter von dort, am besten wohl die potentielle Lehrperson, einzubeziehen.
Entwickeln beteiligte Personen, insbesondere Eltern, starke Überzeugungen, dass die angedachten (sonder-) pädagogischen Maßnahmen nicht schnell genug greifen und eine Überweisung zwecks medikamentöser Unterstützung unbedingt erforderlich sei, dann könnte die Sonderpädagogin oder der Sonderpädagoge für Methylphenidat (z. B. Ritalin) folgende pädagogisch relevanten Hinweise geben:
Trotz verbesserten Aufmerksamkeitsverhaltens in Tests ist (paradoxerweise?) keine Steigerung der schulischen Leistungen zu erwarten. Die Auswirkungen auf die Identitätsentwicklung eines als ‚krank‘ behandelten Kindes sind unbekannt.
Es bestehen gute Chancen, dass sich die Interaktionen zwischen Kind oder Jugendlichem und den Erziehungspersonen verbessern.“ (Fachverband für Behindertenpädagogik 2006)

Der Verdacht drängt sich auf, als hätte der Berufsverband mit diesen „pädagogisch relevanten Hinweisen“ hier mehr das Interesse seiner Mitglieder als das der ADHS-betroffenen Schüler im Auge gehabt: Eltern mit der angesprochenen „Überzeugung“ werden die Behauptung zu den schulischen Leistungen kaum widerlegen können. Eine Verbesserung der Interaktion durch Methylphenidat allerdings werden Eltern schnell selber merken können, und das weiß anscheinend auch der Verband der Sonderpädagogen.

Andere Berufsverbände wie der „Verband Bildung und Erziehung“ (VBE) oder der „Philologenverband“ der Gymnasiallehrer haben, wie deren Internetseiten ausweisen, anscheinend wie die GEW noch kaum Berührung mit ADHS.

Insgesamt betrachtet, sind vereinzelt Veröffentlichungen bekannt geworden, wobei festzustellen ist, dass die fachliche Kompetenz der Autoren nicht selten beklagenswert ist. Solange die Chefredakteure der Lehrerzeitungen sich dem Problem ADHS nicht öffnen können, werden viele Betroffene und ihre Eltern mit der Schule noch lange ein großes Problem haben.

6.4 Lichtblicke

6.4.1 „Jutta“ in der humanen Schule

Ein Grundschulkind hinterließ einen nachhaltigen Eindruck in dem Vortrag „Innovation für die Schule der Zukunft – Ermutigung für die kleinen Schritte“, den Wulf Wallrabenstein von der Universität Hamburg, der ehemalige Vorsitzende der „Aktion Humane Schule“, im Jahr 2002 in Osnabrück hielt. Die Lehrergewerkschaft „Gewerkschaft Erziehung und Wissenschaft“ (GEW) hatte gemeinsam mit der Universität Osnabrück das „Forum Schule“ veranstaltet, und viele Lehrkräfte nahmen teil.

Professor Wallrabenstein erzählte in seinem Vortrag von der kleinen Jutta, die von ihrer Mutter allein erzogen wird und regelmäßig deutlich sichtbar vernachlässigt in der Schule erscheint. Ihre Mitschüler meiden sie, denn Jutta sieht wohl nicht nur nicht gepflegt aus, sondern sie stinkt. Eine engagierte Lehrerin sorgt mit ihren Kolleginnen dafür, dass Jutta täglich vor Unterrichtsbeginn saubere Unterwäsche bekommt. Jutta lernt schwer, aber sie kann fantasievolle Geschichten erzählen. Und so wird es in Juttas Klasse irgendwann zur Tradition, dass Jutta an jedem Freitagvormittag „ihre“ Erzählstunde bekommt: Die Klasse hört gespannt zu und Jutta steht dann, wohl nur dann, mit ihrem besonderen Talent im Mittelpunkt, wo sie vermutlich eine gewisse Bewunderung heischen kann. Was aus Jutta geworden ist, muss hier offen bleiben. Jutta ist ein Beispiel für beherztes pädagogisches Handeln der Lehrerinnen. Hätten die Lehrerinnen aber über die ADHS genügend gewusst – und der Verdacht auf ADHS, vielleicht auch bei der Mutter, ist hier naheliegend – dann hätte Jutta mit einer angemessenen Therapie vielleicht bald mehr zu ihren schulisch relevanten Fertigkeiten zählen können als „nur“ fantasievolle Geschichten zu erzählen

6.4.2 Wer ADHS kennt, kann sie auch erkennen

Aus dem Bericht einer Mutter:

„Nachdem Stefan etwa ein halbes Jahr in der ersten Klasse war, bat uns seine Lehrerin, Frau G., zu einem Gespräch, in dem sie uns, ohne sich dabei über ihn zu beschweren, über sein Verhalten in Kenntnis setzte: Er störte den Unterricht, lenkte sich und andere ab, arbeitete mal sehr konzentriert, um im nächsten Augenblick total abzuschweifen und in die Klasse zu schreien. Er brachte eine extreme Unruhe in die Klasse. Ein Umsetzen brachte so wenig wie Bestrafungen. Vorsichtig versuchte Frau G., uns ihren Verdacht nahe zu bringen. Sie gab uns Fragebögen mit und füllte selber welche aus. Hinterher verglichen wir und stellten fest, dass sehr viele Gemeinsamkeiten da waren. Frau G. hatte den Verdacht, dass Stefan ADHS haben könnte. Sie besaß einige Bücher zu dem Thema. Hier sei erwähnt, dass sie sich auch dagegen gewehrt hatte, Stefan aus der Klasse zu entfernen. Ihrer Meinung nach brauchte der

Junge Hilfe und keinen Rauswurf. Der Verdacht auf ADHS wurde später von einer Kinderärztin bestätigt. Mit der medikamentösen Therapie verhält sich Stefan ruhiger und ausgeglichener. Ohne diese kämpferische Lehrerin, der wir sehr dankbar sind, wäre unsere Lage ziemlich hoffnungslos."

Ein anderes Beispiel:

Einer Sonderschullehrerin, die sich engagiert mit ADHS befasst hat, ist es gelungen, einem Grundschulkind so zu helfen, dass kein sonderpädagogischer Förderbedarf mehr vorliegt. Sie hat trotz des Widerstands der Grundschullehrerinnen erreicht, dass der Eintritt der medikamentösen Wirkung abgewartet wurde, um dann neu zu entscheiden. Das Kind besucht nun weiterhin seine Grundschule.

Zunehmend sind Lehrerkollegien bereit, sich gemeinsam um das Thema ADHS zu bemühen. Manchmal ist es nur ein Vortrag – ein Anfang, der einen Lernprozesses einleiten kann. Die fachliche Auseinandersetzung im Kollegium folgt dann zwangsläufig, und die Diskussion um konkrete „Fallbeispiele" bietet immer neue Chancen für eine Erschließung des vielschichtigen Themas ADHS.

Hin und wieder erzählen Eltern, dass eine Lehrkraft ihre pädagogische Verantwortung so ernst genommen hat, dass sie ihrem geschulten diagnostischen Blick die Hilfe folgen ließ, die den Schüler mit Verdacht auf ADHS weiterbringen kann: das Gespräch mit den Fachkollegen, die behutsame Mitteilung ihres Verdachts an die Eltern, der Hinweis auf die Selbsthilfe wegen einer Adresse für eine gute Diagnostik und Therapie, die bei ADHS geforderten Verhaltensänderungen der Lehrkräfte mit den entsprechenden pädagogischen Methoden.

Es sind derzeit noch viel zu seltene Glücksfälle, wenn Lehrkräfte ohne lange zu zaudern die von der Mutter eines ADHS-Kindes angebotenen Aufsätze oder ein Fachbuch annehmen und lesen und dann bereit sind, ihr bisheriges Urteil über diesen Schüler und dessen Elternhaus zu revidieren. Wenn diese Lehrerin oder dieser Lehrer dazu noch die von der Mutter erbetene Hilfe, z. B. die Kontrolle des Hausaufgabeneintrags leistet, dann ist für diesen Schüler und seine Mutter wieder Licht am Ende des Tunnels zu sehen. Die Schüler mit ADHS benötigen für einen ihren kognitiven und praktischen Fähigkeiten entsprechenden Schulerfolg von Seiten der Lehrkräfte im Unterricht das, was Schüler mit anderen Handicaps auch brauchen: Akzeptanz, Verständnis und Unterstützung. Sie sollten, um einer seelischen Behinderung zu entgehen, oder gegebenenfalls, um ihrer seelischen Behinderung gerecht zu werden, darauf einen Anspruch haben dürfen.

Es ist zu hoffen, dass die von Eltern und manchen ADHS-Kindern als Lichtblicke empfundenen glücklichen „Fügungen" mehr und mehr werden. Aber noch braucht es Zeit – für die Betroffenen jedoch häufig viel zu viel Zeit.

6.5 Von der Erkenntnis zur Praxis

Schüler mit ADHS ...

- sind so verschieden wie die Schüler ohne ADHS,
- wirken oft anders, als sie sind, und sind oft anders, als sie eigentlich sein wollen,
- haben alle Ermahnungen schon tausendmal gehört und reagieren z. T. empfindlich,
- brauchen feste, klare Regeln, Kontrolle, Konsequenz und viel liebevolle Zuwendung,
- benötigen Verträge (bildlich/schriftlich) und evtl. Belohnungssysteme,
- brauchen besonders viel Lob, da ihr Selbstvertrauen durch ständiges Zurechtweisen bereits gelitten hat,
- schaffen (nur) bei hoher Motivation soviel wie normgesteuerte Schüler,
- haben Begabungen, die es wahrzunehmen und zu nutzen gilt,
- meinen es nicht persönlich, wenn sie stören, motzen oder verweigern,
- lernen gut über die Augen (visueller Lerntyp), schlechter über die Ohren,
- brauchen einen Sitzplatz ganz vorne, damit sie ihre Aufmerksamkeit besser auf die Lehrkraft und die Unterrichtsinhalte lenken können,
- profitieren von stark strukturiertem Unterricht, da sie sich meist nicht selbst strukturieren können,
- verlieren in Gruppenarbeit/Freiarbeit das Arbeitsziel und träumen sich weg/stören,
- müssen immer wieder in das Unterrichtsgeschehen zurückgeholt werden, wenn ihre Aufmerksamkeit „weggeflogen" ist (ansprechen, ermuntern, berühren),
- brauchen mehr Zeit zum Arbeiten (Schreiben) und mehr Wiederholungen zum Lernen als andere (frühzeitige Bekanntgabe von Testterminen und -inhalten, Wochenpläne),
- verlieren bereits beim Verdacht, überfordert zu werden, leicht jegliche Motivation,
- profitieren vom Arbeiten am Computer (Chance bei Schreibschwäche),
- brauchen den regelmäßigen vertrauensvollen Lehrer-Eltern-Kontakt,
- profitieren von der Lehrer-Hilfe/Kontrolle bei der Führung eines Hausaufgabenheftes (Abzeichnen), damit die Eltern ihnen auch die nötige Hilfe und Kontrolle geben können,
- brauchen die Kooperation des gesamten(!) Kollegiums als Bestandteil der multimodalen Therapie (pädagogischer Rahmen, Verhaltenstherapie, evtl. Medikamente).

Wertvolle Informationen für Lehrkräfte über ADHS, teils mit konkreten Hinweisen zur Unterrichtsplanung und -gestaltung, bieten die folgenden Bücher:

A. Born & C. Oehler: „Lernen mit ADS-Kindern“,
A. Born & C. Oehler: „Kinder mit Rechenschwäche erfolgreich fördern“,
R. Farnkopf: „ADS und Schule“,
T. Fitzner & W. Stark (Hrsg.): „Genial, Gestört, Gelangweilt? ADHS, Schule und Hochbegabung“,
H. Simchen: „ADS – unkonzentriert, verträumt, zu langsam und viele Fehler im Diktat“,
H. Simchen: „Kinder und Jugendliche mit Hochbegabung“,
Staatsinstitut für Schulpädagogik und Bildungsforschung München (Hrsg.): „Aufmerksamkeitsgestörte, hyperaktive Kinder und Jugendliche im Unterricht“.

6.5.1 Über Hausaufgaben

In vielen Schulklassen entzündet sich wegen unerledigter Hausaufgaben zwischen Lehrer und Schülern, vielleicht unausgesprochen auch zwischen Lehrer und Eltern, ein Konflikt. Zu Hause zwischen Eltern bzw. Mutter und ADHS-Kind verschärfen sich diese zum alltäglichen Horror gewordenen Konflikte teilweise schon in den ersten Grundschuljahren. Später, wenn die Eltern nicht mehr die regelmäßige Informationen als Hausaufgabeneintrag im Schreib- und Rechenheft oder im Hausaufgabenheft finden, entwickelt sich die vielleicht schon schwache Schulkarriere schnell weiter nach unten. Der Schulerfolg steht jetzt auf dem Spiel und ruft nach einer Lösung.

Die grundsätzliche Bedeutung der Hausaufgaben ist die Wiederholung des Gelernten, um es zu festigen. Ein Schüler mit ADHS, dessen Hirnfunktionsstörung dafür verantwortlich ist, dass Informationen sich ohne besondere Motivation nur schwer einprägen und auch schwer abrufbar sind, ist auf häufige Wiederholungen mehr angewiesen als ein normgesteuerter Schüler. Darüber hinaus entgehen ADHS-Betroffenen im Unterricht viele Informationen, da sie ihre Aufmerksamkeit nur kurz aufrecht erhalten können, besonders wenn nicht gerade „ihr Thema“ dran ist.

Da die Hausaufgaben von einigen Schülern aber in gewisser Regelmäßigkeit nicht erledigt werden, gehen manche Lehrer dazu über, keine oder nur freiwillige Arbeiten aufzugeben. Sie begründen das vielleicht mit der Annahme, dass jeder, der im Unterricht einigermaßen aufgepasst hat, zu Hause nicht mehr viel tun müsse. Wer um den löcherigen Wahrnehmungsstil der ADHSler weiß, der versteht, warum die Aufmerksamkeit immer wieder schnell absinkt, wenn es nicht interessant erscheint. Dass Unterricht für Schüler generell interessant sein kann, das erreichen auch die begnadetsten Lehrer nicht.

Andere Lehrer sehen eine gewisse Selbstständigkeit der Schüler aufgrund ihres Alters als gegeben an: „Das müssen die jetzt können“, und sie ziehen sich aus der Kontrollarbeit zurück. Wie sehr diese verantwortliche Selbstständigkeit beim Merken, Vermerken und Anfertigen der Hausaufgaben bei den meisten ADHS-Kindern zurückbleibt, erleben diese Lehrer wohl, sie ziehen aber daraus nicht unbedingt den Schluss, dass sie umdenken und anders handeln müssen. Verantwortung für sich übernehmen, für seine Zukunft, auch im Hinblick auf einen Schulabschluss und spätere Berufsmöglichkeiten, wird der schwerer ADHS-Betroffene auch mit 15, 16 oder 19 Jahren kaum können, was nicht heißt, dass er es nicht will. Das eigentliche Wollen bleibt hinter dem konkreten Wollen und Können stets zurück.

Viele Schüler mit ADHS vergessen die Hausaufgaben einfach, andere versuchen trickreich, ihnen auszuweichen, denn sie machen ihnen echte Probleme. Was für nicht betroffene Schüler Routinearbeit ist, bedeutet für sie schwere Anstrengung:

- Schreiben aufgrund der feinmotorischen Probleme und/oder wegen der vielen Fehler bei Rechtschreibschwäche,
- Lesen aufgrund der Schwierigkeit, Wort für Wort zu erlesen und aus dem „gelesenen“ Text vor dem geistigen Auge sinnvolle Bilder entstehen zu lassen,
- Rechnen und Abstrahieren bei Rechenschwäche mangels einer Vorstellung von Zahlen und Rechenoperationen,
- durch die jahrelang erlebte Stresssituation für den Schüler wie für die Mutter, was nicht leicht durchbrochen oder in ein normales Hausaufgabenklima umgewandelt werden kann.

Mit Vermeidung versucht der weniger ehrgeizige Schüler, sich und seinen Alltag vor allzu viel Unbill zu retten: Er nimmt sich vielleicht „heute mal frei“, um einmal durchzuatmen. Daraus den Schluss zu ziehen, dass aus mütterlichem Ehrgeiz zuviel von diesem Schüler verlangt wird, dass er „sauer“ geübt wurde, kann jedoch in die Irre führen. Zutreffend ist, dass dieser Schüler sich viel mehr anstrengen muss, um Ähnliches zu erreichen wie andere mit ähnlicher Begabung. Diese Vermeidungsstrategie des ADHS-betroffenen Schülers kann sehr leicht zu großen Missverständnissen auf Seiten der Lehrkräfte führen, da sie eine mangelnde Führung und Kontrolle, vielleicht sogar mangelndes Interesse bei den Eltern unterstellen oder bei der Mutter eine gewisse Unfähigkeit vermuten, dem Kind richtig helfen zu können.

Wie viel Fantasie und Geschick auch ein nur knapp durchschnittlich begabter Schüler mit ADHS aufbringt, um den verhassten Hausaufgaben zu entgehen oder sie zu verschieben, lässt bisweilen staunen:

„Wir haben morgen kein Englisch, weil Frau Meyer nicht da ist. Unser Klassenlehrer (der nur Naturwissenschaften unterrichtet) macht Vertretung.“

„Frau Müller war heute mit den Fußballern in Großdorf, deshalb haben wir in Deutsch nichts auf.“

Selbst für eingetragene Hausaufgaben werden Ausreden erfunden, nicht immer glaubhafte Ausreden, aber die Vehemenz der Beteuerung lässt Eltern da schon hin und wieder schwankend werden:

„Das brauchen wir nicht mehr zu machen, weil wir das schon in der Schule gemacht haben."

Will die Mutter die angeblich gemachten Hausaufgaben dann auch sehen, dann heißt es beispielsweise: „Die hat Frau Schmidt schon alle eingesammelt."

So bauen manche ADHS-Kinder immer wieder neue Schutzwälle auf, die sich nur bei genauem Nachforschen als Lügengebäude entpuppen.

Selbstverständlich könnte die Mutter bei einem verlässlichen Mitschüler oder dessen Mutter, vielleicht auch bei den entsprechenden Lehrern nachfragen, wie es sich nun wirklich mit den Hausaufgaben verhält. Wenn sie dies sehr selten tut, entsteht daraus wohl kein Problem. Da es sich jedoch um ein chronisches Problem handelt, müsste diese Nachfrage alltäglich stattfinden, was für das ADHS-Kind, vielleicht auch für die Mutter peinlich, für die befragten Mütter und Lehrer lästig, und für den jeweiligen befragten Schüler nicht nur lästig, sondern auch unangenehm sein kann, wenn er sich damit die (kurzfristige) Wut des Schülers mit ADHS auf sich zieht („Dem zahle ich's heim, der ist schuld, dass ich Hausaufgaben machen muss!").

Wie für die Anfertigung der Hausaufgaben gilt ähnliches für die vorher notwendige Eintragung ins Hausaufgabenheft: Manchen Lehrern ist es gleichgültig, ob und worin die Hausaufgaben aufgeschrieben werden: „Hauptsache, sie werden gemacht". Dass zu Hause niemand, auch der Schüler nicht, die Notiz auf einem verknitterten Blatt oder mitten im Collegeblock findet, versteht sich von selbst. Langes Suchen schafft Ärger und Verdruss, und dann ist vielleicht bald „sowieso alles egal". Dass die Hausaufgaben erst beim Klingeln mitgeteilt werden, wenn die Unruhe absolut geworden ist und Aufbruchstimmung herrscht, passiert sicher auch dem routinierten Lehrer hin und wieder. Für den ADHSler bedeutet das: Wir haben nichts auf, er beginnt sich zu freuen und startet bereits zur Tür. Er hat im allgemeinen Tohuwabohu nicht mehr dorthin gehört, wo er auch in relativ ruhiger Unterrichtssituation nicht genügend hinhören kann: Zum Lehrer.

Vieles erscheint dem wenig informierten Lehrer zuerst widersprüchlich: Ein Schüler mit ADHS besitzt Ehrgeiz und je nach Interesse ein gutes Gedächtnis, aber „vergisst" dennoch seine Hausaufgaben anzufertigen oder mitzubringen oder für den Test zu üben. Die Eltern machen einen ordentlichen Eindruck, aber die Hefte, Bücher und Arbeitsmaterialien sind unordentlich, unsortiert, schmutzig und kaputt oder sie fehlen.

Um einsehen zu können, warum Hausaufgaben für die Schüler mit ADHS meist ein besonderes Problem darstellen, ist es wichtig zu verstehen, dass diesbezügliche Bitten oder Forderungen von Müttern oder Vätern nicht grundlos und schon gar nicht sinnlos sind. Eltern sollten nicht zu jahrelanger Bittstellerei (bei jedem Fachlehrer aufs neue) gezwungen sein. Es sei hier jedoch auch vermerkt, dass nicht wenige Lehrkräfte mehrfach vergeblich um Kooperation bei Eltern nachsuchen. Dabei ist daran zu denken, dass solche Eltern womöglich auch selbst ADHS-betroffen sind und vielleicht unter weiteren Störungen wie Sucht oder Depression oder mangelnder Wahrnehmung der Probleme leiden.

6.5.2 Hausaufgaben – ein Lehrer-Eltern-Projekt

Im Folgenden soll ein Rahmen für die Hausaufgabenorganisation vorgestellt werden, der es allen Beteiligten erleichtert, den Überblick zu behalten:

Die Eltern des Schülers und seine Lehrer schließen ein Abkommen, in das der Schüler entsprechend seiner Intelligenz, seiner seelischen Reife und seiner Einstellung zum Lernen als aktiver Mitgestalter einbezogen wird. Je nach seinem Bedarf und seiner Fähigkeit zur Selbstständigkeit wird der Rahmen für das Hausaufgabenprojekt festgelegt.

Das **Hausaufgabenheft** stellt das tägliche Kurz-Kommunikationsmittel zwischen Lehrern und Eltern dar.

Die **Lehrer** sorgen in der Schule für Eintragungen ins Hausaufgabenheft (im A-5-Format mit schmuckloser Tageseinteilung) und zeichnen jede Stunde ab, ergänzen Fehlendes oder präzisieren es.

Die **Eltern** sorgen für die Erledigung der Hausaufgaben und teilen mit, wenn es für ihr Kind zu schwer, zu viel oder der Nachmittag zu „schwierig" war, um alles erledigen zu können. Nach Möglichkeit wird nachgearbeitet.

Wenn Hausaufgaben ohne elterliche Erklärung nicht gemacht worden sind, wird im Hausaufgabenheft Nacharbeit gefordert, Sanktionen angekündigt bzw. mit Eltern eine wirksame Maßnahme besprochen.

Im **Hausaufgabenheft** werden notiert:

- die täglichen schriftlichen und mündlichen Hausaufgaben,
- ausgegebene Arbeitsblätter (z. B. „3 AB" oder „AB 3–5"),
- Elternbriefe,
- mitzubringende Materialien oder Geldbeträge,
- zwei Wochen vorher Hinweise auf Tests und Klassenarbeiten mit gefordertem Inhalt (nicht: nur allgemein „Aufsatz", sondern die spezielle Aufsatzform, z. B. „Bericht") und den Angaben der entsprechenden Seiten im Schulbuch,
- frühzeitige Ankündigung, wann Mappen oder besondere Hausarbeiten eingesammelt werden, Referate (Thema) zu halten sind,
- erfolgte Rückgabe eines Tests,
- zukünftige Stundenausfälle,
- Änderungen im Stundenplan, besondere Projekte.

Wurde einmal das Abzeichnen bzw. der Hausaufgabeneintrag vergessen oder sind einmal Hausaufgaben trotz Eintrags nicht erledigt worden, so ist von der jeweiligen „Gegenseite" zu bedenken, dass der Stress in der Klasse wie zu Hause dazu führen kann, dass das Vorhaben schon mal aus dem Blick geraten kann. Auch Lehrer und Eltern von ADHS-Betroffenen müssen und können nicht immer perfekt sein.

6.6 Und was kommt nach der Schulzeit?

Hat der Jugendliche mit ADHS mit Hilfe seiner Lehrer und Eltern einen Schulabschluss geschafft, oft vermutlich unter seinem Intelligenzniveau, dann ist zwar eine schwierige Etappe geschafft, doch zum Aufatmen bleibt oft kaum Gelegenheit. Es gilt, eine Arbeitsstelle zur Berufsausbildung zu finden, die dem Jugendlichen am besten wie maßgeschneidert passen muss, um Erfolg zu haben: Seine individuellen Interessen, Fähigkeiten und Stärken müssen gefordert werden, damit er „am Ball" bleiben will und Lernerfolge erzielen kann. Die persönliche Nische, in die andere ohne ADHS vielleicht nicht so gut hineinpassen, kann seine große Chance im Leben bedeuten.

Die Anforderungen der Arbeitgeber entsprechen eher gar nicht den ADHS-typischen Schwächen. Was als Kardinaltugenden ganz oben im Forderungskatalog für Ausbildungsfähigkeit steht, daran mangelt es gerade vielen Jugendlichen mit ADHS: Zuverlässigkeit, Pünktlichkeit, Höflichkeit.

Wie in der Schule benötigt der Jugendliche von seinen Ausbildern Hilfen: Diese müssten den Auszubildenden seinen Fähigkeiten gemäß einsetzen, ADHS-typische Verhaltensweisen verstehen und ertragen wollen/können und auch einmal „fünfe gerade sein lassen". Der Kontakt zu den Eltern sollte in der Berufsschule wie in der Ausbildungs- und Arbeitsstelle noch über das 18. Lebensjahr hinaus möglich sein – notfalls auch ohne Wissen des Jugendlichen bzw. jungen Erwachsenen, insbesondere wenn er über eine noch sehr viel „jüngere" Seelenlage verfügt.

Ob kurzzeitiges Schwänzen der Berufsschule ein Kündigungsgrund sein muss, ob patzige Bemerkungen als Beleidigung aufgefasst werden müssen, ob die Stärken mehr gewichtet werden können als die Schwächen, so vieles, das sich als schwierig beim Auszubildenden mit ADHS darstellt, kann relativiert werden, wenn man die positiven Seiten und die bei Hyperaktiven schier grenzenlosen Energien in die Waagschale zu werfen bereit ist.

Ausbildungsordnungen sind dringend im Hinblick auf die theoretischen und schriftlichen Anforderungen zu überprüfen und der Realität der ADHS-betroffenen jungen Menschen anzupassen: Je nach der Ausprägung der ADHS-Betroffenheit können Berichte, schriftliche und mündliche Prüfungen bei weitem nicht dem entsprechen, was der Jugendliche an praktischer Arbeit zu leisten imstande ist. Hyperaktive und Verträumte passen nicht in die Normschablone – wie andere behinderte Menschen auch. Kein Sehbehinderter muss schön schreiben können, kein Rollstuhlfahrer muss gehen können, und der hör- und sprachbehinderte Jugendliche muss keine schnellen Antworten geben.

Die Berufsausbildung Jugendlicher (mit ADHS) sollte von der Arbeitgeberschaft als gesellschaftliche Aufgabe und nicht (nur) als eine Kosten-Nutzen-Rechnung verstanden werden. Staatliche Aufgabe ist jedoch die Aufklärung über die neurobiologische Störung ADHS sowie die Schaffung entsprechender Rahmenbedingungen. Keine Gesellschaft kann es sich leisten, gerade diejenigen Jugendlichen mit den größten (körperlichen) Energien der Arbeitslosigkeit und ihren überforderten Eltern oder einer Jugendclique zu überlassen.

Von denjenigen Jugendlichen, die das Abitur oder die Fachhochschulreife erreichen konnten, verlangt das Studium eigenverantwortliche Strukturierung des Lebens und des Lernens – eine Falle bei ADHS, denn der Student kann, wenn er allein auf seine Fähigkeit zur Selbststrukturierung angewiesen ist, leicht zum ziellosen „ewigen" Studenten werden.

7 Wünsche

Die **Familien**, die mit ADHS belastet sind, benötigen Akzeptanz, Verständnis und Hilfe. Dies alles ist jedoch nur dann möglich, wenn alle Personen und Institutionen, letztlich auch die Gesellschaft insgesamt, die Aufmerksamkeits-Defizit-Hyperaktivitäts-Störung und die begleitenden Störungen so verstehen, wie sie in Wirklichkeit sind.

Eltern wünschen sich von den **ADHS-Experten**, die ihre ADHS- Kinder behandeln, Zeit: Zeit für Gespräche, um in schwierigen Phasen Rat und Hilfe zu bekommen und Zeit, um die medikamentöse Dosierung den Notwendigkeiten anpassen zu helfen. Erst wenn der Mangel an ADHS-kompetenten Fachleuten in allen Disziplinen behoben ist, scheint Aussicht auf Besserung zu bestehen. Darum wünschen sich die Eltern und die Selbsthilfeverbände, dass das Wissen über die oft so sehr schwerwiegende Störung ADHS endlich die gesamte Fachwelt erfassen möge:

Die medizinischen und psychologischen **Diagnostiker** sollten der ADHS den Rang einer weit verbreiteten Krankheit zuerkennen, sich Wissen darüber aneignen, um die familiäre (Psycho-)Dynamik verstehen und in Netzwerken interdiszplinärer Zusammenarbeit helfen zu können.

Die **Krankenkassen** sollten ADHS in ihre Chronikerprogramme aufnehmen, den Ärzten die Zeit für eine fundierte Diagnostik und Betreuung vergüten, den Eltern den Aufwand für ADHS-spezifische Elterntrainings erstatten.

Die pharmazeutische **Industrie** sollte die Zulassung für erwiesenermaßen hilfreiche Medikamente für Kinder und Erwachsene anstreben und die Preise moderat gestalten.

Die **Politik** und die ausführenden Gremien auf allen Ebenen sollten die ADHS-Problematik in ihre Weltsicht einbinden und dementsprechend ihre Aussagen und Sachentscheidungen treffen.

Die **Kultusministerien** sollten die Fortbildung zum Thema ADHS den Lehrkräften aller Schulformen zur Pflicht machen und die notwendigen Bedingungen dafür und für eine angemessene Unterrichtssituation in kleinen Lerngruppen gewährleisten.

Die **Schulen** sollten nicht nur ihren pädagogischen Anteil der multimodalen Therapie wahrnehmen, sondern auch Hilfe zur pünktlichen Medikamenteneinnahme geben. Vor allem ist der Stigmatisierung der ADHS und ihrer medikamentösen Therapie entgegenzuwirken. Schüler, die ihr Medikament als hilfreich erkennen, müssen nur erinnert werden. Die anderen, vielleicht die meisten, bedürfen der Kontrolle bei der Einnahme. Hierzu sollten räumliche Möglichkeiten gefunden werden

Die **Bildungsinstitutionen**, die Menschen aus- und weiterbilden, die mit Kindern, Jugendlichen und Erwachsenen in sozialen Räumen arbeiten, sollten sich lernbegierig dem Problem ADHS stellen und ihr Festhalten an liebgewordenen Erklärungen und Einstellungen zu persönlichen und familiären Problemen überprüfen.

Die **Kirchen** sollten das Feld ADHS nicht dubiosen Heilsverkündern überlassen, sondern im gesellschaftspolitischen Raum einen sachgerechten Standpunkt gewinnen und ihn deutlich machen.

Die **Medien** sollten sorgfältig recherchieren, um in ihren Berichten über ADHS der Wahrheit näher zu kommen.

Dem **Phänomen ADHS** sollte der Stellenwert zuerkannt werden, den es in Wirklichkeit schon lange hat: ein häufiges, schwieriges und vielfältiges Problem, das man nicht leicht verstehen, aber verstehen lernen kann.

Hilfreiche (Internet-)Adressen

AG ADHS
(Arbeitsgemeinschaft ADHS der Ärzte für Kinder- und Jugendmedizin)
Postfach 228
91292 Forchheim
http://www.agadhs.de
(mit ausführlicher, thematisch gegliederter Linkliste zum Thema ADHS)

Bundesverband Arbeitskreis Überaktives Kind e. V.
(ab 01.01.2007 „ADHS Deutschland")
Postfach 410 724
12117 Berlin
http://www.bv-auek.de

Bundesverband Aufmerksamkeitsstörungen/Hyperaktivität e. V.
(ab 01.01.2007 „ADHS Deutschland")
Postfach 60
91291 Forchheim
http://www.bv-ah.de

Elterninitiative zur Förderung von Kindern, Jugendlichen und Erwachsenen mit AufmerksamkeitsDefizitSyndrom mit/ohne Hyperaktivität
ADS e. V.
Postfach 1165
73055 Ebersbach
http://www.ads-ev.de

Literatur

Aarons M, Gittens T (1994) Das Handbuch des Autismus. Ein Ratgeber für Eltern und Fachleute. Beltz, Weinheim/Basel

Amft H (2002) Die ADS-Problematik aus der Perspektive einer kritischen Medizin. In: Amft H, Gerspach M, Mattner D, Kinder mit gestörter Aufmerksamkeit. ADS als Herausforderung für Pädagogik und Therapie. Kohlhammer, Stuttgart

Arenz-Greiving I (2003) Das einzig Zuverlässige ist die Unzuverlässigkeit – Kinder in Alkoholikerfamilien. In: Familiengeheimnisse – Wenn Eltern suchtkrank sind und die Kinder leiden. Dokumentation der Fachtagung vom 4. und 5. Dezember 2003. Bundesministerium für Gesundheit und Soziale Sicherung, Berlin, in Kooperation mit der Deutschen Hauptstelle für Suchtfragen e.V. (DHS) http://www.bmgs.bund.de/deu/gra/publikationen/p_9.cfm, o. S.

Aust-Claus A, Hammer P-M (1999) Das ADS-Buch. Neue Konzentrations-Hilfen für Zappelphilippe und Träumer. Oberstebrink, Ratingen

Ayres A J (1998[3]) Bausteine der kindlichen Entwicklung. Die Bedeutung der Integration der Sinne für die Entwicklung des Kindes. Springer, Berlin/Heidelberg/New York

Bandelow B (2006) Celebrities. Vom schwierigen Glück, berühmt zu sein. Rowohlt, Reinbek bei Hamburg

Barkley R A (2002) Das große ADHS-Handbuch für Eltern. Huber, Bern

Barkley R A et al. (2002) Gemeinsame Erklärung internationaler Wissenschaftler i. d. Übersetzung von Michael Townson, Elterninitiative AdS e.V., 2002, Eberbach http://www.s-line.de/homepages/ads/aktuell/consens1.PDF (01.10.2005)

Bastian T (2001) Kinder brauchen böse Eltern. Erziehung zur Selbständigkeit. Knaur, München

Bernau S (2003) Alles über ADS bei Erwachsenen. Herder, Freiburg

Blech J (2003[3]) Die Krankheitserfinder. Wie wir zu Patienten gemacht werden. S. Fischer, Frankfurt am Main

Blech J, Thimm K (2002) Kinder mit Knacks. In: Der Spiegel. Heft 29, 2002, S. 122–131

Born A, Oehler C (2002) Lernen mit ADS-Kindern. Ein Praxishandbuch für Eltern, Lehrer und Therapeuten. Kohlhammer, Stuttgart

Brocher T (1971) Psychosexuelle Grundlagen der Entwicklung. Informationen für Lehrer und Eltern. Leske, Opladen

Bründel H, Hurrelmann K (1994) Gewalt macht Schule. Wie gehen wir mit aggressiven Kindern um? Droemer-Knaur, München

Bundesärztekammer, Der Vorstand (2005a) Stellungnahme zur „Aufmerksamkeitsdefizit-/Hyperaktivitätsstörung (ADHS)“ – Kurzfassung. Stand: 26.08. 2005 http://www.bundesaerztekammer.de/30/Richtlinien/Empfindx/ADHSkurz/index.html

Bundesärztekammer, Der Vorstand (2005b) Stellungnahme zur „Aufmerksamkeitsdefizit-/Hyperaktivitätsstörung (ADHS)" – Fragen-Antworten-Katalog http://www.bundesaerztekammer.de/30/Richtlinien/Empfidx/ADHSkurz/ADHSFAQ.pdf (10.11.2005)

Bundesministerium für Familie, Senioren, Frauen und Jugend (2006) http://www.bmfsfj.de/Kategorien/Pressemitteilungen,did=73962.html (20.04.2006)

Bundesverband Arbeitskreis überaktives Kind e.V. (2003) http://www.bv-auek.de/Seiten/Leseecke/offenerBriefArte.pdf (01.10.2005)

Bundesverband Aufmerksamkeitsstörung/Hyperaktivität e. V. (Hrsg.) (2002) Am Abgrund. ADHS und Sucht ... Was nun? Forchheim

Bundesverband Aufmerksamkeitsstörung/Hyperaktivität e.V. (Hrsg.) (2004) Jahrbuch 2004. Forchheim

Bundeszentrale für gesundheitliche Aufklärung (Hrsg.) (2001) Was erhält Menschen gesund? Antonovskys Modell der Salutogenese – Diskussionsstand und Stellenwert. BZgA, Köln

Bundeszentrale für gesundheitliche Aufklärung (Hrsg.) (2005) adhs. Aufmerksamkeitsdefizit/hyperaktivitätsStörung ... ... was bedeutet das? BZgA, Köln

Bundeszentrale für gesundheitliche Aufklärung (Hrsg.) (o.J.) Kinder stark machen – zu stark für Drogen In: Suchtmittel, Behandlungsmöglichkeiten, Beratungsstellen. BZgA, Köln

Caspers-Merk M (2001) Periodische Berichte. Drogen- und Suchtbericht 2000. Bonn http://www.bundesregierung.de/servlet/init.cms.layout.LayoutServlet?global.naviknot... (06.10.2005)

Caspers-Merk M (2002) Einigung zur Diagnose und Behandlung der Aufmerksamkeitsdefizit-Hyperaktivitätsstörung erzielt. Pressemitteilung des Bundesministeriums für Gesundheit und Soziale Sicherung vom 27.12.2002. http://www.auek.de/Seiten/Leseecke/_Text_17.html (07.03.2003)

Caspers-Merk M (2005) Drogen- und Suchtbericht 2004 (Mai 2005) http://www.bmgs.bund.de/download/broschueren/A601-05.pdf

Damasio A R (1995) Descartes' Irrtum. Fühlen, Denken und das menschliche Gehirn. List, München

Döpfner M, Frölich J, Lehmkuhl G (2000) Hyperkinetische Störungen. Leitfaden Kinder- und Jugendpsychotherapie. Hogrefe, Göttingen, Bern, Toronto, Seattle

Eichlseder W (1999/3) Unkonzentriert? Hilfen für hyperaktive Kinder und ihre Eltern. Beltz, Weinheim

Elkind D (1987) Wenn Eltern zuviel fordern. Die Rettung der Kindheit vor leistungsorientierter Früherziehung. Hoffmann und Campe, Hamburg

Elliger T J (1991) Methylphenidat – Aktuelle Verordnungszahlen. In: Zeitschrift für Kinder- und Jugendpsychiatrie, 19. Jahrg. Heft 4, Dezember 1991, hrsg. von Remschmidt H, Schmidt M H, Strunk P, S. 268–270

Fachverband für Behindertenpädagogik (vds) (2003) Empfehlungen zur sonderpädagogischen Förderung von Kindern und Jugendlichen mit so genanntem ADS/ADHS. http://www.bildungsserver.de/zeigen.html?seite=1140 (24.05.2006)

Farnkopf R (2002) ADS und Schule. Tipps für Unterricht und Hausaufgaben. Beltz, Weinheim/Basel

Federspiel K, Lackinger Karger I (Hrsg.) (1996) Kursbuch Seele. Was tun bei psychischen Problemen? Beratung. Selbsthilfe. Medikamente. 120 Psychotherapien auf dem Prüfstand. Kiepenheuer & Witsch, Köln

Freed J, Parsons L (1998) Zappelphilipp und Störenfrieda lernen anders. Wie Eltern ihren hyperaktiven Kindern helfen können, die Schule zu meistern. Campus, Frankfurt am Main/New York
Gadow M (2004) Ganztagsschule für alle. In: Vorwärts 3/2004, S. 17
Gerspach M (2002) Unkonzentrierte Kinder verstehen lernen. In: Amft H, Gerspach M, Mattner D, Kinder mit gestörter Aufmerksamkeit. ADS als Herausforderung für Pädagogik und Therapie. Kohlhammer, Stuttgart
Gerster P, Nürnberger C (2003) Der Erziehungsnotstand. Wie wir die Zukunft unserer Kinder retten. Rowohlt, Berlin
Goethe J W von (o. J.) Faust. Erster und zweiter Teil. Eduard Kaiser Verlag, Klagenfurt
Gould S J (1988) Der falsch vermessene Mensch. Kritik der sozioanthropologischen Vermessung des Menschen. Suhrkamp, Frankfurt am Main
Häßler F (2005) Pressemitteilung anlässlich des 29. Kongresses der Gesellschaft für Kinder- und Jugendpsychiatrie, Psychosomatik & Psychotherapie (DGKJPP) in Heidelberg
http://www.bv-auek.de/Seiten/Leseecke/Leseecke_Text_21.html (20.10.2005)
Hallowell E M, Ratey J (2002) Zwanghaft zerstreut oder die Unfähigkeit, aufmerksam zu sein. Rowohlt, Reinbek bei Hamburg
Hartmann T (1997) Eine andere Art, die Welt zu sehen. Das Aufmerksamkeits-Defizit-Syndrom. ADD. Eine praktische Lebenshilfe für aufmerksamkeitsgestörte Kinder und Jugendliche. Schmidt-Römhild, Lübeck
Höger C et al. (2002) Elterninformation der Kinder- und Jugendpsychiatrie Göttingen zur aktuellen Diskussion um eine angemessene Therapie von Aufmerksamkeitsdefizit-Hyperaktivitätsstörungen.
http://www.bv-auek.de/Seiten/Leseecke/ADHSElterninfo_Uni_Goettingen.pdf
Hofstätter P R (Hrsg.) (1972[20]) Psychologie. Neuausgabe. Fischer, Frankfurt am Main
Holinski-Feder E (2002) ADHD und Genetik. In: Voss H von (Hrsg.), Unaufmerksam & hyperaktiv. Kirchheim, Mainz, S. 30–39
Hüther G (2002a) Parkinson-Syndrom als Langzeitfolge von Methylphenidat (Ritalin u. a.)? In: Arzneitelegramm 2002; Jg. 33, Nr. 1 S. 13
Hüther G (2002b) Funkstille im Frontalhirn. Interview von Thimm K, In: Der Spiegel. Heft 11, 2002, S. 220–222
Hüther G, Bonney H (2002) Neues vom Zappelphilipp. ADS: verstehen, vorbeugen und behandeln. Walter, Düsseldorf /Zürich
Hurrelmann K (2003) Aus dem Rhythmus geraten. Bewegungsmangel – Störquelle für eine Balance von Lernen und Leben bei Kindern. In: Erziehung und Wissenschaft 12/2003, S. 2
Huss M (2002) Medikamente und ADS. Gezielt einsetzen – umfassend begleiten – planvoll absetzen. Urania, Berlin
Huss M (o. J.) Abschlussbericht an das Bundesministerium für Gesundheit und soziale Sicherung (BMGS). Vorbereitung der Erhebung und Auswertung zur Prävalenz des Aufmerksamkeits-Defizit-Hyperaktivitäts-Syndroms (ADHS) in Deutschland im Rahmen des Kinder- und Jugendsurveys des Robert-Koch-Instituts,
http://www.bmgs.bund.de/download/broschueren/f332.pdf
Huss M, Högl B (2005) Die ADHD-Profilstudie. Ein Bild von ADHS in Deutschland. In: Die Akzente, Heft 67/68, Bundesverband Arbeitskreis überaktives Kind e. V., Berlin, S. 2–4
Ittel A, Salisch M von (Hrsg.) (2005) Lügen, Lästern, Leiden lassen. Aggressives Verhalten von Kindern und Jugendlichen. Kohlhammer, Stuttgart

Janov A (1977[3]) Das befreite Kind. Grundsätze einer primärtherapeutischen Erziehung. S. Fischer, Frankfurt am Main

Kaesler R (Hrsg.) (o. J.) Abschied vom Kettenhemd. http://www.agenda21-delmenhorst.de/psy/PNOnline.htm (17.6.2005)

Käßmann M (2002) Erziehen als Herausforderung. Herder, Freiburg

Keller M (2005) Geben und einnehmen. Selbsthilfegruppen sind für Schwerkranke ein letzter Halt – dabei arbeiten sie oft mit Pharmakonzernen zusammen und riskieren dabei ihre Glaubwürdigkeit. In: Die Zeit 21/2005 http://www.zeit.de/2005/21/Pharmafirmen_neu?term=Geben (27.5.2005)

Köhler H (2002) War Michel aus Lönneberga aufmerksamkeitsgestört? Der ADS-Mythos und die neue Kindergeneration. Freies Geistesleben, Stuttgart

Krause J (2002) Überleben mit hyperaktiven Kindern. Informationen und Ratschläge. Dr. Johanna Krause und Bundesverband Aufmerksamkeitsstörungen/Hyperaktivität e. V., Forchheim

Krause J, Krause K-H (2002) ADHD im Erwachsenenalter. Häufige psychiatrische Komorbiditäten. In: VOSS H von (Hrsg.) Unaufmerksam und hyperaktiv. Wissen und Praxis zur ADHS. S. 110–121, Kirchheim, Mainz

Krause J, Krause K-H (2005[2]) ADHS im Erwachsenenalter. Die Aufmerksamkeitsdefizit-/Hyperaktivitätsstörung bei Erwachsenen. Schattauer, Stuttgart

Lissner A, Süssmuth R, Walter, K (Hrsg.) (1988) Frauenlexikon. Wirklichkeit und Wünsche von Frauen. Herder, Freiburg

Mann T (1971[20]) Freud und die Zukunft. Vortrag gehalten in Wien am 8. Mai 1936 zur Feier von Sigmund Freuds 80. Geburtstag. In: Sigmund Freud: Abriss der Psychoanalyse. Das Unbehagen in der Kultur. Mit einer Rede von Thomas Mann als Nachwort. Fischer, Frankfurt am Main/Hamburg, S. 131–151

Mattner D (2002) Zur Biologisierung abweichenden kindlichen Verhaltens. In: Amft H, Gerspach M, Mattner D, Kinder mit gestörter Aufmerksamkeit. ADS als Herausforderung für Pädagogik und Therapie. Kohlhammer, Stuttgart

Meng H (1965[3]) Anna Freud. Einführung in die Psychoanalyse für Pädagogen. Hrsg. von Federn P, Meng H, Hamburg

Meves C (o. J.) Warum brauchen wir Elternschulen? http://www.christa-meves.de/main/kolumnen/kol25.htm (08.06.2005)

Müller-Küppers M (o. J.) Die Geschichte der Kinder- und Jugendpsychiatrie unter besonderer Berücksichtigung der Zeit des Nationalsozialismus. Vortrag gehalten am 21.09.2000 in Berlin anlässlich des Jahreskongresses des Berufsverbandes der deutschen Kinder- und Jugendpsychiater. http://www.kinderpsychiater.org/forum/for201/geschichte.htm (05.04.2005)

Myschker N (2005) Verhaltensstörungen bei Kindern und Jugendlichen. Erscheinungsformen – Ursachen – Hilfreiche Maßnahmen. 5. überarb. und aktual. Aufl. Kohlhammer, Stuttgart

Neuhaus C (1996) Das hyperaktive Kind und seine Probleme. Ravensburger, Ravensburg

Neuhaus C (2000) Hyperaktive Jugendliche und ihre Probleme. Erwachsen werden mit ADS. Was Eltern tun können. Urania-Ravensburger, Berlin

Neuhaus C (2003) Das hyperaktive Baby und Kleinkind. Symptome deuten – Lösungen finden. Urania, Berlin

Neuhaus C (2004) ADHS, Hochbegabung und eine Strategie gegen soziale Ausgrenzung. In: FITZNER, T, STARK, W (Hrsg.) Genial, gestört, gelangweilt? ADHS, Schule und Hochbegabung. Beltz, Weinheim/Basel, S. 192–205

Neuhaus C (2005a) Lass mich, doch verlass mich nicht. ADHS und Partnerschaft. dtv, München

Neuhaus C (2005b) Wahrscheinlichkeit der Vererbung groß. Gerhild Drüe im Interview mit Cordula Neuhaus, In: Die Akzente, Heft 67/68 2005, Bundesverband Arbeitskreis Überaktives Kind e. V., Berlin, S. 64-65

Niedersächsisches Kultusministerium (2005) Kultusminister warnt vor zu schnellem Einsatz von Psychostimulanzien bei Kindern. Presseerklärung vom 07.03.2005 http://www.mk.niedersachsen.de/master/C8519197_N12132_L20_DO_I579.html (07.03.2005)

Opp G (o. J.) Im Dunstkreis der Sucht: Was Kinder suchtkranker Eltern stärkt. In: Familiengeheimnisse – Wenn Eltern suchtkrank sind und die Kinder leiden. Dokumentation der Fachtagung vom 4. und 5. Dezember 2003. Bundesministerium für Gesundheit und Soziale Sicherung, Berlin, in Kooperation mit der Deutschen Hauptstelle für Suchtfragen e.V. (DHS)
http://www.bmgs.bund.de/deu/gra/publikationen/p_9.cfm o. S. (03.04.2005)

Oschlies W (o. J.) Kinder- und Jugendkultur in Konzentrationslagern.
http://www.shoa.de/content/view/232/231/ (05.04.2005)

Pagel R (2003) Droht eine Psychiatrisierung der Pädagogik? Ein Beitrag zur Diskussion um die ADHS-Diagnose und die Verabreichung von Ritalin®. In: Pädagogik 2/2003 S. 38–41

Petermann F, Döpfner M, Schmidt M H (2001) Aggressiv-dissoziale Störungen. Leitfaden Kinder- und Jugendpsychiatrie. Hogrefe, Göttingen, Bern, Toronto, Seattle

Pfeifer A (2001^{5}) Mütter sind nicht immer schuld. Von Selbstvorwürfen zur Gelassenheit. Brockhaus, Wuppertal

Pfeiffer C (2003) Alarmierender Befund: Immer mehr Kinder verhaltensgestört. Kriminologe Christian Pfeiffer fordert neue Konzepte gegen Sprach- und Medienverwahrlosung – Tagung in Aachen. Interview von AZ-Redaktionsmitglied Yvonne Charl mit Christian Pfeiffer. Aachener Zeitung Nr. 216 vom 17. September 2003, http://www.clara-fey.de/ftag03.html (05.02.2004)

Pilgrim V E (1986) Muttersöhne. Claasen, Düsseldorf

Pöhlmann M (2002) „Indigo-Kinder" – Künder eines Neuen Zeitalters? In: Materialdienst. Zeitschrift für Religions- und Weltanschauungsfragen. 65.Jg., Heft 12/2002, S. 355–360

Portmann R (2003) ADS und Hyperaktivität. Auf den Punkt gebracht. Reihe: Pädagogische Positionen. Don Bosco, München

Prekop J, Schweizer C (1993) Unruhige Kinder. Ein Ratgeber für beunruhigte Eltern. Kösel, München

Pressel A (1972^{4}) Sozialisation. In: Erziehung in der Klassengesellschaft. Einführung in die Soziologie der Erziehung. Reihe Erziehungswissenschaft. Hrsg. von Gamm H-J. List, München

Rattle Sir S (2005) Warum ich immer noch nach Mozart suche. Ein Gespräch mit dem Leiter der Berliner Philharmoniker, Sir Simon Rattle. Gesprächsführung: Claus Spahn. In: ZEIT Geschichte, Nr. 4 2005,
http://www.zeit.de/feuilleton/mozart_geschichte/mozart_gespraech?page=all (08.01.2006)

Richter H-E (1971^{5}) Eltern, Kind und Neurose. Psychoanalyse der kindlichen Rolle. Rowohlt, Reinbek bei Hamburg

Richter I (2003) Das 15% Problem – Welche Perspektiven hat die „New Under-Class"? In: Erziehung und Wissenschaft 9/2003, S. 18–20

Rösler M, Retz W, Schneider M (2004) ADHS und Delinquenz. In: Kinderärztliche Praxis (2004) Sonderheft „ADHS", S. 25–26, Kirchheim, Mainz

Rogge J-U, Mähler, B (2001) Irgendwie anders: Kinder, die den Rahmen sprengen ... und wie man mit ihnen umgeht. Rowohlt, Reinbek bei Hamburg

Rollin M (1990) Typisch Einzelkind. Das Ende eines Vorurteils. Hoffmann und Campe, Hamburg

Roloff D (2005) ADS/H (Aufmerksamkeitsdefizit-Syndrom mit Hyperaktivität). Hermann Hesse, ein beispielhafter Fall? In: Die Akzente, Heft 67/68, Bundesverband Arbeitskreis überaktives Kind e. V., Berlin, S. 5–14

Rothenberger A (2002) Aufmerksamkeitsdefizit-Hyperaktivitätsstörung (ADHS) und Stimulantien. Nur evidenzbasierte Sachlichkeit ist hilfreich. Zeitschrift für Kinder- und Jugendpsychiatrie und Psychotherapie, 30(3), 2002, S. 159–161

Rothenberger A (o. J) Methylphenidat und Parkinson-Syndrom. Eine Spekulation macht ihre Runde und wird als Gerücht entlarvt. Gast-Editorial. In: http://www.bv-ah.de/Texte/Parkinson_Spekul.pdf. (7.7.2005)

Ryffel M H (2002) Vortrag zum 25-jährigen Jubiläum von ELPOS Zentralschweiz am 26. Oktober 2002. Kritisches zur Kritik an der Stimulanzientherapie von ADS-Betroffenen. http://www.adhs.ch/download/Kritik.pdf (27.09.2005)

Sacks O (2002[20]) Der Mann, der seine Frau mit einem Hut verwechselte. Rowohlt, Reinbek bei Hamburg

Sauer E (1996[2]) Ist das mein Kind? Bastei-Lübbe, Bergisch Gladbach

Schäfer W (o. J.) Fürsorgeerziehung und Jugendpsychiatrie im Nationalsozialismus. http://www.jugendhilfe-netz.de/download/thema/Sep04_h4/Schäfer.doc (05.04.2005)

Schiffer E (1993) Warum Huckleberry Finn nicht süchtig wurde. Anstiftung gegen Sucht und Selbstzerstörung bei Kindern und Jugendlichen. Quadriga, Weinheim/Berlin

Schiffer E (2003) Warum Huckleberry Finn kein Ritalin brauchte. Vortrag im Kongress der Universität Osnabrück „Kindheit in Bewegung". (20.–22.03.2003)

Schiffer E, Schiffer H (2002) Nachdenken über Zappelphilipp – ADS: Beweggründe und Hilfen. Beltz, Weinheim/Basel

Schmeck K (2004a) Störungen des Sozialverhaltens. In: EGGERS C, FEGERT J, RESCH F: Psychiatrie und Psychotherapie des Kindes- und Jugendalters. Springer, Berlin/ Heidelberg, S. 849–874

Schmeck K (2004b) Persönlichkeitsentwicklung und aggressives Verhalten. In: Nervenheilkunde 6/2004, S. 322/29–325/32

Schmidt R (2003) S.O.S. Familie. Ohne Kinder sehen wir alt aus. Rowohlt, Berlin

Schulz G-R (1992) Alles über Arbeitszeugnisse. Beck, München

Schwarzer A (2004) Gewalt & Macht. In: Emma, März/April 2004, S. 6–7

Sigmund-Freud-Institut Frankfurt (2005) Frankfurter Präventionsstudie in Kindergärten: Eine repräsentative, prospektive Präventions- und Interventionsstudie zur Verhinderung von sozialen Anpassungsstörungen (insb. von ADHS) bei Kindergartenkindern: Leading Project 2005. http://www.sfi-frankfurt.de/Pages/Forschung/Projekte2004/Frankfurter%20 Praeventio... (07.03.2005)

Simchen H (2002) ADS – unkonzentriert, verträumt, zu langsam und viele Fehler im Diktat: Hilfen für das hypoaktive Kind. Kohlhammer, Stuttgart

Simchen H (2003) Die vielen Gesichter des ADS. Begleit- und Folgeerkrankungen richtig erkennen und behandeln. Kohlhammer, Stuttgart

Skrodzki K (2000) Leben mit Hyperaktivität in Deutschland vor der Jahrtausendwende. In: Skrodzki K, Mertens K (Hrsg.) (2000) Hyperaktivität. Aufmerksamkeitsstörung oder Kreativitätszeichen? S. 21–42. Borgmann, Dortmund

Skrodzki K (o. J.) Das hyperkinetischeSyndrom. http://www.bv-ah.de/Seiten/ads/hks.html (08.05.2006)

Solden S (1996) Sari Solden im Gespräch. http://www.hypies.com/lifechat/solden01.html (29.10.2005)

Solden S (2005[6]) Die Chaosprinzessin. Frauen zwischen Talent und Misserfolg. Amerikanischer Originaltitel: Women with Attention-Deficit-Disorder. Embracing Disorganization at Home and in the Workplace. Bundesverband Aufmerksamkeitsstörungen/Hyperaktivität e. V., Forchheim

Starck W (1974) Die Sitzenbleiber-Katastrophe. Tatsachen und erforderliche Sofortmaßnahmen. Klett, Stuttgart

Statistisches Bundesamt (2004) Fachserie 11/Reihe 1 http://www.destatis.de/print.php (11.07.2005) Statistisches Bundesamt, Wiesbaden

Steinhausen H-C (Hrsg.) (1995) Hyperkinetische Störungen im Kindes- und Jugendalter. Kohlhammer, Stuttgart

Stollhoff K (2002) Betrifft: Interview „Funkstille im Frontalhirn“ mit Herrn Prof. Hüther. In: Der Kinder- und Jugendarzt 33. Jg. (2002) Nr. 5, S. 381–382

Stollhoff K (Hrsg.) (2002) Hochrisiko ADHS. Plädoyer für eine frühe Therapie. Schmidt-Römhild, Lübeck

Thadden E von (2000) Sagt ADS-Kind zu mir. In: Die Zeit 10/2000 http://www.zeit.de/2000/10/200010.s-ads2_.xml (28.09.2005)

Thadden E von (2002) Aufpassen um jeden Preis. Gereizte Erwachsene, unruhige Kinder und hundert Jahre Suche nach Aufmerksamkeit. http://www.zeit.de/archiv/2002/26/200226_st-aufmerksamkeit.xml (28.09.2005)

Thimm K (2001) Lebendigkeit, Wohlsein, Freude ... drei Kriterien, um Schulunlust zu vermeiden. In: Erziehung und Wissenschaft 1/2001, S. 2

Trott G-E, Wirth S (1995) Die Pharmakotherapie der hyperkinetischen Störungen. In: Steinhausen H-C (Hrsg.) Hyperkinetische Störungen im Kindes- und Jugendalter. S. 209–224. Kohlhammer, Stuttgart

Voss H von (Hrsg.) (2002) Wem gehört das ADHD-Kind? Fachgruppen zwischen Kompetenzgerangel und Vernetzung. In: Unaufmerksam & hyperaktiv. Wissen und Praxis zur Adhd. S. 8–19. Kirchheim, Mainz

Wender P H (2002) Aufmerksamkeits- und Aktivitätsstörungen bei Kindern, Jugendlichen und Erwachsenen. Ein Ratgeber für Betroffene und Helfer. Kohlhammer, Stuttgart

Weß L (Hrsg.) (1989) Die Träume der Genetik. Gentechnische Utopien von sozialem Fortschritt. Delphi Politik, Greno/ Nördlingen

Williams C (2003) Die bedrohte Intelligenz. Essay über die Folgen von Chemikalien in unserem Hirn. In: Natur & Kosmos, S. 40–41

Winkel R (2003) Wenn Kinder uns Sorgen machen – Zwölf Kinder – Zwölf Schicksale. Schriftenreihe der Katholischen Elternschaft Deutschlands, Heft 39, Bonn

Zulliger H (1971[3]) Heilende Kräfte im kindlichen Spiel. Fischer, Frankfurt